Von „Tropenmedizin" zu „Global Public Health"

Challenges in Public Health

Editor: Prof. Dr. Oliver Razum, Bielefeld

Formerly/früher: Medizin in Entwicklungsländern
Herausgegeben von
Prof. Dr. Hans Jochen Diesfeld, Heidelberg

Band 67

Zu Qualitätssicherung und Peer Review der vorliegenden Publikation

Die Qualität der in dieser Reihe erscheinenden Arbeiten wird vor der Publikation durch den Herausgeber der Reihe geprüft.

Notes on the quality assurance and peer review of this publication

Prior to publication, the quality of the work published in this series is reviewed by the editor of the series.

Hans Jochen Diesfeld

Von „Tropenmedizin" zu „Global Public Health"

Die politische Dimension ärztlichen Handelns: biographische und bibliographische Anmerkungen 1962 bis 2022

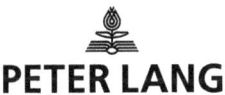

PETER LANG

Lausanne - Berlin - Bruxelles - Chennai - New York - Oxford

Bibliographic Information published by the Deutsche Nationalbibliothek
Bibliographic information published by the Deutsche Nationalbibliothek.
The German National Library lists this publication in the German
National Bibliography; detailed bibliographic data is available on the
Internet at http://dnb.d-nb.de.

ISSN 1863-768X
ISBN 978-3-631-89611-2 (Print)
E-ISBN 978-3-631-89612-9 (E-Book)
E-ISBN 978-3-631-89613-6 (EPUB)
DOI 10.3726/b20527

© 2023 Peter Lang Group AG, Lausanne

Internationaler Verlag der Wissenschaften

Verlegt durch:
Peter Lang GmbH, Berlin, Deutschland

info@peterlang.com http://www.peterlang.com/

All rights reserved.
All parts of this publication are protected by copyright.
Any utilization outside the strict limits of the copyright law, without the
permission of the publisher, is forbidden and liable to prosecution.
This applies in particular to reproductions, translations, microfilming, and
storage and processing in electronic retrieval systems.

This publication has been peer reviewed.

Gewidmet meiner Frau Inge zum Eisernen Hochzeitsjubiläum
am 28. Dezember 2022 und all meinen beruflichen
Wegbegleiterinnen und Wegbegleitern

Vorwort: Der globale Blick auf Gesundheit

> „[G]lobal health practitioners in High-income countries and those who are otherwise privileged, have embraced an appropriately modest view of their importance, and mastered the art of critical allyship, where they see their primary role as allies and enablers rather than leaders." *(Abimbola & Pai, 2020)*

Wir, die wir im Bereich Global Health tätig sind und im internationalen Vergleich gesehen ein privilegiertes Leben führen, sehen uns heute als Verbündete und Unterstützer*innen unserer Kolleginnen und Kollegen im Globalen Süden – so, wie das Seye Abimbola und Madhukar Pai im Eingangszitat so treffend formulieren. Vor wenigen Jahrzehnten war das noch anders. Der Anspruch des Globalen Nordens war es, aus einer politischen und ökonomischen Machtposition heraus über die Geschicke der anderen Menschen und Nationen zu bestimmen oder sie zumindest in bestimmte Richtungen zu lenken. Eine solche, von kolonialem Denken bestimmte Haltung machte auch vor der Wissenschaft nicht halt, hier basierend auf einer vermuteten Vormachtstellung aufgrund von vermeintlich größerer formaler Bildung und relevanterem Wissen. Dass hier ein Änderungsprozess eingesetzt hat, weg von einer „Tropenmedizin" und hin zur Perspektive einer Globalen Gesundheit einschließlich einer Gesundheitsversorgung, die Chancengleichheit in den Vordergrund stellt, das ist zu einem erheblichen Teil denjenigen Menschen zu verdanken, die auf diesem Weg vorangegangen sind. Hans Jochen Diesfeld ist einer von ihnen.

Dass dem so ist, zeigt bereits ein kurzer Blick auf Hans Jochen Diesfelds beruflichen und wissenschaftlichen Werdegang. Hans Jochen Diesfeld studierte von 1951 bis 1957 in München und promovierte dort auch. Er absolvierte von 1958 bis 1962 die Facharzt-Weiterbildung für Innere Medizin am Städtischen Krankenhaus Ansbach. Dort war er – auf sehr persönliche und eindrückliche Weise, wie sich im vorliegenden Band nachlesen lässt – mit einer „exotischen" Infektionskrankheit konfrontiert, was seinem beruflichen Weg eine ganz neue Richtung gab: Von 1963 bis 1965 war er Oberarzt an der Inneren Abteilung des Haile-Selassie-Hospitals in Addis Ababa, Äthiopien. Von 1965 bis 1970 arbeitete er als wissenschaftlicher Assistent am Institut für Tropenhygiene und Öffentliches Gesundheitswesen, damals angebunden an das Südasien-Institut der Universität

Heidelberg. Während dieser Zeit habilitierte er sich auch. 1978 kehrte er als Ärztlicher Direktor zurück an das Institut, das später zur Abteilung für Tropenhygiene und Öffentliches Gesundheitswesen wurde, nunmehr verankert am Hygiene-Institut des Klinikums der Universität Heidelberg. Die Leitung der Abteilung hatte er bis zum Eintritt in den Ruhestand im Oktober 1997 inne.

Hans Jochen Diesfelds Forschungsschwerpunkte lagen im Bereich der Gesundheitssystemforschung, mit einem ausgeprägt interdisziplinären und für die damalige Zeit höchst innovativen Ansatz. Zu seinem wissenschaftlichen Portfolio gehörten international vergleichende Untersuchungen von Gesundheitssystemen, Medizinische Anthropologie, Geomedizin, Epidemiologie sowie die Klinik der Tropenkrankheiten und medizinische Parasitologie. Den nationalen und internationalen Politikwandel hin zu Global Health gestaltete er aktiv und mit klarer Linie als Mitglied von Fachgremien mit, darunter dem wissenschaftlichen Beirat im Bundesministerium für Wirtschaftliche Zusammenarbeit, der Weltgesundheitsorganisation und der Europäischen Kommission.

Der vorliegende Band bietet Einblick in das wissenschaftliche Lebenswerk von Hans Jochen Diesfeld. Er erscheint in der Reihe *Challenges in Public Health*, vormals *Medizin in Entwicklungsländern*. Hans Jochen Diesfeld selbst hat diese Reihe im Jahr 1979 begründet und bis zum Band 50 herausgegeben. In der Reihe erschienen Arbeiten zu Themen, die zum betreffenden Zeitpunkt gerade die Arbeit der Abteilung und die internationale „Entwicklungspolitik" bestimmten, aber auch zahlreiche Promotions- und Habilitationsschriften, die unter seiner Betreuung entstanden sind. Und so hat diese Reihe einen spannenden Mehrwert über die einzelnen Bände hinaus: Sie spiegelt auch die Geschichte der akademischen sowie der praktisch tätigen Schülerinnen und Schüler von Hans Jochen Diesfeld wider. Sie zeigen also, den vorliegenden Band wunderbar ergänzend, die Entwicklung der „Diesfeld-Schule" über mehrere akademische Generationen auf. Es finden sich zahlreichen Bände, die den Anspruch von Hans Jochen Diesfeld nachzeichnen, eine eurozentrische Tropenmedizin zu überwinden und eine Global-Health-Perspektive zu entwickeln. Das beinhaltet unter anderem eine Ausweitung und Weiterentwicklung von klinischer Medizin hin zu Gesundheit und Gesundheitssystem, mit Fokus auf ökonomische und gesundheitliche Ungleichheiten.

Bereits der 1980 erschienene erste Band der Reihe zeigt dies auf: Wolfgang Bichmann setzt sich darin mit dem Thema Gesundheitsplanung auseinander. Der von Dorothea Sich verfasste Band 13 „Mutterschaft und Geburt im Kulturwandel" führt eine medizin- und kulturanthropologische Sicht ein. Band 19, das gemeinsam mit Sigrid Wolter herausgegebene Handbuch „Medizin in Entwicklungsländern", ist in dieser und späteren Auflagen vielen Entwicklungshelfer*innen durch ihre Teilnahme an den Vorbereitungskursen in Heidelberg bestens bekannt. Schließlich: Wer tiefer einsteigen und Hans Jochen Diesfelds Positionen in dialogischer Form kennenlernen möchte, dem sei der Band „Entwicklungsziel Gesundheit. Zeitzeugen der Entwicklungszusammenarbeit blicken zurück" empfohlen, der in der Reihe *Challenges in Public Health* erschienen ist (Bruchhausen et al., 2011).

Nun bleibt noch, dir, lieber Jochen, im Namen aller deiner Schüler*innen und Wegbegleiter*innen von ganzem Herzen zu danken. Viele von uns hätten ohne dich nicht den Weg gehen können, den sie eingeschlagen haben. Dir und deiner Frau Inge alles Liebe und Gute!

Dezember 2022
Oliver Razum

Oliver Razum war ab 1982 studentische Hilfskraft am Institut für Tropenhygiene und später Doktorand von Hans Jochen Diesfeld. Seit 2004 hat er die Professur für Epidemiologie und International Public Health an der Fakultät für Gesundheitswissenschaften an der Universität Bielefeld inne und war von 2012–2022 Dekan der Fakultät.

Abimbola, S., & Pai, M. (2020). Will global health survive its decolonisation? *The Lancet*, 396 (10263), 1627–1628. https://doi.org/10.1016/S0140-6736(20)32417-X

Bruchhausen, W., Görgen, H., & Razum, O. (Eds.). (2011). *Entwicklungsziel Gesundheit. Zeitzeugen der Entwicklungszusammenarbeit blicken zurück*. Peter Lang Verlag.

Von „Tropenmedizin" zu „Global Public Health"
Danksagung und Ausblick

Es ist mir ein Anliegen, mit dieser Dokumentation am Ende der eigenen Wegstrecke im 91. Lebensjahr mit meinen beruflichen und akademischen Freunden und Wegbegleiter/innen, die mir bis heute nahestehen, diese gemeinsame Zeit zu reflektieren und ihnen zu danken für all das, was sie an Ideen und Unterstützung beigetragen haben, den „Geist der Zeit" zu erfassen und die „Geister dieser Zeit" einzufangen und in Forschung und Lehre umzusetzen.

Dieser Dank gilt zunächst meinen Wegbegleitern der ersten Stunde in den 1960er Jahren in der Neuen Schloßstrasse in Heidelberg, Christa Kirsten und Erhard Hinz, die in ihrer ruhigen, sachlichen Art mir den Einstieg ins akademische Milieu erleichtert haben.

Er gilt auch meinen ersten Studenten, Wolfgang Bichmann, Ekkehard Schröder und Pitt Reitmeier, die mir halfen, Studenten für unser Anliegen zu gewinnen. Sie stehen auch für all die vielen Studenten, Doktorand/innen, Mitarbeiterinnen und Mitarbeiter, die mich im Laufe der Jahrzehnte unterstützt haben und mir z. T. bis heute treu verbunden sind.

Mein Dank geht auch an meinen Nachfolger Rainer Sauerborn dafür, dass er unseren Weg so erfolgreich weitergegangen ist und mehr erreicht hat, als uns damals möglich schien.

Mein aktueller Dank gilt denjenigen, die mir geholfen haben, mit ihrer Erinnerung als „Zeitzeugen" und mit ihren Anregungen, dieses Opus zu einem hoffentlich guten Ende zu bringen, meinen alten – damals jungen Vertrauten: Sigrid Wolter, Charlotte Dengler, Dieter Hampel und Ekkehard Schröder. Jüngst waren es Marcellus Schilling, Jens Grosche und Michael Wachinger, ohne die mich auf der digitalen Strecke der Mut verlassen hätte.

Dem Herausgeber der Schriftenreihe Challenges in Public Health, Oliver Razum – auch ein jahrzehntelang mit unserer Sache Vertrauter – verdanke ich, dass diese Schriftenreihe ab Band 50 weitergeführt werden konnte, eine Schriftenreihe, an deren Anfang 1979 die Dissertation von

Wolfgang Bichmann stand. Ohne ihn wäre diese Schriftenreihe wohl nie zustande gekommen.

Dem Peter Lang Verlag danke ich für die verständnisvolle Betreuung durch den mir fremden Weg einer Buchproduktion.

Zuletzt, aber auch zuvorderst, gilt mein Dank, wie alle Zeit unseres bewegten Lebens, meiner Frau Ingeborg. Gerade in dieser Zeit hat sie mich mit ihrer Geduld und Nachsicht unterstützt bei einem Projekt, von dessen Notwendigkeit sie zunächst nie so recht überzeugt war.

Hans Jochen Diesfeld,   Starnberg, im Dezember 2022

Inhaltsverzeichnis

Teil I

Kapitel 1: Einleitung: wie alles begann 21
    1.1 1961/1962 Pocken in Ansbach als „Kipp-Punkt" meines beruflichen Werdegangs: 22
    1.2 Haile Selassie I Hospital Addis Ababa, 1963–1965 – London School of Hygiene and Tropical Medicine (LSHTM) 1965/1966 (s. Abbildung 3, Teil II). 23

Kapitel 2: Heidelberg – 1966 bis 1997 und als Emeritus bis 2022 27
    2.1 Entwicklung des Institutskonzepts in Forschung, Lehre und Praxis von Geomedizin zur Antrittsvorlesung 1969 (Was hat „Tropenmedizin" in gemäßigten Zonen verloren?") 27
    2.2 Geomedizin auf dem Weg zur Gesundheitssystemforschung 29
    2.3 Indien 1969/1970/1971: Dhanbad Projekt DFG-SFB Südasien Forschung des SAI Beitrag zur Interdisziplinarität von Gesundheitssystemforschung ... 31

Kapitel 3: Externe Faktoren 35
    3.1 „Welt-Gesundheits-Politischer Paradigmenwechsel 1978 ff. und seine Auswirkung auf Forschung, Lehre und Praxis am ITHÖG 35
        1. Das Konzept von Primary Health Care 1978 38
        2. Weltbank 42
        3. Das Jahr 2000: Millennium Development Goals .. 42
    3.2 Entwicklungspolitik der Bundesrepublik Deutschland in den 1970er Jahren 45
    3.3 Deutsches Institut für ärztliche Mission (DIFÄM) Tübingen 50
    3.4 Missionsärztliches Institut Würzburg (heute „medmissio - Institut für Gesundheit weltweit"). 54

3.5 Universität Leipzig, Zentrum für Innere Medizin, Medizinische Klinik und Poliklinik IV, Prof. Dr. med. Stefan Schubert 57
3.6 TROPMED-EUROP 58

Kapitel 4: Institutsentwicklung – Arbeitsbereiche und Forschungsgruppen 59
    4.1 Arbeitsbereiche und Forschungsgruppen der 1970er und 1980er Jahre 64

Kapitel 5: Lehrkonzept der Abteilung Tropenhygiene 1970–1997 ff. .. 73
    5.1 Lehrangebot „Medizin in Entwicklungsländern" 75
    5.2 Entwicklungshelfer-Vorbereitungskurs (EH-Kurs) ab 1974 76
        1. Kursorganisation 76
        2. Ausbildungsziel 77
    5.3 „Ärzteprogramm" (Reintegrationsprogramm von 1983 bis 2005) 78
    5.4 Aufbaustudiengang: Community Health and Health Management in Developing Countries (M. Sc. CHHMDC) ab WS 1989/1990 79

Teil II

Kapitel 6: Von „Tropenmedizin" zu „Global Public Health" Entwicklung in Bildern 85
    6.1. Liste der Abbildungen: Bild-Unterschriften und Quellen 85
    6.2. Quellennachweis der Abbildungen 110

Teil III

Kapitel 7: Originalbeiträge zu Themenkomplexen von gesundheits- und entwicklungspolitischer Relevanz in Forschung und Lehre 113
    7.0 Einleitung 113

7.1 Die Rolle der Tropenmedizin und Tropenhygiene beim Aufbau des Gesundheitswesens in den tropischen Entwicklungsländern (Antrittsvorlesung 1969) 114
   1. Das Konzept der Gesundheitspolitik in den Entwicklungsländern 116
   2. Tropenmedizin und -hygiene beim Aufbau eines Gesundheitswesens 119
   3. Sieben Aufgabenkreise der Hygiene in den Tropen lassen sich unterscheiden: 121

7.2 DAS KOHLEREVIER VON DHANBAD, (Bihar/Indien) als Beispiel für die Gesundheitsprobleme im Urbanisierungs- und Industrialisierungsprozess in Entwicklungsländern 124
   I. Vorbemerkung 124
   II. Gesundheitsprobleme im Kohlerevier von Dhanbad (Jharia Coal Field (J.C.F.) 125
      1. Seuchenhygiene 126
      2. Medizinische Versorgung 129
      3. Mutter- und Kindfürsorge im Dhanbad-Coalfield 129
      4. Stadt-, Siedlungs- und Wohnhygiene 134
      5. Arbeitshygiene 136

7.3 Globalisierung und Gesundheit 139
   1. Fragestellung 139
   2. Definition von Gesundheit: 140
   3. Definition von Globalisierung 141
   4. „Globalisierung und Gesundheit": ein Rückblick 144
   5. Die internationale Reaktion hierauf 147
   6. Chancen und Risiken der Globalisierung für die Gesundheit, ... 150
   7. Negative Effekte der „Globalisierung" 151
   8. Ausblick: Globalisierung und Gesundheit 155
   9. Literaturverzeichnis 156

7.4 „Nord-Süd-Konflikt" in Bezug auf Ethik und
Forschung: 158
   1. Einleitung 158
   2. Die Interaktion von Forscherinnen und
      Forschern, Geldgebern, politischen und
      gesellschaftlichen Entscheidungsträgern in Bezug
      auf forschungsethische Probleme 163
   3. Die Reaktion der *„Scientific Community"* auf
      die forschungsethischen Probleme im Nord-Süd-
      Spannungsfeld 166
   4. Literaturverzeichnis 168
7.5 25 Jahre Ethnomedizin an der Abteilung für
Tropenhygiene und Öffentliches Gesundheitswesen,
Universität Heidelberg, 1973–1997 171
   1. Einleitung: autobiographische Notizen eines
      Arztes 171
   2. Aufbau einer „Arbeitsgruppe Ethnomedizin" an
      der Abteilung für Tropenhygiene und Öffentliches
      Gesundheitswesen des Südasien Instituts (SAI) 172
   3. Definition und Begründung von
      „kulturvergleichende medizinische
      Anthropologie" (KMA) 175
   4. „Ethnomedizin" bzw. kulturvergleichende
      Medizinische Anthropologie in der Lehre 177
   5. Dissertationen: 178
   6. Monographien zu KMA und „Krankheit und
      Kultur" aus der ATHÖG 179
7.6 Von Rudolf Virchow zu den Millennium –
Entwicklungszielen 2000 183
   1. Rudolf Virchow und der Ursprung von Public
      Health im 19. Jahrhundert. 183
   2. Das Konzept von Primary Health Care 1978 186
   3. Die 8 „Millennium-Ziele der Vereinten Nationen
      (MDGs) 190
7.7 Control of "Neglected Infectious Diseases" from a
Public Health Perspective 195
   1. Summary 195
   2. Definition of terms 195
   3. One example is drug development: 199

    4. Neglected Infectious Diseases in the past: 199
    5. Disease Control versus Strengthening Health
       Services 201
7.8 Access to safe drugs for neglected diseases – an
    ethical and human right issue 206
    1. Drug development: 207
    2. Thus research priorities are market-oriented not
       problem-oriented. 207
    3. Access to drugs: 208
    4. Ethical issues – human rights 209
    5. Solutions and recommendations 210
7.9 Warum reden wir heute noch von
    Tropenkrankheiten 215
    1. Einführung 215
    2. Forschungsschwerpunkt TROPENMEDIZIN
       HEIDELBRG 226
7.10 Twenty years of collaboration Heidelberg-Nouna 231

Kapitel 8: And the show goes on – ein Nachwort vom Nachfolger ... 239

Kapitel 9: Quellenverzeichnis 243
    9.1 Quellenverzeichnis zu Teil I: Kapitel 1, 2, 3,4,5 243
    9.2 Schlüssel-Literatur der 1960er und -70 Jahre
        in der Reihenfolge ihres Erscheinens 250

Teil I

Kapitel 1: Einleitung: wie alles begann

Gerade heute, um die Jahreswende 2022/2023, in einer Zeit größter geopolitischer Herausforderungen und Unsicherheiten in einer 60-jährigen Retrospektive den eigenen beruflichen und akademischen Weg: „Von „Tropenmedizin" zu „Global Public Health" im damaligen Umfeld zu beschreiben, bedarf es wohl einer gewissen Begründung, auch um eine Leserschaft geneigt zu machen.

Auch ist die Frage berechtigt: „Was hat die „Tropenmedizin" im „Globalen Norden" zu suchen?; was kann eine Universität, ein „Tropeninstitut" im „Globalen Norden" zur Verbesserung der Gesundheitssituation im „Globalen Süden" beitragen?

Es ist mir ein Anliegen, am Ende der eigenen Wegstrecke im 91. Lebensjahr nicht nur persönlich, sondern auch als Referenz gegenüber den zahlreichen beruflichen und akademischen Freunden und Wegbegleiter/innen, die mir bis heute nahe stehen, Rechenschaft abzulegen über das, was uns im Laufe dieser Jahrzehnte bewegt und auch zusammengeschweißt hat und was ich versucht habe, mit ihrer Hilfe daraus zu machen.

Wenn auch das Wort „Zeitenwende" heute oft strapaziert wird, so möchte ich es doch im Zusammenhang mit meinem Anliegen, meine 60 Berufsjahre zu reflektieren, verwenden.

Wir mussten den „Geist der Zeit" erfassen und die „Geister dieser Zeit" einfangen um dies auf unserer Ebene in Forschung und Lehre umzusetzen zum Nutzen nicht nur unserer Entwicklungszusammenarbeit im Gesundheitsbereich sondern auch als Beitrag zur Förderung von Forschung und Lehre in unseren Partnerländern.

Wie waren damals die akademischen, gesundheits- und entwicklungspolitischen Rahmenbedingungen der 1970/1980er Jahre und wie haben sich diese auf die Entwicklung des Instituts und seine Lehre und Forschung ausgewirkt.

Diesen Weg nachzuzeichnen und dabei die verschiedenen Einflussfaktoren und Herausforderungen aufzuzeigen und Referenz zu erweisen all denen, die über vier akademische Generationen hinweg hierzu beigetragen haben, ist das Anliegen dieses Resümees.

Dies vor allem auch um unserem Urvater von „Publik Health" – Rudolf Virchow – in aller Bescheidenheit Referenz zu erweisen. Um mit ihm zu sprechen, stelle auch ich in meinem Rückblick die „politische Dimension ärztlichen Handelns" in den Vordergrund.

Ich werde daher in meinen „biographischen und bibliographischen Anmerkungen" zu diesen Jahren „von 1962 bis 2022" nicht auf die ärztlichen und tropenmedizinischen Tätigkeiten eingehen. Diese lassen sich, wenn es interessiert, in meinen hieraus entstandenen Schriften zu meiner akademischen Lehre nachlesen.

Die beiden Worte von Goethe und Brecht dienten mir in diesen Jahrzehnten hierbei stets als Wegweiser:

Motto:1989:	Motto: 2012:
Ich halte dafür, dass das einzige Ziel der Wissenschaft darin besteht, die Mühsal der menschlichen Existenz zu erleichtern	Was ihr den Geist der Zeiten heißt das ist im Grund der Herren eigner Geist In dem die Zeiten sich bespiegeln
B. Brecht, in Leben des Galilei	Goethe, Faust I

1.1 1961/1962 Pocken in Ansbach als „Kipp-Punkt" meines beruflichen Werdegangs:

Während meiner internistischen Ausbildung (1957–1962) am Städtischen Krankenhaus Ansbach Mfr. (Chefarzt Dr. Walter Heydner) kam es an Ostern 1961 durch einen aus Madras/Indien heimkehrenden Missionar zu einer Einschleppung von Pocken (*Variola vera*) ins Krankenhaus (s. Abbildung 1, Teil II). Dies löste unter den damaligen seuchenhygienischen Richtlinien den „Pocken-Alarm" aus, mit all seinen – wenn auch örtlich und zeitlich begrenzten –, öffentlichen und privaten und auch das Krankenhaus betreffenden Maßnahmen. In der Nachbarschaft des Krankenhauses lag eine Schule, die (zumal Osterferien waren) vom Bayerischen Roten Kreuz und Technischen Hilfswerk über Nacht zu einem „Seuchenlazarett" umfunktioniert wurde. Als Freiwilliger wurde ich diesem Lazarett als Arzt zugewiesen und bekam einen „Pocken-Impfbooster". Auf der Station wurden der „Indexfall" und als Kontakt 1. Grades seine Eltern aufgenommen. In den übrigen Schul- bzw. Krankenzimmern wurden zahlreiche „Kontaktpersonen 2. Grades" aufgenommen, die alle regelmäßig untersucht wurden. Während der Indexfall und sein Vater nur leicht erkrankten, entwickelte die Mutter innerhalb einer Woche eine tödlich verlaufende hämorrhagische Variola (*purpura variolosa*) (Herrlich A., HJ. Diesfeld, H. Schmidt, 1961). (s. Abbildung 2, Teil II).

An dieser Patientin habe ich mich angesteckt und erkrankte mittelschwer. Hieraus entwickelte sich für mich der „Kipp-Punkt" meiner beruflichen Laufbahn, denn der die „Szene" beherrschende Bayerische Landes-Impfarzt, Prof. Dr. med. Albert Herrlich, München fand meinen extrem hohen post-infektiösen Antikörper-Titer so interessant, dass er mir eine Stelle in seinem Pocken-Forschungslabor anbot (damals gab es noch keine S-1-3 Sicherheitsbestimmungen). Aus verschiedenen Gründen konnte ich dieses Angebot nicht sofort annehmen. In der Wartezeit und zur „Überbrückung", und um weitere Erfahrungen mit Pocken zu sammeln, sollte ich für begrenzte Zeit als Internist an das Haile Selassie I Hospital nach Addis Ababa gehen um dann aber so bald wie möglich nach München zurückkehren.

1.2 Haile Selassie I Hospital Addis Ababa, 1963–1965 – London School of Hygiene and Tropical Medicine (LSHTM) 1965/1966 (s. Abbildung 3, Teil II).

Diese Stelle in Addis Ababa trat ich zum 1. Januar 1963 im Rahmen eines deutsch-äthiopischen Vertrags mit dem Bundes-Gesundheitsministeriums an. Trägergesellschaft war die GAWI, Vorläufer der späteren Gesellschaft für Technische Zusammenarbeit (GTZ). Dies war zu der Zeit, als die letzten afrikanischen Länder ihre staatliche Unabhängigkeit bekamen. Das Kaiserreich Äthiopien hatte ja bereits nach der „Befreiung von italienischer Besatzung" durch Großbritannien 1942 seine Eigenständigkeit zurückerlangt.

Eine konkrete „Entwicklungspolitik" der Bundesrepublik gab es zu dieser Zeit de facto noch nicht, fand dennoch in Konkurrenz zur DDR statt. Die Zuständigkeit lag jeweils bei den Fachministerien, in meinem Fall beim Bundesgesundheitsministerium. Das Bundesministerium für Wirtschaftliche Zusammenarbeit (BMZ) wurde erst später gegründet. Die einzige „Vorbereitung" bei unserem Vorstellungsgespräch in Bonn war der Hinweis auf die „Hallstein Doktrin" (Vermeidung von internationaler EH-Kooperation in Konkurrenz zur DDR, wodurch zwangsläufig die Eigenstaatlichkeit der DDR anerkannt würde), die wir doch bitte stets berücksichtigen sollten, und „das Übrige würden wir vor Ort schon gesagt bekommen"!

Der äthiopische Kaiser Haile Selassie war einige Jahre zuvor in der Bundesrepublik auf der Suche nach Fachkräften gewesen, woraufhin dann bis 1974 immer wieder deutsche Ärzte zum internationalen Ärzte-Team an das Hospital der Haile Selassie Foundation kamen. Zu dieser Zeit gab es dort nur zwei äthiopische Ärzte (s. Abbildung 4, Teil II).

Im Unterschied zu den, Mitte der 1960er Jahre noch im postkolonialen System verhafteten Ländern Ostafrikas, wo britische und sonstige ausländische Ärzte eher noch den Status von Kolonialbeamten hatten, waren wir dem äthiopischen Gesundheitsministerium unterstellt und hatten gesellschaftlich eher „Gastarbeiter-Status", allerdings mit internationalem Gehalt.

Dies hatte für mich persönlich eine bemerkenswerte berufliche „Sozialisation auf Augenhöhe" zur Folge, was mein Berufsbild eines deutschen Arztes im Afrika nachhaltig prägte. Ich habe als Kliniker an einem für damalige Zeit gut ausgestatteten Privatkrankenhaus der Haile Selassie I Foundation sehr schnell die Erfahrung gemacht, dass man zwar, sofern es für den Patienten und seine Familie finanzierbar war, relativ gut und effektiv arbeiten konnte, aber bei verhütbaren Infektionskrankheiten oder chronischen Erkrankungen wie etwa Diabetes war wegen fehlender medizinischer Grundversorgung keine „Nachhaltigkeit" gegeben (Diesfeld HJ, 1966).

James Mc Gilvrey (Mc Gilvrey J., 1975,1982), ein damals bedeutender britischer Missionsarzt, traf die bemerkenswerte Feststellung: „Ein Krankenhaus kann für die Gesundheit einer Bevölkerung nur so viel leisten, wie eine Auto-Reparaturwerkstatt zur Verhütung von Verkehrsunfällen". Diese Feststellung traf mich als Kliniker tief und hat mich jahrelang verfolgt und mir den Weg zu Public Health bereitet.

Auf ausgedehnten Reisen durch das Hochland und Tiefland Äthiopiens konnte ich mir einen Einblick in das ländliche Gesundheitswesen verschaffen. Ich besuchte auch das bereits 1954 von der äthiopischen Regierung mit Hilfe der WHO geschaffene Public Health College and Training Center in Gondar. Dort wurden „Community Health Officers" und andere Community Health Worker, Hebammen etc. ausgebildet, um die ländliche Gesundheitsversorgung mit präventiver und minimal-kurativer Versorgung abzudecken; ein Modell, das sehr viel später international weite Verbreitung fand und auch weiter ausgebaut wurde, vor allem in Ostafrika. Ich habe etliche dieser Health Officers besucht und war von ihrer Kompetenz und lokalen Bedeutung sehr beeindruckt (Diesfeld HJ, 1969).

Ab den 1970er Jahren wurde dieses Health College mehr und mehr zu einer Universität entwickelt, vor allem, nachdem die Universität Leipzig 1975 den Aufbau der medizinischen Fakultät sehr systematisch unterstützte, bis dort dann später insbesondere die USA massiv einstiegen. Von dieser Entwicklung konnte ich mich sehr viel später (2006 und 2009) überzeugen und konnte mehrere äthiopische Kollegen treffen, die von dieser Kooperation sehr angetan waren.

Die klinische Arbeit, der enge Kontakt mit der sehr internationalen Ärzteschaft in Addis Abeba und die Beobachtungen im Land ließen es mir letztlich wünschenswert erscheinen, dass ich diesen Weg weiterverfolgen sollte. Voraussetzung wäre allerdings eine solide Weiterbildung auf dem Gebiet von Public Health. Vom Bundes-Gesundheitsministerium wurde auf die Möglichkeit hingewiesen, mich um ein WHO-Stipendium zur Teilnahme an einem internationalen Diplomkurs „Tropical Public Health" an der renommierten London School of Hygiene and Tropical Medicine (LSHTM) zu bewerben.

Diese Bewerbung wurde bereits für das Studienjahr 1965/1966 positiv beschieden, direkt im Anschluss an meinen Vertrag in Addis Abeba. Eine Rückkehr nach München wurde daher zunächst aufgeschoben.

Die LSHTM war im Jahr 1899 durch den „Vater" der (britischen) Tropenmedizin, Sir Patrick Manson gegründet worden und hatte sich seit Anfang der 1960er Jahren zu der weltweit führenden Institution zu Definition von Tropical Public Health entwickelt.

Neben den bekannten Kurzkursen für das Diploma of Public Health (D.P.H.) und das Diploma of Tropical Medicine and Hygiene (D.T.M.

& H.) sowie speziellen Kursen in angewandter Bakteriologie, Parasitologie, Entomologie u. a. wurden seit Anfang der 1960er Jahre zwei jeweils 9-monatige Kurse angeboten, die sich mit den inzwischen als wichtig eingeschätzten Themen wie „Clinical Tropical Medicine" und „Tropical Public Health" befassten. Gerade für das letzte Thema hat sich besonders die WHO eingesetzt, weil hier ein besonderer Bedarf beim Aufbau moderner Gesundheitssysteme in den sehr wichtig gewordenen sog. „Entwicklungsländern" gesehen wurde. Neben den o.g. „klassischen" Themen von Tropenmedizin und Tropenhygiene wurden neue, auf den Bedarf in „Entwicklungsländern" zugeschnittenen Komponenten „Mutter-und-Kind-Fürsorge", „Organisation des Gesundheitswesens", „Statistik und Epidemiologie", „Internationale Gesundheitswesen" u. a. thematisiert. Ein ganz wesentliches völlig neues Thema bekam besonderes Gewicht: „Medical Anthropology".

Dieses Angebot führte bei uns 16 Teilnehmer aus aller Welt, (davon zwei Deutsche), die alle längere Berufserfahrung aus den Tropen mitbrachten, zu außerordentlich wertvollen Auseinandersetzungen zwischen Klinischer Medizin und Public Health. Gesundheit, Krankheit und Heilung bekamen eine neue multifaktorielle Dimension, die sich im weiteren Verlauf der Zeit von „Tropenmedizin" zu „Globale Gesundheit" entwickeln sollte (Diesfeld HJ, 1967).

Ich hatte noch ein Problem in Verbindung mit dem vom Gesundheitsministerium vermittelten WHO Stipendium. Bei Annahme hatte ich mich verpflichtet, diese neuen Erkenntnisse in entsprechende entwicklungspolitische Gesundheitsprojekte einzubringen. Aber solche gab es zu dieser Zeit, im Herbst 1966, nicht. Man wollte mich anstelle dessen verpflichten, wieder in ein Projekt klinischer Medizin, entweder in Algerien oder auf dem deutschen Rot-Kreuz-Schiff in Vietnam zu arbeiten.

Mich „rettete" das Angebot der Assistentenstelle am Institut für Tropenhygiene und Öffentliches Gesundheitswesen der Universität Heidelberg – d. h. „Öffentlicher Dienst", womit ich mich mit meiner Konversion vom Kliniker zu Public Health Arzt „freikaufen" konnte. So trat ich Ende 1966 meine Stelle in Heidelberg an und musste zusehen, wie ich meinen Anspruch nun zukünftig in Forschung, Lehre und Praxis umsetzen könnte.

Kapitel 2: Heidelberg – 1966 bis 1997 und als Emeritus bis 2022

2.1 Entwicklung des Institutskonzepts in Forschung, Lehre und Praxis von Geomedizin zur Antrittsvorlesung 1969 (Was hat „Tropenmedizin" in gemäßigten Zonen verloren?")

Durch eine Reihe mehr oder weniger zufälliger, letztlich glücklicher Umstände, wie in Kap. 1 erläutert, bekam ich nach drei Jahren ärztlicher Tätigkeit in Äthiopien 1963–1965 und einem Jahr an der London School of Hygiene and Tropical Medicine (LSHTM) eine Assistentenstelle am damals von Prof. Helmuth Jusatz geleiteten „Institut für Tropenhygiene und Öffentliches Gesundheitswesen" am „Südasien Institut" der Universität Heidelberg.

Hier stellte sich schnell die Frage, was soll „Tropenhygiene" in einem nicht-tropischen Umfeld. Der gewichtige Ethnologe am Südasien Institut, Prof. Karl Jettmar, war begeistert, endlich einen Arzt am Institut zu haben, der sich um die gesundheitlichen Probleme der sehr häufig in Asien forschenden Wissenschaftler/innen kümmern könnte. Er tröstete mich mit der Aussicht: „… wunderbar und zum Forschen finden wir dann schon noch was für Sie".

So hatte ich nicht gewettet. Dafür hätte es nicht sieben klinischer Jahre bedurft, davon drei Jahre als Internist in Äthiopien und einem Jahr an der LSHTM.

Ich musste meinen eigenen Weg finden und traf dabei viele Wegbegleiter, die mich unterstützten und mir Anregungen gaben. Dass dieser Weg von 1966 bis 1997 gut war, konnte ich auch noch nach meiner Amtszeit verfolgen. Mein Nachfolger Rainer Sauerborn konnte das ihm übergebene Institut sehr erfolgreich weiter ausbauen, ebenso wie ab 2017 sein Nachfolger Till Bärnighausen.

Auch dass ein „Tropen-Exot" an einer deutschen Medizinischen Fakultät in vierter akademischer Generation immer noch existiert, spricht für die „Nachhaltigkeit" des von mir eingeschlagenen Wegs. In diesen sechs Jahrzehnten unterlag die internationale Entwicklungs- und

Gesundheitspolitik, wie auch das akademische Umfeld einer Universität naturgemäß erheblichem Wandel. Ab 1998 war es mir vergönnt, als Emeritus diese Entwicklung weiter zu begleiten. Eine Rückschau nach nunmehr 60 Jahren scheint mir daher gerechtfertigt.

Als ich 1966 in Heidelberg anfing, hatte in der internationalen Politik die Erste Entwicklungsdekade 1960/1969 gerade „Halbzeit". Die Stimme der neuen unabhängig gewordenen Staaten kam zum Tragen. Stichworte wie „Grundbedürfnisstrategie", „Gleichberechtigung" und „Gesundheit für Alle" wurden in UN- und anderen Organisationen diskutiert. Alle akademischen Disziplinen, die sich in diesen 1960/1970er Jahren mit entwicklungspolitischen Fragestellungen befassten, bemühten sich unter „trial and error" um Konzepte und Methoden einer sachbezogenen Forschung. Dies war auch für ein „Tropeninstitut" eine große Herausforderung. Wie sich im weiteren Verlauf gezeigt hat, bedeutete dies einen Paradigmenwechsel, einen ersten Schritt von einer eurozentrischen – quasi postkolonialen – Tropenmedizin zu globaler Gesundheit.

Um in meiner Rückschau zum Kern der damaligen Entwicklung unseres Forschungs- und Lehrkonzept in den 1970er Jahren zu gelangen, hilft mir die Analyse von Peter André Alt von 2021: „Excellent!? Zur Lage der Deutschen Universität" (Alt, PA 2021). In meinem in den 1969/1970er Jahren eingeschlagenen Weg sehe ich mich bestätigt, wenn ich lese, wie Alt dafür plädiert, sich der Ideen von Wilhelm von Humboldt aus dem frühen 19. Jahrhundert (1809/1810) zu erinnern, als einen „Prozess der Transformation von einer akademischen Schuleinrichtung in eine Bildungsanstalt, in der Lehre und Forschung aufeinander bezogen sein sollen". (zit. b. PA-A, S. 75). (Humboldt, W. bei Alt op. cit.). In seinem 2. Kapitel: „Zwischen Anarchie und Steuerung. Die Universität als schwierige Institution" bedient sich Alt (op. cit., S. 75 ff.) der viel gerühmten aber auch immer wieder ad acta gelegten Humboldt'chen Ideen zu einer modernen Universität. Was Humboldt als entscheidend wichtig für den Geist einer „modernen Universität" hielt, hält Alt in einem seit den 1960er Jahren permanenten Reformprozess der deutschen Universitäten nach wie vor für unverzichtbar. Vier zentrale Punkte konstituieren Humboldt's Denkgebäude:

1. Interdependenz zwischen Lehre und Forschung,
2. Freiheit der Forschung,
3. Unabhängigkeit von staatlicher Steuerung und
4. Akademische Qualifizierung als Persönlichkeitsbildung. (op. cit., S. 78).

Alt findet es bemerkenswert, dass diese Prinzipien, formuliert 20 Jahre nach der Französischen Revolution zu Beginn des 19. Jahrhunderts in einer autoritären preußischen Monarchie, sich – aus gutem Grund – auch im Grundgesetz der Bundesrepublik Deutschland (Artikel 5, Absatz 3) widerspiegeln.

Auch unter den Universitäts-Reformjahren der 1960er Jahre wurden sie wieder diskutiert. Zur Umsetzung meines Lehrkonzepts in den 1970er Jahren musste ich mich immer wieder mit diesem Artikel 5, Absatz 3 des Grundgesetzes: „Freiheit von Forschung und Lehre" rechtfertigen.

Dies war auch die Zeit, in der als Novum „Interdisziplinarität" gefordert wurde. In diesem Geist wurde 1962 das multidisziplinär und international aufgestellte Südasien-Institut der Universität Heidelberg gegründet, dem damals auch die Abteilung Tropenhygiene und Öffentliches Gesundheitswesen zugehörte. Auch in unserem Forschungs- und Lehrkonzept „Gesundheit" und „Dritte Welt" war Interdisziplinarität essentiell, um die Situation zu verstehen und um Lösungen zu entwickeln.

2.2 Geomedizin auf dem Weg zur Gesundheitssystemforschung

Zunächst hatte ich mich in einer „Eingewöhnungsphase" vor allem mit dem mir damals unbekannten Thema GEOMEDIZIN vertraut zu machen. Noch in Äthiopien hatte ich Professor Jusatz aus Heidelberg kennen gelernt, als er 1964 auf einer Vortragsreise im Rahmen des deutsch-äthiopischen Kulturaustauschs nach Äthiopien kam. In einem ausführlichen Gespräch über seine Arbeit in Heidelberg bot er mir an, nach Ende meiner Vertragszeit in Äthiopien an sein Institut zu kommen, um u. a. im Rahmen seiner „Geomedizinischen Forschungsstelle" an der Heidelberger Akademie der Wissenschaften meine Afrikaerfahrungen einzubringen. Da ich bereits ein Stipendium an der London School of Hygiene and Tropical Medicine für 1965/1966 angenommen hatte, konnte ich aber erst im Herbst 1966 bei ihm die Stelle eines Wissenschaftliche Assistenten antreten (s.a. Kap. 1.2).

So wurde „Geomedizin" zum Ausgangspunkt dessen, was für uns „Gesundheitssystemforschung" werden sollte. „Geomedizin" war seit 1950 als Forschungsstelle an der Heidelberger Akademie der Wissenschaften angesiedelt. Diese hatte Prof. Ernst Rodenwaldt (+1965) nach seiner Emeritierung als Ordinarius für Hygiene und Direktor des Hygiene Instituts der Universität Heidelberg 1950 gegründet um dort zusammen mit Prof H. J. Jusatz (+1991) von 1952 bis 1965 den Weltseuchen – Atlas herauszugeben. (Rodenwaldt E./Jusatz HJ, 1965, S. 69).

Geomedizin war definiert als Medizinische Topographie, als klassische medizinische Ortsbeschreibung der Verbreitung von Krankheiten, insbesondere von Seuchen und deren Ursachen in Raum und Zeit. In Fortsetzung des 1965 abgeschlossenen Weltseuchen-Atlases entstand eine Schriftenreihe „Medizinische Landeskunde", leider nur in 6 Bänden.

Band 5 „Medizinische Landeskunde Kenya", habe ich dort zusammen mit dem Geographen Prof. Hans Hecklau nach mehreren Forschungsreisen in Ostafrika (Diesfeld HJ/Hecklau HK, 1978) und auf der Grundlage unserer Arbeiten zum DFG Afrika Kartenwerk Ostafrika Karte E14, Blatt und Beiheft Geomedizin (Diesfeld 1989), bearbeitet (s. Abbildung 5, Teil II).

Bei diesen Arbeiten waren Methoden zu einer raumbezogenen ökologischen Betrachtungsweise des Krankheitsvorkommens entstanden, d. h. auch zu deren ökologischen, sozioökonomischen, kulturellen und politischen Ursachen. Unter Einbeziehung der Wechselwirkung von Bevölkerungen und deren diversen Gesundheitssystemen entstand so langsam das Arbeitsfeld „Gesundheitssystemforschung" (Diesfeld HJ, 1970; Diesfeld HJ, 1973a; Diesfeld HJ, 1973b).

Aus dieser geomedizinischen Arbeit entstand 1969 meine Habilitationsschrift: „Biostatistische Auswertung von Krankenhausberichten als Grundlage einer geomedizinischen Analyse der Krankheitsverbreitung in tropischen Entwicklungsländern – dargestellt am Beispiel des Vorkommens von Infektionskrankheiten im Ostafrikanischen Hochland", die ich im Juli 1969 vor der Medizinischen Fakultät verteidigen konnte (Diesfeld HJ, 1969) (s. Abbildung 6, Teil II).

Im Anschluss daran konnte ich im Rahmen meiner Antrittsvorlesung am 29.10.1969 vor der Medizinischen Fakultät der Universität Heidelberg die bis dahin gesammelten Erfahrungen vortragen unter dem Titel: „Die

Rolle der Tropenmedizin und Tropenhygiene beim Aufbau des Gesundheitswesens in den tropischen Entwicklungsländern; Antrittsvorlesung 29.10.1969, " (Diesfeld HJ, 1970) (s.a. Teil II, Kap. 7.1: Diesfeld HJ, 1970).

Einen Überblick über den Sach- und Wissensstand 1994 zum Thema Geomedizin vs. Medical Geography gibt der Text, Aus: Trierer Geographische Studien, Heft 11, Perspektiven der Entwicklungsländerforschung, Festschrift für Hans Hecklau, Hrsg. Harald Leisch, Geographische Gesellschaft Trier, in Zusammenarbeit mit dem Fachbereich VI – Geographie/Geowissenschaften der Universität Trier, 1995 (Diesfeld HJ, 1995).

2.3 Indien 1969/1970/1971: Dhanbad Projekt DFG-SFB Südasien Forschung des SAI Beitrag zur Interdisziplinarität von Gesundheitssystemforschung

Mein Einstieg in die Welt des Südasien Instituts (SAI) begann mit der Einladung, mich am interdisziplinären Gespräch mit den Kultur-, Geistes- und Sozialwissenschaften das SAI zu beteiligen. (South Asia Institute, Bulletin SAI, 1973). Hierdurch ergaben sich interessante Ansätze für eine holistische Betrachtung von Gesundheit, Krankheit und Heilung im kulturellen, sozioökonomischen und räumlichen Kontext.

Im Rahmen des DFG Schwerpunktprogramms Südasien (SFB 16) des Südasien Instituts (1968/1971) wurde eine umfangreiche interdisziplinäre Feldforschung in Indien im Bundesstaat Bihar im Kohlerevier Dhanbad (Jharia Coalfield) geplant. Ab 1969 bis 1971 fanden mehrere längere Aufenthalte in der Region statt, die eine sehr schöne indisch-deutsche wissenschaftliche Zusammenarbeit und ein gegenseitiges Kennenlernen in praktischer Feldforschung brachte. Geographie, Ethnologie, Indologie, Geschichte, Agrar- und Wirtschaftswissenschaft trafen sich mit Tropenhygiene in einer interessanten Wechselwirkung auch mit analogen indischen Wissenschaftlern. Zeitweise waren mehr als ein Dutzend Personen vor Ort.

Die übergeordnete, wissenschaftlich hochinteressante Kernfrage war die Wechselwirkung zwischen einer hochtechnischen Bergbau- und Industriegesellschaft und ihrem bäuerlichen Hinterland, auch in einer historischen Dimension. Diese reichte bis ins späte 19. Jahrhundert zurück, als die britische Kolonialverwaltung sich hier des umfangreichen Kohlereviers bediente und eine Art „Ruhrgebiet" entstand. Da ich selbst in meiner Studienzeit als „Werkstudent" im Ruhrkohlebergbau 9 Monate unter Tag gearbeitet hatte, bekam diese Frage eine sehr persönliche Note. Das Kohlerevier von Dhanbad (Bihar, Indien) war ein hervorragendes Beispiel für die Gesundheitsprobleme im Urbanisierungs- und Industrialisierungsprozess in Entwicklungsländern, wo sehr detailliert die Arbeits- und Lebensbedingungen als Grundlage eines Verständnisses für Gesundheit und Krankheit beleuchtet werden konnten (Diesfeld HJ, 1982).

Ohne die hierbei auftretenden wissenschafts-methodologischen Probleme und gelegentlichen personenbezogenen Differenzen unter sehr „gewöhnungsbedürftigen" Rahmenbedingungen zu unterschätzen, war dies für alle Beteiligten ein anspruchsvoller Lernprozess. Der wissenschaftliche Ertrag war je nach Fach, Fragestellung und Person sehr unterschiedlich.

Für uns, die Tropenhygiene, meine Person, meine Frau und Wolfram Bergmann, mein Doktorand war dies auch eine große Herausforderung, von der wir letztlich persönlich sehr profitierten, auch wenn wir uns von den wissenschaftlichen Ergebnissen mehr erhofft hatten (Bergmann W./ Diesfeld HJ. et al., 1972; Dutta SN.; Diesfeld HJ/Ch. Kirsten, 1976).

Die gesamtpolitische und wirtschaftliche Situation, die politischen, z. T. tätlichen Konfrontationen während des damaligen bundespolitischen Wahlkampfes von Indira Gandhi und die Auswirkung ihrer fragwürdigen Familienplanungsprogramme spiegelten sich vor Ort für uns lebhaft erkennbar wider (s. Abbildung 7 bis 11, Teil II).

Neben dieser übergeordneten Fragestellung ergab sich durch den sehr persönlichen und freundschaftlichen wissenschaftlichen Kontakt mit Dr. med. Sukhendra-Nat Dutta, von der Coal Mines Welfare Organisation (eine Art „Knappschaft"-Gesundheitsdienst) und seinen Kollegen tiefe Einblicke in die Lebens- und Arbeitsbedingungen der Bergarbeiter und ihre Gesundheitsversorgung. Besonders interessierten uns die vor Ort herrschenden Malaria- und Filariose Probleme, die sich aus den ökologischen Rahmenbedingungen der durch Bergbau, incl. Tagbergbau zerstörten natürlichen Oberfläche ergaben.

Diese insgesamt ca. 9 Monate Indien zwischen November 1969 und Sommer 1971 waren für die Entwicklung einer an lokalen Bedingungen orientierten „Gesundheitssystemforschung" von grosser Bedeutung und halfen uns sehr, wissenschaftliche Fragestellungen zu schärfen.

Sie gaben uns auch Impulse für die Lehre zu Inhalt und Format einer Medizin oder besser gesagt Gesundheitswissenschaft mit Bezug zu Entwicklungsländern.

Dies fiel in eine Zeit politischer Unruhe und Unsicherheit, auch an der Universität Heidelberg. Es war schwierig geworden – auch an der medizinischen Fakultät – sachbezogenen Unterricht zu gestalten. Gerade im Fach Sozialmedizin kam es zu heftigen und emotionalen Diskussionen, wie ich selbst in meinem damaligen Lehrauftrag erlebt habe.

Für einen gerade aus Afrika zurückgekehrten Praktiker war es in einem Wahlfach wie „Tropenhygiene und Öffentliches Gesundheitswesen" eine Herausforderung, Studierende „da abzuholen, wo sie sich befanden", um sie mit Fragen vertraut zu machen wie z. B. „westliche Medizin" und Gesundheitswesen in einem fremden kulturellen und ökonomischen Kontext aussehen sollte und wie man sich dort nützlich machen könnte, ohne Schaden anzurichten.

Vor diesem Hintergrund möchte im Folgenden die Entwicklung des Instituts und seiner Position anhand von kommentierten Original-Texten aus meiner Lehr-, Forschungs- und Vortragstätigkeit über die Zeit bis heute darstellen. Es wird spannend sein – hoffe ich –, alte Texte hervorzuholen und aus heutiger Sicht zu kommentieren (s. Teil III, Kap. 7.2: Diesfeld HJ, 1982: Das Kohlerevier von Dhanbad (Bihar/Indien) als Beispiel für die Gesundheitsprobleme im Urbanisierungs- und Industrialisierungsprozess in Entwicklungsländern, s. Abbildung 7 bis 11, Teil II).

Kapitel 3: Externe Faktoren

3.1 „Welt-Gesundheits-Politischer Paradigmenwechsel 1978 ff. und seine Auswirkung auf Forschung, Lehre und Praxis am ITHÖG

Zu einer Zeit, da das Institut für Tropenhygiene und Öffentliches Gesundheitswesen (ITHÖG) sein neues Konzept von Forschung und Lehre zu entwickeln begann, fand 1973 ff. auch „global" ein „Welt-Gesundheitspolitischer Paradigmenwechsel" statt, im Wesentlichen repräsentiert durch die Weltgesundheitsorganisation (WHO) aber auch durch andere gesundheitsrelevante UN-Organisationen, wie UNICEF, Weltbank, UNDP. Eine besondere Rolle spielte hierbei die Christian Medical Commission (CMC) des „World Council of Churches" sowie die Aufnahme der Volksrepublik China in die UN (Rifkin S./Paterson EH, 1974).

Im Allgemeinen und besonders auch im Gesundheitswesen in Deutschland wurde diese Entwicklung kaum wahrgenommen, schon gar nicht in der akademischen Lehre der Medizinischen Fakultäten.

Wenn aber ein „Tropeninstitut" in Deutschland sich vornimmt, internationales Gesundheitswesen, vor allem in „Niedriglohn-Ländern" (oder wie immer die Euphemismen der Armut lauten) in Forschung und Lehre zu behandeln, müssen gerade diese internationalen Systeme und ihre Konzepte, Politiken und Auswirkungen auf Gesundheit behandelt werden.

Seit ihrer Gründung 1948 hat die WHO mehrere durchgreifende Änderungen erfahren. Ein wesentlicher Schwachpunkt liegt, so widersprüchlich dies klingen mag, in ihrer Abhängigkeit von den Vorgaben und politischen Einflüssen der Weltgesundheitsversammlung (WHA), der Weltversammlung aller nationalen Gesundheitsministerien. Deren Entscheidungen sind bindend für die WHO. Die WHO ist – wie alle UN Organisationen – auch Spielball der Weltpolitik. Die WHO ist im Konzert der „UN Familie" ein relativ schwaches Glied.

Politisch und finanziell sehr viel stärker ist vergleichsweise die Weltbank, die ab den 1990er Jahren zu einer heftigen Konkurrenz der WHO wurde, zusammen mit einer Reihe anderer entwicklungspolitisch aktiver internationaler Organisationen wie FAO, UNDP oder UNICEF, sowie auch Nicht-Regierungsorganisationen.

Mit der Definition und Erklärung der Millennium Entwicklungsziele zum Jahr 2000 hat sich „auf höchster Ebene" die Generalversammlung der Vereinten Nationen (UN) dieser globalen Problematik angenommen und damit alle anderen Organisationen in Zugzwang gebracht (Razum, O. et al. Hrsg. 2014). All dies muss im Bereich Lehre, aber auch im Bereich Forschung berücksichtigt werden. Einen Überblick hierüber haben wir stets in unseren Lehrveranstaltungen gegeben, wie etwa die Vereinten Nationen (UN).

Die politische Neuordnung der Welt nach 1945 durch die UN und ihrer Unterorganisationen, WHO, UNICEF und viele andere brachten neue gesundheitspolitische Ansätze. Unabhängig gewordene Länder und die VR China wurden UN-Mitglieder und meldeten sich zu Wort. Die Menschenrechts-Diskussionen und auch die Erkenntnis, dass es außer der „westlichen" Sicht auch noch andere Beteiligte gibt, haben großen Einfluss bekommen. Ein gerade jüngst wieder von der VR China und dem „globalen Süden" sehr deutlich erhobener Anspruch.

WHO: Welt-Gesundheits-Organisation

1945, auf der Gründungskonferenz der Vereinten Nationen in San Francisco, war unter dem Schock des Zweiten Weltkriegs und seinen Folgen für die Gesundheit der Völker und in einer internationalen Aufbruchsstimmung der Gedanke einer „Welt-Gesundheits-Organisation" vorgetragen worden. **In der Präambel** zur Verfassung der endgültig am 7. April 1948 gegründeten World Health Organization (WHO) wird in Übereinstimmung mit der Charta der Vereinten Nationen *die Erreichung des höchstmöglichen gesundheitlichen Niveaus aller Völker* als ihr Ziel proklamiert.

Vier Prinzipien liegen dieser Vision persönlicher, nationaler und globaler Gesundheit zugrunde, Prinzipien, heute von größerer Aktualität denn je:

Gesundheit wird als Zustand des kompletten physischen, mentalen und sozialen Wohlbefindens und nicht nur als Abwesenheit von Krankheit und Gebrechlichkeit und als Menschenrecht definiert.

Fortschritt und Chancengleichheit in Gesundheit werden als übernationales Anliegen und Voraussetzung für globale Sicherheit und Frieden angesehen,
Armut wird als eine mittelbare Ursache von Krankheit erkannt.
Als weitere Voraussetzung für verbesserte Gesundheit wird die Ausweitung des Nutzens medizinischer und entsprechender Kenntnisse auf alle Menschen und die Mitbeteiligung einer informierten Gesellschaft gesehen.

CMC: Christian Medical Commission

1968 formulierte die Christian Medical Commission (CMC) des Ökumenischen Rats der Kirchen ihre Kritik an der Rolle der westlichen Medizin in Entwicklungsländern. Carl Taylor und John Bryant, den wir später in Heidelberg mehrfach als brillanten Referenten erleben durften, waren die Promotoren eines neuen medizinischen Paradigmas. CONTACT, die Zeitschrift der CMC, wurde bei uns zur Pflichtlektüre. (World Council of Churches: Christian Medical Commission, Quelle: https//brill.com, 01.01.1999, WCC/CMC).

Die Ausstrahlung der CMC ging über „Doppelmitgliedschaft" ihrer Vertreter bei WHO und UNICEF in deren gesundheitspolitische Konzepte ein. Ich denke hier besonders an den lange in Indien tätigen dänischen Tuberkulosearzt Halfdan Mahler, Generaldirektor der WHO von 1973 bis 1988 und Kenneth Newell, seinerzeit WHO Director Division Strengthening Health Services.

Aus dem US- und lateinamerikanischen Raum kamen u. a. David Werner (Werner, D, 1977), der die hochpolitische Frage stellte: Ist ein „PHC Worker: Lakey or Liberator?", was z. B. auf den Philippinen zu Präsident Markos' sen. Zeiten für manche Gesundheitsarbeiter tödlich endete.

In den 1970er Jahren von der CMC an die Öffentlichkeit gebracht, lernten wir, dass das indische Gesundheitssystem nach seiner Unabhängigkeit schon 1949 ein „Primary Care" Modell entwickelt hat. CMC lieferte auch erste Berichte über das Basis-Gesundheitskonzept der VR China und von Nordvietnam. Als Schlüsselwort sei hier der „Barfußdoktor" genannt, worüber weltweit viel und lange diskutiert wurde. All dies führte zu einem Welt-Gesundheitspolitischen Paradigmenwechsel (Rifkin S., Paterson EH., 1974).

1. Das Konzept von Primary Health Care 1978

In Anknüpfung an die seuchenhygienischen Belange der Gesundheitskommission des Völkerbundes hat sich die Weltgesundheitsorganisation (WHO) in den ersten 20 Jahren nach ihrer Gründung mehr den technischen Fragen der Seuchenbekämpfung gewidmet. Die Entwicklung neuer Medikamente und Insektizide spielten in dieser Zeit eine große Rolle.

Ab Mitte der 1970er Jahre – wesentlich angeregt durch die CMC – nahm sich die WHO ihrer weiter gefassten Prinzipien, nun unter dem Generaldirektor der WHO, Dr. Halfdan Mahler (s.o.) auch gesundheitspolitisch an.

Die internationale Diskussion um Chancengleichheit im Entwicklungsprozess ließ auch in der Weltgesundheits-Versammlung die Erkenntnis reifen, dass es Aufgabe der WHO sei, Gesundheitsversorgungssysteme in ihrem sozialpolitischen Kontext zu berücksichtigen und gesundheitspolitische Konzepte und Normen zu entwickeln und den Mitgliedsländern nahe zu bringen.

Ein neues Paradigma von Gesundheit, heute mehr denn je aktuell, das Konzept von „Primary Health Care" wurde 1978 auf der berühmten „Alma Ata Konferenz" von WHO und UNICEF (WHO,1978) vorgestellt. Cave: Primary Health Care ist nicht gleich Primary Medical Care, d. h. „Primäre Gesundheitsversorgung" ist nicht gleich Primäre Medizinische Versorgung. Verstärkt wird diese inhaltliche Verwirrung durch ein semantisches, aber auch konzeptionelles Problem der Medizin: Wir verwechseln ständig Gesundheit mit Krankheit. Wir sprechen von Gesundheitswesen und meinen aber Krankenversorgung. Wir sagen Gesundheitsdienst, aber es ist Krankendienst. Primary Health Care vs. Selective Primary Health Care oder vielmehr Prozesse vs. Programme (Diesfeld, HJ., 1986).

Von hier aus entwickelte sich in den 80er Jahren, mit großen Hoffnungen beladen und gegen große Widerstände, vor allem vom Weltärztebund und dem Vatikan (!), eine neue Weltgesundheitspolitik, die vor allem für die Entwicklungsländer von entscheidender Bedeutung werden sollte. In den seither vergangenen 50 Jahren ist das Konzept oft heftig kritisiert und hinterfragt worden und es hat zahlreiche Modifikationen, Kompromisse und konzeptionelle Ausdünnungen erfahren.

Primary Health Care war ursprünglich keineswegs als ein Konzept für sogenannte Entwicklungsländer gedacht, sondern hatte explizit einen „globalen" Anspruch (wie man heute sagt). De facto blieb das Konzept jedoch auf „Entwicklungsländer" beschränkt, sowohl aus Sicht der großen internationalen Organisationen, und Sponsoren wie auch der internationalen Gemeinschaft. Ein Versuch der WHO, dies zu beheben war die „Ottawa Charta", getragen von der Canadian Public Health Assocation (World Health Organization 1986).

Die Definition von PHC in der Alma Ata Deklaration lautet wie folgt (deutsche Übersetzung des Autors):

Primäre Gesundheitspflege, gegründet auf praktischen, wissenschaftlich soliden und sozial annehmbaren Methoden und Techniken, ist wesentliche Gesundheitspflege, allgemein zugänglich für Individuen und Familien der Gemeinschaft durch ihre Teilhabe und zu Kosten, die das Gemeinwesen und das Land auf Dauer und zu jeglichem Stadium seiner Entwicklung im Geiste von Selbstvertrauen und Selbstbestimmung zu tragen im Stand ist. Primäre Gesundheitspflege ist integraler Bestandteil des Gesundheitssystems des Landes, es bildet dessen Schwerpunkt, ist aber auch Bestandteil der gesamten sozialen und wirtschaftlichen Entwicklung.

Sieben Prinzipien von Primary Health Care (PHC) waren die Grundlage für Demokratisierungsprozesse im Gesundheitswesen:

PHC, an den Lebensgewohnheiten und Bedürfnissen der Bevölkerung orientiert,

soll integraler Bestandteil des nationalen Gesundheitssystems sein;

soll integriert sein in Sektoren, die mit der Entwicklung des Gemeinwesens befasst sind wie Landwirtschaft, Erziehung und Ausbildung, oder öffentliche Dienste;

Die Bevölkerung soll sowohl an der Formulierung der Aufgaben als auch an der Problemlösung aktiv beteiligt werden (Partizipation);

Gesundheitsdienste sollen größtmöglichen Gebrauch von den im jeweiligen Gemeinwesen vorhandenen Ressourcen machen;

PHC soll präventive, kurative und rehabilitative Maßnahmen im Blick auf Individuum, Familie und Gemeinwesen integriert anbieten (Integration);

Gesundheit fördernde Interventionen sollen soweit wie möglich an die Bevölkerung herangetragen werden (Dezentralisation).

(s. Abbildung 12 bis 17, Teil II).

Acht Elemente, Selbstverständlichkeiten aus dem Blickwinkel der Öffentlichen Gesundheitspflege seit Virchow wurden als Minimalforderung für PHC formuliert:

1. Erziehung zur Erkennung, Vorbeugung und Bekämpfung der örtlichen Gesundheitsprobleme,
2. Nahrungsmittelversorgung und Sicherung der Ernährung,
3. Trinkwasserversorgung und sanitäre Maßnahmen,
4. Mutter- und Kind-Gesundheitsversorgung einschließlich Familienplanung,
5. Impfungen gegen die vorherrschenden Infektionskrankheiten,
6. Verhütung und Bekämpfung der örtlichen endemischen Krankheiten,
7. Behandlung gewöhnlicher Erkrankungen und Verletzungen in angemessener Form,
8. Versorgung mit essentiellen Medikamenten.

Dieses **gesundheits – und entwicklungspolitische Konzept von** *Primary Health Care* löste in den folgenden Jahren international heftige Diskussionen aus, und es wurde bereits ein Jahr später durch ein diametral entgegengesetztes Programm, *Selective Primary Health Care* – konterkariert. (Walsh JA., Warren KS. 1969;1986; Rifkin S., Walt G., 1986). Dem basisnahen, horizontalen eigenverantwortlichen Konzept wurde ein fremdbestimmtes selektives und vertikales Programm gegenübergestellt und von außen oktroyiert. Dies führte zu heftigen gesellschaftspolitischen Kontroversen.

Als gesundheitspolitisches Entwicklungskonzept, mit den zentralen Forderungen nach Teilhabe der Bevölkerung und sozialer Gerechtigkeit (*participation* und *equity*) umfasst PHC verschiedene gesundheitsrelevante Bereiche, wie Bildung, Wirtschaft, Infrastruktur, Verwaltung und Politik ebenso wie den Bereich des Gesundheitswesens (Comprehensive PHC; „horizontaler Ansatz"). Als Reformprozess der Gesundheitsdienste war eine sachgemäße Balance zwischen kurativer und krankenhausorientierter Individual-Medizin und bevölkerungsbezogenen Krankheitsbekämpfungsprogrammen gedacht.

Mit „Selective Primary Health Care" kam sofort der „vertikale" Gegenvorschlag der Weltbank, Rockefeller Foundation und UNICEF: „GOBIFFF" (Growth monitoring – Oral Rehydratation – Brestfeeding – Immunisation – Family planning – Female education – Feeding), spezifische Einzelprogramme zur Bekämpfung ausgewählter Probleme, wie Ernährungsstörung, Durchfall, exklusives Stillen, Impfprogramme oder Familienplanung, wobei man bekannte spezifische Maßnahmen mit unmittelbar messbaren Ergebnissen einsetzen konnte, ohne lange auf Systementwicklung zu warten. Das war natürlich ein Trugschluss.

Nach acht Jahren „trial and error", während der jede Seite der anderen ihre Nachteile vorwarf und wenig dazu beigetragen wurde, einen gemeinsamen Nenner zu finden, versammelten sich am 29/30. November 1985 am Antwerpener Tropeninstitut 40 Wissenschaftler, Fachleute für Community Health und Praktiker verschiedener Entwicklungs- und Industrieländer (außer mir nahmen noch drei deutsche ehemalige Entwicklungshelfer teil), um aus ihrer Erfahrung mit den beiden Ansätzen Bilanz zu ziehen (*Antwerpener Resolution November 1985*).

Die Ausstrahlung dieser Resolution lässt sich z. B. daran erkennen, dass sich bereits ein Jahr später (im November 1986) die „Kontakt- und Informationsstelle (KIS) im Förderwerk für rückkehrende Fachkräfte der Entwicklungsdienste" zusammen mit der Kübelstiftung in Bensheim und unserem Institut für Tropenhygiene und öffentliches Gesundheitswesen mit der PHC-Problematik und den Auswirkungen dieser Antwerpener Resolution auseinandergesetzte. Auf der Grundlage von Schlüsselreferaten wurden die Erfahrungen der teilnehmenden ehemaligen Entwicklungshelfer diskutiert (Quelle: KIS: Materialien-Sammlung Nr. 6, herausgegeben von Regina Görgen und Sigrid Tautz (ITHÖG) und Dieter Hampel (KIS), November 1986, 164 Seiten). Auf diese Weise konnten auch wir am Institut diese Probleme und Erkenntnisse in unsere seit 1974 laufenden Vorbereitungskurse für Entwicklungshelfer/innen (s. Kap. 4.3) einbringen.

PHC war mit dem Anspruch angetreten: „**Health for All by the year 2000**"; („HFA 2000"). Gemeint war natürlich „**Basisgesundheitsversorgung (und nicht Gesundheit) für Alle bis zum Jahr 2000**. Diese peinliche Verkürzung des Schlagwortes hat viel zum politischen Misserfolg beigetragen.

Das Zentralproblem von PHC war vor allem, dass es jeweils den notorisch schwachen Gesundheitsministerien unterstand, während PHC eigentlich eine zentral-staatliche Aufgabe gewesen wäre, die alle Sektoren des Lebens und der Politik umfassen müsste. Je näher man dem Jahr 2000 kam, umso deutlicher wurde, dass die nicht gründlich ausformulierten Ziele nur ansatzweise und teilweise zu verwirklichen waren.

2. Weltbank

Diese von Befürwortern und Gegnern Interessen-gesteuerte und ideologisierte Polarisierung zieht sich seit Alma Ata durch die Jahrzehnte bis heute hin, als erstmals ein weltgesundheitspolitisches Konzept auf dem Tisch lag.

Mehr und mehr haben die großen und superreichen privaten und industriellen Stiftungen der reichen Länder, unterstützt durch **die Weltbank** die Initiative von der WHO übernommen und sie geben bezüglich der Konzepte und Maßnahmen heute den Ton an. Der Kampf gegen HIV/AIDS spielte hier eine große Rolle, so wie heute die Angst vor Ebola und Covid 19.

Sie verfolgen ihre Ziele und Projekte, so wichtig sie sein mögen, wie HIV, Malaria, Tuberkulose, einst „vernachlässigte Krankheiten" oder Seuchen, die die reichen Länder „bedrohen". Die Prioritäten und Projekte gehen jedoch stets zu Lasten der lokalen Gesundheitssysteme, anstelle diese in die Lage zu versetzen, sie mitzutragen. Health Systems-Development wurde erst spät als die Voraussetzung für den Erfolg erkannt.

Die WHO als Repräsentantin der Gesundheitsminister der Mitgliedsstaaten verliert zunehmend an Einfluss. Ihr regulärer Etat ist minimal, verglichen mit Projektmitteln der großen Stiftungen. Die WHO kann die ihr aufgetragenen Programme und Projekte nur mit Hilfe von Drittmitteln durchführen.

3. Das Jahr 2000: Millennium Development Goals

In dem „mythischen Jahr 2000" mit den „**Millennium Development Goals**", verkündet von der Vereinten Nationen, wird die Kernaussage von PHC in neue Kleider gesteckt, die dann allerdings für die WHO viel zu weit gewesen wären:

Es war seit dem Weltentwicklungsbericht 1993 klar, dass „Entwicklung" und „Gesundheit" in Wechselwirkung stehen. Eine Tatsache, die zwar seit Rudolf Virchow (1848) bekannt ist und sich ja auch schon in der Präambel der WHO (1948) findet, aber wenig beachtet wird.

Es war aber auch klargeworden, dass nur unter der Ägide der Vereinten Nationen (UN) eine umfassende (comprehensive) Verbesserung der Grundlagen für eine gesunde Entwicklung der Bevölkerungen möglich sein wird.

Welt-Gesundheits-Politischer Paradigmenwechsel 1978 ff.

So sind dann auch die Ziele und Einzelkomponenten des Konzepts wesentlich präziser ausgearbeitet worden. Auch gesundheitsrelevante Sektoren wie Bildung, soziokulturelle Belange, Ernährung, Landwirtschaft, Wasserversorgung, Hygiene, wirtschaftliche Entwicklung und Infrastruktur, wurden stärker berücksichtigt. Eine globale Verantwortung wurde definiert und die reichen Nationen in die Pflicht genommen, was in anderen Politikfeldern wie z. B. der Welt-Klima Konferenz 2022 zur CO_2 Reduktion weiterhin von diesen „erfolgreich" verhindert wird.

Die Hoffnung, die sich mit den MDGs verband, war dieses Mal die hohe staatspolitische Ebene, von der aus das *Recht auf Gesundheit* und der Kampf gegen Unterentwicklung und Krankheit ausgerufen wurden.

Als Ziel-Jahr wurde 2030 angegeben. Bisher sind, wie nicht anders zu erwarten, die nachweisbaren Erfolge eher bescheiden.

MDG-Ziele:

Die 8 „Millennium-Ziele der Vereinten Nationen (MDGs)

1. Beseitigung der extremen Armut
2. Verwirklichung der Primarschulbildung
3. Förderung der Gleichstellung der Geschlechter und Stärkung der Rolle der Frauen
4. Senkung der Kindersterblichkeit
5. Verbesserung der Gesundheit von Müttern
6. Bekämpfung von HIV/AIDS, Malaria und anderen Krankheiten
7. Sicherung der ökologischen Nachhaltigkeit
8. Aufbau einer weltweiten Entwicklungspartnerschaft

Man arbeitete weiter an Präzisierungen der Ziele und Kriterien, die bei einer Zwischenbilanz 2015 die alten MGD's ergänzten.

17 Ziele wurden für eine nachhaltige Entwicklung formuliert

1. Armut beenden
2. Hunger beenden, Ernährung sichern
3. Gesundheit für alle
4. Bildung für alle
5. Gleichberechtigung von Frauen und Männern

6. Wasser und Toiletten für jede/n
7. Erneuerbare Energie für alle
8. Gute Arbeit für alle
9. Breitenwirksame Industrialisierung und verlässliche Infrastruktur
10. Ungleichheit verringern
11. Lebenswerte Städte
12. Nachhaltige Produktions- und Konsumweisen
13. Umfassender Klimaschutz
14. Meere schützen
15. Naturvielfalt erhalten
16. Frieden und Rechtsstaatlichkeit
17. Globale Partnerschaft

Es wurde vor allem festgestellt, dass in den ursprünglichen MDGs die globale – heute nennt man das „planetare" – Verantwortung für die Menschheit nicht deutlich genug formuliert ist. Der Planet als solcher, die Basis des Lebens, ist in Gefahr, zerstört zu werden.

Deshalb wurden weitergehende „**Nachhaltige Entwicklungsziele**" oder „**Sustainable Development Goals**" (**SDGs**) formuliert.

Während die MDGs hauptsächlich Vorgaben für die Länder des globalen Südens machten, richten sich die **universellen „Sustainable Development Goals" (SDG)** an alle Staaten, nachdrücklich auch an die Verantwortung des „Nordens" gegenüber dem „Süden". Die SDGs verbinden die soziale, ökologische und ökonomische Dimension von Nachhaltigkeit und verknüpfen so die Bekämpfung von Armut mit dem Schutz unserer natürlichen Lebensgrundlagen. Denn ein Leben in Würde ist für künftige Generationen nur möglich, wenn sich Konsumverhalten und Lebensstil auch in den Industrie- und Schwellenländern ändern.

Ähnlich wie bei den MDG's und schon beim PHC Konzept wurde unter „§ 3" der Sustainable Development Goals „**Gesundheit für Alle**", unter einem neuen Begriff „**Universal Health Coverage**" (**UHC**) aufgenommen: etwa „allgemeine Gesundheitsabsicherung", was dem Konzept von „Comprehensive Primary Health Care" von 1978 nahekommt. Heute kommt noch die Komponente Klima und Gesundheit hinzu. Hier die nötigen Ansätze aus gesundheitspolitischer Sicht zu formulieren dürfte noch ausstehen.

„Universal Health Coverage" (UHC), richtet sich vor allem an den benachteiligten Teil der Menschheit, im Sinne des 10/90 Ungleichgewichts der 90er Jahre. UHC steht aber wieder in Konkurrenz um Mittel und politischem Einfluss, zu dem ebenfalls neuen Ansatz **„Global Health Security" (GHS) der neuen Internationalen Seuchengesetzgebung,** die nach Ebola aus der Angst der reichen Länder vor Seuchen aus den armen Ländern entwickelt wurde. Es wird prognostiziert, dass dies in der Internationalen Seuchengesetzgebung weitreichende Veränderungen nach sich ziehen wird, seit diese im 19. Jahrhundert eingeführt worden war.

Heute kann man zwar feststellen, dass sich viele Ideen und Komponenten von PHC in den verschiedenen Gesundheitsdiensten wiederfinden, ohne dass man explizit von PHC spricht.

Dass sich das übergeordnete entwicklungspolitische Konzept von PHC seinerzeit nicht durchsetzen konnte, lag vor allem daran, dass die einzelnen Staaten die politischen Voraussetzungen nicht erfüllt haben, die Halfdan Mahler 1978 so deutlich aufgezeigt hat. Ein wesentlicher Punkt war damals, dass es die WHO und die nationalen Gesundheitsminister waren, die in Alma Ata zusammensaßen und nicht die UN und die Staatschefs, wie bei den MDGs.

Heute steht aber zu befürchten, dass diese beiden neuen (gesundheits)politischen Konzepte ähnlich in Konkurrenz stehen, wie seinerzeit PHC vs. Selective PHC, „vertikale" vs. „horizontale" Ansätze, bzw. „Reiche Länder vs. Arme Länder". Eine detaillierte Darstellung dieser internationalen, quasi globalen Entwicklung findet sich bei (Kickbusch, J., 2000; Razum et al., 2014).

3.2 Entwicklungspolitik der Bundesrepublik Deutschland in den 1970er Jahren

In dieser Zeit, Anfang der 1970er Jahr, als wir in Heidelberg anfingen, uns in die gesundheits- und entwicklungspolitischen Probleme und ihre Relevanz für ein Konzept am Institut für Tropenhygiene und Öffentliches Gesundheitswesen an einer Universität einzuarbeiten, suchten wir verzweifelt nach richtungsweisenden „Vorkämpfern".

Die damals einzigen und damit führenden Tropeninstitute in Hamburg und Tübingen waren dem klassischen biomedizinischen „Weltbild" der

Tropenmedizin verpflichtet; die europäischen Partner-Institute waren zwar wissenschaftlich hochrangig ausgewiesen, aber außer London hatte damals keines ein breiteres gesundheitspolitisch orientiertes Konzept.

In Antwerpen war zwischen dem mächtigen Institut für Tropenmedizin (ITM) und einer kleinen, aber sehr aktiven Public Health Dependence mehr Distanz als nur eine Straße. Mit diesen Kollegen hatten wir dann jahrelang einen lebhaften Austausch.

Auf der Ebene der offiziellen Entwicklungspolitik der Bundesrepublik Deutschland gab es noch keinen klaren gesundheitspolitischen Ansatz. Bevor 1961 das Bundesministerium für Wirtschaftliche Zusammenarbeit (BMZ) gegründet wurde, lag die Entwicklungszusammenarbeit beim jeweiligen Fachministerium, im Bereich Gesundheit beim Bundes-Gesundheitsministerium (Ernert WD., 1975).

Dessen Aufgabe war nun die Konzeptionierung der Entwicklungszusammenarbeit, die auch die Umsetzung demokratischer Prinzipien und der Menschenrechte in den Partnerländern berücksichtigen sollte. Auf Basis dieser Grundsätze wurden in bilateralen Verträgen mit den Partnerländern Ziele und Maßnahmen vereinbart, deren Ergebnisse vom Ministerium kontrolliert wurden. Seit dem 23. Januar 1993 trägt es seine noch heute gültige Bezeichnung Bundesministerium für wirtschaftliche Zusammenarbeit und Entwicklung. Ich selbst war von 1978 bis 2007 Mitglied des wissenschaftlichen Beirats und hatte es zusammen mit den sozialwissenschaftlichen Kollegen schwer, sich bei den ökonomie-lastigen Kollegen Gehör zu verschaffen.

Das BMZ steuert die deutschen Beiträge zu den, in der Entwicklungszusammenarbeit tätigen Organisationen wie Europäischer Entwicklungsfonds, Weltbank und regionale Entwicklungsbanken sowie Unterorganisationen der Vereinten Nationen. Zur Koordination der Maßnahmen auf internationaler Ebene ist das Ministerium in den Gremien der Organisationen tätig.

Zur praktischen Durchführung der Maßnahmen wurden die sogenannten Durchführungsorganisationen sowie nichtstaatliche Organisationen (NGO) herangezogen und finanziell unterstützt, wie z. B. für unsere Belange vor allem die Deutsche Gesellschaft für Technische Zusammenarbeit (GTZ) und der Deutsche Entwicklungsdienst (DED).

Die GTZ war seit 1975 weltweit auf dem Gebiet der Entwicklungszusammenarbeit tätig. Sie war ein privatwirtschaftliches Unternehmen im Besitz der Bundesrepublik Deutschland. Seit dem 1. Januar 2011 ist die GTZ gemeinsam mit dem DED und INVENT, (Internationale Weiterbildung und Entwicklung), zu unserer Zeit DSE (Deutsche Stiftung für Entwicklung) in der Deutschen Gesellschaft für Internationale Zusammenarbeit (GIZ) aufgegangen.

Anfang der 1970er Jahre firmierte Gesundheit noch unter der Abteilung Wasserversorgung, was im Prinzip ja wichtig, aber nicht genug war. Das änderte sich erst, als eine eigene Abteilung Gesundheit geschaffen und seither bis zu seiner Pensionierung 2004 von Prof. Dr. med. Rolf Korte geleitet wurde. Er hat die GTZ zur gesundheitspolitischen „Speerspitze" deutscher Entwicklungspolitik gemacht und auf der internationalen Bühne nachhaltig vertreten.

Der Deutscher Entwicklungsdienst (DED) wurde 1963 gegründet. Vorbilder waren deutsche bzw. internationale Modelle der „Work-Camps" der kirchlichen Freiwilligendienste Dienste in Übersee (DÜ) und Arbeitsgemeinschaft für Entwicklungshilfe (AGEH) sowie des US-amerikanischen Peace Corps. Im Gegensatz zum Peace Corps setzte der DED aber ausschließlich Mitarbeiter/innen mit abgeschlossener, für das jeweilige Programm qualifizierende Berufsausbildung ein.

Auf der kollegialen und akademischen Ebene sah es damals nicht viel anders aus. Das Deutsche Institut für Ärztliche Mission (DIFÄM) Tübingen und Misereor Aachen waren die einzigen Institutionen, die sich qua Auftrag mit Gesundheit in den ehemaligen Missionsgebieten der „Tropen" befassten und dorthin medizinisches Personal aussandten.

Aber auch sie hatten das Problem, dass sie zu ihren Missions- bzw. später Partner Krankenhäusern in Afrika, Asien und Lateinamerika auszusendendes Gesundheitspersonal nicht fachspezifisch vorbereiten konnten. Gelegentlich wurde medizinisches Personal zu den in England angebotenen Kurzkursen zu „Tropenmedizin und Tropenhygiene" geschickt. Die Baseler Mission „leistete sich" allerdings hierfür eine Tropenmedizinische Abteilung.

Auch der DED bot außer landeskundlicher und sprachlicher Vorbereitung nur eine kurze Einführung für die persönliche Hygiene und

Gesunderhaltung an. Auf die „Vorbereitung", wie ich sie 1962 vor meiner Ausreise nach Äthiopien durch das Bundes-Gesundheitsministerium erfuhr, habe ich bereits hingewiesen (s. Kap. 1.2).

Als ich Anfang der 1970er Jahre mehrfach gebeten war, bei diesen Vorbereitungskursen des DED und der AGEH über die persönliche Gesundheitsvorsorge der Entwicklungshelfer und ihrer Familien zu referieren, fiel mir auf, dass Gesundheit-Krankheit-Gesundheitsversorgung der Bevölkerung im Gastland selbst bei medizinischen Entwicklungshelfern nie thematisiert wurde. Als ich dies einmal bei Dr. med. Arnold Radtke, dem ärztlichen Berater bei Misereor ansprach, sagte er einfach: „Dann machen Sie einen Vorschlag" und verwies mich auf die Fachkollegen beim Missionsärztlichen Institut in Würzburg und bei DIFÄM, Tübingen, um mich bezüglich ihres Bedarfs zu informieren. Hieraus entstand ein echtes, wie ich es nannte (katholisch-evangelisch-säkulares) „Ökumenisches Dreieck", das im Laufe der nächsten 50 (!) Jahre fester Bestandteil gemeinsamen Wirkens wurde.

Nach einer intensiven Bedarfsanalyse mit den Kolleginnen und Kollegen, vor allem Dr.med. Aart van Soest in Tübingen und Dr. med. Arnold Radtke in Aachen, Dr. med. Klaus Fleischer in Würzburg, Dr. med. Winfried Zacher vom DED in Berlin und später auch Dr. med. Rolf Korte von der GTZ wurde ein Kursprogramm entwickelt, das dann erstmals 1974 als sog. EH-Kurs angeboten wurde (s. Kap. 5.2).

In diesen 1970er Jahren war die humboldtsche Forderung von „Freiheit von Forschung und Lehre" an einer Universität (s. Kap. 2) Voraussetzung dafür, dass Entwicklungshelfer/innen aus den unterschiedlichsten, jeweils auch weltanschaulich definierten Organisationen sich an einen Tisch setzen konnten, um entwicklungspolitisch relevante und oft brisante Themen sachbezogen diskutieren konnten. Dies war auch die Voraussetzung dafür, dass eine Mischfinanzierung durch die Entsendeorganisationen mit Unterstützung des Bundesministeriums für Wirtschaftliche Zusammenarbeit möglich wurde.

Selbst ein Bundesminister für Wirtschaftliche Zusammenarbeit, wie Dr. Offergeld stellte sich den Diskussionen der Kursteilnehmer. Frau Brigitte Erler oder Frau Uschi Eid als MdB, oder der Referatsleiter im BMZ, Dr. Gördel kamen gern und stellten sich den Fragen der Teilnehmer/innen. Da ging es zeitgemäß oft sehr heiß her, aber das tat der Sache keinen Abbruch.

Aus diesen frühen Kontakten der unterschiedlichsten Richtungen der Entwicklungspolitik entstand bereits 1972 der **„Arbeitskreis Medizinische Entwicklungshilfe"** (AKME) der später in weitgehender Personalunion in die Kommission für Internationale Zusammenarbeit (KIZ) der Deutschen Gesellschaft für Public Health e.V. überging. Dies wurde der Ort des Austauschs von Erfahrungen, Projekten und Ergebnissen, an dem alle an diesen Themen interessierte Gruppierungen teilnehmen konnten. Aus diesem Kreis rekrutierte sich dann auch die Beratungskompetenz, der sich in zunehmendem Masse das BMZ oder die GTZ und KFW, die Vertreter der bundesdeutschen offiziellen internationalen Zusammenarbeit bedienen konnten.

So konnte das kollektive Interesse an einer sachbezogenen beruflichen Vorbereitung von medizinischem Personal am neutralen Ort einer Universität Menschen mit ähnlichen Anliegen aus den unterschiedlichsten Kreisen zusammenführen, die sonst kaum Anlass oder Chance zu einem Gedankenaustausch hatten, zu breit waren manchmal die Gräben zwischen den Gruppen.

2022, als man das 50-jähriges Bestehen feierte, kam man in Hinblick auf die Zukunft zu dem Ergebnis, wenn es den AKME nicht gäbe, müsste er dringend gegründet werden.

2011 wurde in diesem Kreis ein unerhört aufschlussreiches Treffen von Zeitzeugen der Entwicklungszusammenarbeit der vorausgegangenen 50 Jahre durch Walter Bruchhausen, Helmut Görgen und Oliver Razum in Bonn organisiert und durchgeführt (Bruchhausen W., Görgen H., Razum O., 2011).

Auf der Suche z. B. nach Informationen zur Arzneimittelversorgung in „Entwicklungsländern", die mir seit meiner Tätigkeit in Äthiopien als sehr problematisch und widersprüchlich erschien, wurde ich auf eine zivilgesellschaftliche Organisation aufmerksam, deren Aktivitäten ich bis heute verfolge: **Die BUKO-Pharma-Kampagne** (BUKO für Bundeskoordination Internationalismus, früher: Bundeskongress entwicklungspolitischer Aktionsgruppen).

Sie greift diese Problematik seit über 40 Jahren, seit 1981 auf und zwar nicht nur in Bezug auf Entwicklungsländer, sondern auf allen gesellschaftlichen Ebenen. Mit vielen nationalen und internationalen Organisationen ist BUKO einig, dass diese Problematik ein Symptom der ungerechten globalen Ressourcenverteilung ist.

Die ersten Initiativen zur „gerechten Ressourcenverteilung" gingen Mitte der 1970er Jahre von zivilgesellschaftlichen Organisationen aus, in Verbindung mit der WHO zu einer Zeit, als auf UN-Ebene „Grundbedürfnis Strategien" diskutiert wurden. „Nestle – Babykiller" war z. B. damals das Schlagwort von OXFAM.

Massive Bewegungen, geführt von der britischen Organisation „War on Want" („Krieg gegen Mangel") führten dazu, dass sich die Nahrungsmittelindustrie dem internationalen Druck beugen und eine von der WHO entwickelten „Code of Ethics" akzeptieren musste, der die Werbung von Medikamenten und Nahrungsmitteln in enge Schranken verwies und z. B. klare Indikationen zur künstlichen Säuglingsernährung forderte. Diese Kampagnen führten letztlich auch dazu, dass die WHO eine „Essential Drug List" mit Generika herausgab.

Seit Ende der 1970er Jahre thematisierten wir diese Problematik in unseren „Entwicklungshelfer-Vorbereitungskursen" und anderen Programmen. BUKO-Referenten und ihre Veröffentlichungen waren uns dabei eine wichtige Informationsquelle (Bühler, M. 1982; BUKO Pharma-Kampagne und Medico International 1990; Hartog R./Schulte-Sasse H., 1993).

3.3 Deutsches Institut für ärztliche Mission (DIFÄM) Tübingen

Die besondere Rolle, die DIFÄM zu Beginn unserer Heidelberger Zeit spielte, konnte ich anlässlich der Feier zum 50. Jahrestag der „Tübinger Erklärung" in einer Dankadresse zum Ausdruck bringen, die noch einmal die Atmosphäre wiedergibt, die damals in dieser Aufbruchsstimmung herrschte.

„... „**50 Jahre Tübinger Erklärung, Außenwirkung einst und jetzt,** Teilnehmende Beobachtung eines Zeitzeugen 1964–2014. (Diesfeld HJ, 2004 a):

Zu einem Beitrag anlässlich des 50. Jahrestages der „Tübinger Erklärung" von 1964 gebeten zu werden, freut mich als Zeitzeuge dieser epochalen Entwicklung ganz besonders. Es gibt mir noch einmal Gelegenheit, meinen Dank und meine Verbundenheit auszusprechen, auch im Namen aller ehemaligen Teilnehmer/innen unseres Heidelberger

Entwicklungshelfer-Kurses", für die Anregungen und die Unterstützung, die wir in diesen Jahrzehnten von DIFÄM in unserem gemeinsamen Bemühen bekommen haben.

Auch wir können 2014 ein Jubiläum feiern, 40 Jahre „ökumenische Allianz" – wie ich es nenne – DIFÄM Tübingen – Institut für Public Health, Universität Heidelberg – Missio-Würzburg". Dass diese Allianz seit 2012 mit einem neuen Kapitel unserer Zusammenarbeit in Form der Akademie für Globale Gesundheit und Entwicklung (AGGE) fortgesetzt wird, ist für mich eine ganz besondere Freude. 1964, im Jahr der „Tübinger Erklärung" war ich als Internist am damaligen Haile Selassie Hospital in Addis Ababa tätig und haderte mit dem Problem der geringen „Nachhaltigkeit" (sagt man heute) unserer klinischen Tätigkeit und suchte nach einer Alternative.

Nach diesen Jahren in Äthiopien und einem durch eine Public Health Weiterbildung an der London School of Hygiene and Tropical Medicine 1965/1966 etwas erschütterten ärztlichen Weltbild stellte ich mir, inzwischen an der Universität Heidelberg, die Frage nach der Daseinsberechtigung ein Institut für Tropenhygiene und Öffentliches Gesundheitswesen in einem „nicht-tropischen" Land.

In London hatten mich Maurice King, David Morley und William Cutting, diese Vorkämpfer, mit dem „neuen Geist" einer „Medizin in Entwicklungsländern" infiziert.

Der Anstoß, diese Ideen in eine medizinische Fachvorbereitung für ausreisende Entwicklungshelfer/innen einzubringen, kam 1973 vom Kollegen Arnold Radtke (+2011), damals ärztlicher Fachberater bei Misereor/AGEH. Ihm gebührt hierfür auch posthum noch großer Dank.

Ich erklärte mich bereit, auf dem neutralen Boden universitärer „Freiheit von Forschung und Lehre", so es so etwas gibt, ein für die unterschiedlichen kirchlichen und weltlichen Entsendeorganisationen geeignetes Kurskonzept zu erarbeiten.

Was lag näher, als sich um fachlichen Rat beim DIFÄM zu bemühen, nach meiner Einschätzung damals der einzigen für diese Fragen kompetenten Stelle. Martin Scheel, Johannes Püschel, Aart van Soest oder Rainward Bastian waren zu meiner Zeit die Kollegen, mit denen ich hierüber intensive Gespräche führen durfte. Es gab heftige Diskussionen mit der klassischen Tropenmedizin in Hamburg, die diesen Ansatz „unwissenschaftlich" nannten.

Es war die Zeit kritischer entwicklungspolitischer und gesundheitspolitischer Fragen; eurozentrische „Tropenmedizin" wurde hinterfragt. Auf UN-Ebene wurden Menschenrechte und Grundbedürfnisstrategien diskutiert. Meadows' „Grenzen des Wachstums", Gunnar Myrdals „Asian Drama", Iwan Illichs „Nemesis der Medizin" und Paulo Freires „Pädagogik der Unterdrückten" bewegten nicht nur meine Studenten.

Im Mai 1973 hatte die Weltgesundheitsversammlung festgestellt, dass in weiten Teilen der Welt die Bevölkerung mit der Qualität der Gesundheitsversorgung unzufrieden sei und dass umfassende Reformen notwendig seien. Dies war ein Startsignal mit weitreichenden Konsequenzen.

Es waren die Jahre in denen auch und gerade die Christliche Gesundheits-Kommission (CMC) des Weltrates der Kirchen ihre Kritik an der Rolle der westlichen Medizin in Entwicklungsländern erhob. Carl Taylor und John Bryant, den wir später in Heidelberg mehrfach als brillanten Referenten erleben durften, waren die Promotoren eines neuen medizinischen Paradigmas. CONTACT, die Zeitschrift der CMC, die in zahlreichen Ländern neue Wege der Gesundheitsversorgung beobachtete und betreute, wurde Pflichtlektüre.

Die Fragen um Gesundheit, Krankheit und Heilung, auch im kulturellen Kontext wurde gestellt und Antworten gesucht. Ärztliche Verantwortung und Ethik, Verantwortung des „Nordens" gegenüber dem „Süden", Medizin als Natur- und Sozialwissenschaft, wie sie Rudolf Virchow Mitte des 19. Jahrhunderts in der Morgendämmerung der modernen Medizin definierte und „Ärztliche Mission" nicht nur als christliche sondern auch als entwicklungspolitische Verantwortung, wurden diskutiert.

Im Herbst 1973 (also noch fünf Jahre vor Alma Ata) konnten wir gemeinsam mit der damaligen Deutschen Stiftung für Internationale Zusammenarbeit (DSE) in Berlin ein hochrangig besetztes internationales Seminar zu „Community Health and Health Motivation in South East Asia" durchführen. James McGilvray von der CMC stellte hier die Prinzipien und Forderungen der „Tübinger Erklärung I und II " vor. Vertreter einer Reihe von südostasiatischen Ländern/Projekten diskutierten alternative Ansätze medizinischer Versorgung. Dieses Symposium gab uns letzte Anregungen zu Konzeption unseres geplanten 7-wöchigen Kurses zur praxisorientierten Vorbereitung für medizinische Entwicklungshelfer/innen (EH Kurs), der dann ab 1974 zweimal jährlich in Heidelberg durchgeführt wurde und bis heute, unter Anpassung an die Bedürfnisse und Berücksichtigung der internationalen Entwicklung existiert.

Die Ausstrahlung der „Tübinger Erklärung" und von CMC ging über „Doppelmitgliedschaft" ihrer Vertreter bei der WHO und UNICEF in deren gesundheitspolitische Konzepte ein. Ich denke hier besonders an Halfdan Mahler, Generaldirektor der WHO und Keneth Newell, beide kamen aus dem Missionsumfeld. Aus dem US- und lateinamerikanischen Raum kamen u. a. David Werner, der die hochpolitische Frage stellte: Ist ein „PHC Worker: Lakey or Liberator?", was z. B. auf den Philippinen zu Markos' Zeiten für manche Gesundheitsarbeiter tödlich endete.

All dies führte 1978 zu der berühmten „Alma Ata Konferenz" und dem heute mehr denn je aktuellen Konzept von „Primärer Gesundheitsversorgung" (nicht gleichzusetzen mit Primärer medizinischer Versorgung). Ursprünglich von der CMC geprägt, beeinflusste es endlich im Jahr 2000 die Formulierung der Millenniums-Entwicklungsziele der Vereinten Nationen zur Bekämpfung von Armut und Hunger. „Alter Wein in neuen Schläuchen" kann man sagen, wenn man bedenkt, dass 1848 Rudolf Virchow bereits den Zusammenhang von Armut und Krankheit erkannt hat und hieraus gesundheitspolitische Konsequenzen gefordert hat. Auch die Präambel zur Satzung der WHO formuliert 1948 nahezu wörtlich die Forderungen Virchows.

Die globale Bedeutung der Tübinger Erklärung wird auch daraus ersichtlich, dass gesundheitsentwicklungspolitische Konzepte der Bundesregierung, wie sie vom Bundesministerium für Entwicklung und Zusammenarbeit ((BMZ) und seinen Exponenten, GTZ (GIZ), KFW, DED, DSE) in diesen Jahren in konstruktiven Konsultationen mit den Trägern der Entwicklungszusammenarbeit, so u. a. auch, dass DIFÄM und Misereor in Übereinstimmung mit dem internationalen Trend im Sinne der WHO entwickelt wurden.

Der Arbeitskreis medizinische Entwicklungshilfe (AKME), ein inoffizieller „Club" von Engagierten der Entwicklungszusammenarbeit im Gesundheitswesen ist ein Forum staatlicher und nicht-staatlicher Akteure, so auch das DIFÄM. Hier wird frei und ohne sich hinter dem

Namensschild einer Organisation zu verstecken, diskutiert und werden Probleme und Lösungsversuche ausgetauscht.

In Beratergremien des Bundesministeriums für Wirtschaftliche Zusammenarbeit und Entwicklung haben bei der Erarbeitung von Positionspapieren z. B. zur entwicklungspolitischen Zusammenarbeit im Gesundheitsbereich, zu Bevölkerungs- und Familienplanungsfragen Vertreter des DIFÄM mitgewirkt und somit Einfluss genommen. Weit über den inneren Kreis hinaus wirkt das DIFÄM im Ökumenischen Pharmazeutischen Netzwerk (EPN), bei Health Action International (HAI) oder im Aktionsbündnis gegen AIDS.

Die gesundheits- und entwicklungspolitischen Denkanstöße und die Fachkompetenz des DIFÄM haben wesentlich dazu beigetragen, dass damals an meinem Institut der fachliche Vorbereitungskurs für Entwicklungshelfer/innen im Gesundheitsbereich entstehen und bestehen konnte. Bis heute bekommen dort junge, aber auch gelegentlich ältere Kolleginnen und Kollegen ihre allgemeine und spezifische Orientierung und Sensibilisierung für die Gesundheitsprobleme und die Gesundheitsarbeit in einem fremden und schwierigen Umfeld. Das DIFÄM hat dazu beigetragen, dass Medizin ganzheitlich als sozial- und kulturwissenschaftliche Herausforderung und als soziale Verantwortung vermittelt wird. Der Geist des DIFÄM, wie er sich auch in den „Tübinger Erklärungen I und II spiegelt, hat seither durch unsere Vorbereitungskurse mittelbar zweitausendfache Frucht getragen und dafür danke ich, auch im Namen der vielen Kursteilnehmerinnen und Kursteilnehmer, aber auch aller Institutsmitglieder, die auch ganz persönlich hiervon profitiert haben."

3.4 Missionsärztliches Institut Würzburg (heute „medmissio - Institut für Gesundheit weltweit").

Sehr früh, schon 1974 auf der Suche nach Alliierten zur Entwicklung unserer Vorbereitungskurse für Entwicklungshelfer/innen fanden wir in der damaligen Missionsärztlichen Klinik Würzburg und ihrem damaligen Leiter der Tropenmedizinischen Abteilung Klaus Fleischer tatkräftige Unterstützung.

Auch diese katholische kirchliche Einrichtung war mit der Unterstützung ihrer einstigen Missions-Gesundheitsdienste in Übersee befasst und musste sich mit der gesundheitspolitischen „Zeitenwende" der

1960/1970er Jahre auseinandersetzen. So konnten wir uns sehr gut gegenseitig unterstützen und es entwickelte sich darüber hinaus eine sehr schöne Freundschaft. Anlässlich seines 65. Geburtstags konnte ich 2004 meinen Dank aussprechen, den in ich gekürzter Form wiedergeben kann (Diesfeld HJ., 2004 b).

[....] Drei Ziele hat mir Klaus Fleischer auf diesem Weg immer wieder genannt und auch vorgelebt: Leidenschaftliche Hingabe als klinisch tätiger Arzt und Lehrer, Weiterentwicklung des missionsärztlichen Auftrags hin zu kollegialer Partnerschaft mit einheimischen kirchlichen Gesundheitsdiensten und empathisches Zugehen auf die Menschen, „man muss sie da abholen, von wo sie herkommen" waren seine Worte.

Die Verfolgung dieser Ziele, die hierzu einzuschlagenden Wege durfte ich über 30 Jahre von Heidelberg aus beobachten und streckenweise begleiten [...].

Neben der ärztlichen Tätigkeit als Chefarzt der neu gegründeten Abteilung gilt sein besonderes Interesse der akademischen Lehre an der Universität Würzburg. Auch in Heidelberg war er zu meiner Zeit ein viel gefragter und begeistert angenommener Vortragender in meinen postgraduierten Programmen. Als gelegentlicher Co-Referent habe ich die hohe Qualität einiger seiner von ihm betreuten 72 (!) medizinischen Dissertationen kennen gelernt [].

Die von ihm seit 1989 konzipierten und gemeinsam mit seinem Tropenteam durchgeführten Sommerakademien für Medizinstudenten waren auch bei Heidelberger Studenten sehr beliebt und ich habe neidlos seine Initiative bewundert.

In meinem Ruhestand durfte ich mehrere Jahre lang als Referent an diesen und anderen ärztlichen Fortbildungsveranstaltungen teilnehmen und konnte den Geist spüren, unter dem diese standen. Die Intensität und die Breite des Angebots an fachlicher Fort- und Weiterbildung in den weiten Feldern der Tropenmedizin und der Medizin in Entwicklungsländern dürfte in Deutschland einsame Spitze sein – ich kenne die Szene! [...]

Das zweite große Ziel, die Weiterentwicklung des missionsärztlichen Auftrags zur kollegialen Partnerschaft mit einheimischen kirchlichen Gesundheitsdiensten beschäftigt Klaus Fleischer seit seinem ersten Einsatz in Nigeria, als er spürt, dass die Missionare und medizinischen Mitarbeiter kirchlicher Organisationen vor Ort, aber auch zuhause in der

Vorbereitung und weiteren Begleitung intensiver fachlicher und konzeptioneller Unterstützung bedürfen.

Auch dem Deutschen Institut für Ärztliche Mission (DIFÄM, Tübingen) ist er ein wertvoller Kollege und Ratgeber. Im Katholischen Akademischen Ausländerdienst (KAAD) ist er seit vielen Jahren als Mitglied des Akademischen Ausschusses an der Auswahl von Stipendiaten beteiligt. Dort erlebe ich sein kritisches, aber wohlwollend abwägendes Urteil in der Diskussion mit den Ausschussmitgliedern.

Auch die nicht-kirchlichen Organisationen, wie die Deutsche Gesellschaft für Technische Zusammenarbeit (GTZ), Ärzte ohne Grenzen oder das Deutsche Aussätzigen Hilfswerk (DAHW) dessen Vorstandsmitglied er seit 15 Jahren ist, können seiner Fachkompetenz sicher sein. Ich selbst durfte ihn mehrfach als Fachgutachter in internationalen Gremien gewinnen.

Professor Fleischer und die von ihm ins Leben gerufenen Arbeitsgruppen für Internationale Gesundheit und AIDS (seit 1987), Angepasste Technologien im Gesundheitswesen (Approtech, seit 1985), Zusammenarbeit in Not und Katastrophen, (ZINK seit 1995) und Tropenmedizin und Seuchenbekämpfung, seit 2001 leisten sie, vor allem in den Diözesen, die mit dem Missionsärztlichen Institut in enger Verbindung stehen hervorragende fachliche und technische Unterstützung und Fortbildung des Gesundheitspersonals, aber auch konkrete und akute kompetente fachspezifische Interventionen, oft unter schwierigsten, lebensgefährlichen Situationen in Kriegs- und Krisengebieten.

Das Missionsärztliche Institut und sein Auftrag und die Missionsärztliche Klinik mit ihrer am Kranken orientierte Aufgabestellung waren die ideelle, spirituelle und fachliche Basis, auf der Klaus Fleischer sein berufliches persönliches Lebenswerk aufbauen konnte.

Entscheidend waren aber auch die äußeren, internationalen Herausforderungen in diesen 35 Jahren Arbeit mit und in Entwicklungsländern und die entwicklungs- und gesundheitspolitischen Herausforderungen, denen sich vor allem die Partner des MI in den überseeischen Diözesen zu stellen hatten, die seine Zielsetzungen und hierzu eingeschlagenen Wege mitbestimmen [].

In diesem Sinne sind Missionsärztliche Klinik und Institut, Würzburg, heute international anerkannte und in Deutschland einmalige

Einrichtungen, deren Bedeutung weit über den ursprünglichen „Auftrag ärztlicher Mission" oder „Gesundheitsfachstelle der katholischen Kirche für die Länder des Südens" hinausgeht [].

3.5 Universität Leipzig, Zentrum für Innere Medizin, Medizinische Klinik und Poliklinik IV, Prof. Dr. med. Stefan Schubert

Schon „vor der Wende von 1989" habe ich Stefan Schubert aus Leipzig kennen gelernt und zwar auf den außerhalb Deutschlands stattfindenden Treffen der Europäischen Tropenmediziner (s. Kap. 3.6). Ein deutsch-deutsches Treffen war ja nicht möglich. Der Leipzig-Rostocker „Granz-Ziegler" (1976), das DDR-Pendent zum Hamburger „Nauck", dem klassischen tropenmedizinischen Lehrbuch dieser Zeit war unter medizinischen Entwicklungshelfern als sehr viel breiter angelegtes tropenmedizinisches Lehrbuch aus Leipzig/Rostock wohl bekannt. Die Universität Leipzig war die einzige (Gesamt)-deutsche Universität, die sich mit ihrer medizinischen Fakultät u. a. dem Aufbau einer Medizinischen Fakultät in Äthiopien (Gondar) annahm und diese bis 1989 durch Hochschullehrer aus Leipzig in fast allen Fächern unterstützte und auch Studenten und Dozenten zur Ausbildung und Ärzte zur Weiterbildung nach Leipzig holte. Noch als ich 2011 Gondar besuchte, war die hohe Anerkennung der Leipziger Kollegen zu spüren.

Leipzig bot vor allem durch die Abteilung Tropenmedizin und Infektiologie schon seit den 1970er Jahren für alle in der DDR Medizin Studierenden aus den „Tropen" einen „Tropenmedizinischen Lehrgang" an. Das Programm wurde vom „Herder Institut", – das DDR Äquivalent zum DAAD –, organisiert. Als mir Anfang der 1980er Jahre, seinerzeit auf einem TROMED-EUROP Treffen in Amsterdam Dr. Schubert dieses Modell vorstellte, entwickelte sich bei mir die Vorstellung, dies wäre auch für die entsprechenden Studierenden bei uns im „Westen" ein sehr sinnvolles Pendant auf der Basis unserer Erfahrung mit dem Kurs für Entwicklungshelfer. Da hatten wir aber nicht mit den „Graalshütern" der Westdeutschen Approbationsordnung im Bundes-Innenministerium gerechnet, die unmissverständlich klarmachten, dass es für diesen Personenkreis keine „Extra-Wurst" gibt. So mussten wir eine Reihe von wenig befriedigenden Alternativangeboten machen, die dann zwar großzügig vom Bundesministerium für Bildung und Forschung (BMBF) in einem Modellversuch von 1983–1988 gefördert wurden, aber die in der Praxis keine Zukunft hatten (s. Kap. 5.3). Nach der „Wende" pflegten wir dann von Heidelberg aus weiter den Kontakt mit Stefan Schubert und halfen ihm durch unser Netzwerk zusammen mit Würzburg, dass sein „Tropenmedizinischer Lehrgang" als solcher, aber mit allgemeinem Zugang erhalten blieb und nicht im Zuge der Wiedervereinigung wegrationalisiert wurde (Schubert S. 2011).

3.6 TROPMED-EUROP

TROPMED-EUROP wurde in den 1960er Jahren von einigen Direktoren europäischer Tropeninstitute u. a. auch von Prof. Jusatz gegründet, um hierdurch einen mehr persönlichen Gedankenaustausch zu pflegen. Vor allem wurde EUROP wörtlich genommen und die osteuropäischen Kollegen, damals hinter dem „Eisernen Vorhang", mit einbezogen. So fanden bis 1990 jährlich alternierend die Treffen in West- und Osteuropa statt.

Die „Großen" waren an diesen Treffen nicht so sehr interessiert, sie hatten ohnehin alle nötigen Kontakte; die „Kleinen" und vor allem die Osteuropäer, aber auch neu berufene Institutsdirektoren waren an diesen Treffen aus gutem Grund immer sehr interessiert. Ihnen haben diese Treffen sicher genutzt, so auch dem ITHÖG.

1983 und 1995 konnte ich die Tagung in Heidelberg ausrichten. Nach meiner Erinnerung waren die letzten Tagungen 1994 Bergen, 1996, von mir zusammen mit Antwerpen als dem local host organisiert, 1997 Barcelona (meine letzte). TROPMED-EUROP ist oder war zum mindesten bis zum Ende meiner Mitgliedschaft akkreditierte NGO mit Beobachterstatus bei der Weltgesundheitsversammlung.

Aus TROPMED-EUROP entstand 1981 der European Course in Tropical Epidemiology (z. B. 1986 in Heideberg) oder die Initiative zu **TROP-Ed-Europe**, damals ausgehend von Basel, Bergen und Berlin, eine sehr wichtige Einrichtung, die es ermöglicht, aus einem bestimmten Satz von Lehrmodulen, wo immer sie erworben wurden, ein europäisch akkreditiertes Diplom zu erwerben.

Kapitel 4: Institutsentwicklung – Arbeitsbereiche und Forschungsgruppen

Die Struktur und die Aufgabenfelder des Instituts wurden sukzessive entwickelt und umfassten zum Zeitpunkt meines Ausscheidens im Oktober 1997 neben der nur in diesem Rahmen im Vordergrund stehenden „Gesundheitssystemforschung" die Tropenmedizinische Ambulanz und Medizinische Parasitologie, Immunbiologie und Molekularbiologie parasitärer Infektionen (unabhängig, aber in enger Kooperation mit der Abteilung Parasitologie des Hygiene Instituts, damals unter Leitung von Prof. Dr. rer. nat. Erhard Hinz) (s. Graphik 1).

Das umfangreiche studentische und post-universitäre Lehr- und Fortbildungsangebot incl. M. Sc. Community Health and Health Management in Developing Countries (M. Sc. CHHMDC) bekam schon aufgrund seiner grundsätzlichen Bedeutung besonderes Gewicht (s. Kap. 5).

Die Institutsbibliothek umfasste vor allem auch den gesamten Bereich der internationalen Literatur zur Gesundheitssystemforschung mit Schwerpunkt Südasien, welcher 1995 wieder in das Südasien Institut zurückverlagert wurde.

An dieser Stelle, bevor ich Rechenschaft über das ablege, was uns diese Jahrzehnte (1966–1997) bewegt und auch zusammengeführt hat, möchte ich drei wesentliche Dinge hervorheben:

Was heute im Rückblick wie ein **„Roter Faden"** (s. Tabelle 1), eine zielstrebig verfolgte Strategie erscheinen mag, war vielfach, an bestimmten Stellen „Zufall" oder „glückliche Fügung", wobei die Alternative „take it or leave it" immer eine Rolle gespielt hat. So haben wir grundsätzlich keine Kooperation mit der Pharmaindustrie angestrebt oder angenommen.

Auch **„der Lauf der Zeit"**, (s. Tabelle 2) auf entwicklungs- und gesundheitspolitischem Terrain, dem zu folgen wir uns bemüht und den wir kritisch begleitet haben, hat uns den Weg gezeigt.

Das heute multidisziplinäre Fach **„Gesundheitswissenschaften"** stand damals in den 70er Jahren in Forschung und Lehre am Anfang, nicht nur für uns, auch wenn unsere Partnerinstitute vor allem in Antwerpen,

Amsterdam, London und Liverpool sehr viel weiter waren, schon auf Grund ihrer „kolonialen Vorgeschichte".

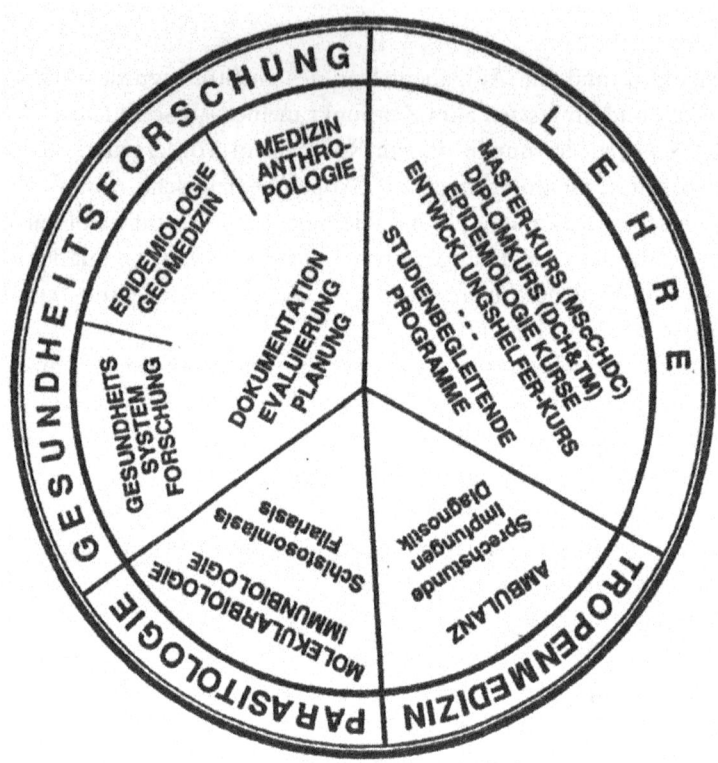

Graphik 1 INSTITUTS-SCHEMA in den 1990er Jahren

Weil es im Jahr 2022 nicht mehr so einfach nachzuvollziehen ist, wie sich die Dinge unter den damaligen Rahmenbedingungen vor einem halben Jahrhundert entwickelt haben. will ich im Folgenden den Werdegang des Instituts und seine externen Einflussfaktoren chronologisch aufzeigen.

Institutsentwicklung – Arbeitsbereiche und Forschungsgruppen

Tabelle 1 Der „rote Faden" und „Kipp-Punkte" im Rückblick (unter Bezugnahme auf Programmpunkte der Institutsarbeit)

1961/62	**Pocken:** Da das Stellenangebot der Bayerischen Landesimpfanstalt nicht sofort realisierbar war, Vorschlag von Prof. Herrlich, eine OA Stelle am Haile Selassie I Hospital Addis Ababa vorübergehend anzunehmen. Stelle durch BM Gesundheit (GAWI) finanziert (s. Kap. 1)
1964	Prof. Jusatz aus Heidelberg zu Besuch am Deutschen Kulturinstitut in Addis Ababa zum Vortrag. Sein Angebot, nach Vertragsende in Addis als Wiss. Assistent an sein Institut zu kommen.
	Aufgeschoben, da inzwischen WHO Stipendium für einen Ein-Jahreskurs an der LSHTM, mit der Verpflichtung, dem BM.Ges. für weiteren Einsatz zur Verfügung zu stehen(bonding).
1965/66	DTPH Kurs an der **London LSHTM:** Abschluss Oktober 1966. Verpflichtung beim BM Ges. storniert, da keine geeignete Stelle für Public Health „im Angebot", daher Weg frei für das Angebot Heidelberg.
	Gleichzeitig Kontaktaufnahme beim BMZ in Bonn, Abt. für Gesundheit, Dr. Ernert, der zu meiner Zeit in Addis Ababa an einem BMZ Projekt tätig war.
1967/69	Forschungsaufenthalte in **Ostafrika** (Geomedizin, DFG-Afrika Kartenwerk). Methodologie führt zur Habilitation in Tropenhygiene und Öffentliches Gesundheitswesen, Antrittsvorlesung 29.10.1969 (s. Kap. 2.2).
1969/1970/1971	Forschungsaufenthalte in **Indien**, DFG-SFB Südasien (Dhanbad-Projekt) (s. Kap. 2.3)
1970/1971	Entwicklung des Vorlesungskonzepts für Medizinstudenten unter Einbeziehung der Indologie des SAI und der AG Ethnomedizin, Ekkehard Schröder u. a.
1973	Planung Vorbereitungskurses für medizinische Entwicklungshelfer (Dr. med. Arnold Radtke, Misereor). Kontakte zu DIFÄM Tübingen, WHO/CMC, DED, DSE Berlin:
	Internationales Seminar Community Health in South-East-Asia.
	Kontakte zu international führenden Community Health Experten.

(wird auf nächster Seite fortgeführt)

Tabelle 1 Fortsetzung

Ab 1974	Vorbereitungskurs für EH aller NGOs. Zweimal jährlich 5+3 wöchiger Kurs
	Hierdurch weitere Kontakte zu relevanten NGOs, ehemaligen EH'lern und ausländischen Studenten in Heidelberg (Matomora u. a.)
1981	Tagung der DTG in Aachen mit den Kollegen aus Amsterdam und Antwerpen, **Erweiterung des Spektrums: Gesundheits-Systemforschung und Medical Anthropology.**
	Erster Kontakt mit Koll. Schubert, Leipzig und seinem Tropenkurs für ausländische Medizinstudenten aus EL.
1982	Auftrag des DED, ihr Gesundheits-Programm in **Burkina Faso** (damals noch Haute Volta) zu evaluieren. Kontakt zu den belgischen Kollegen und ehemaligen DED Kursteilnehmern (u. a. Rainer Sauerborn, s. Kap. 7.10)
Ab 1984	Hieraus ergaben sich interessante Fragen zur „Nachhaltigkeit" von umfangreichen EH-Projekten (Beginn der „Gesundheitssystemforschung), die dann ab 1984 von der EU, DG XII Research and Development jahrelang gefördert werden konnten.

Institutsentwicklung – Arbeitsbereiche und Forschungsgruppen   63

Tabelle 2 Zeitrahmen von Tropenmedizin zu Global Health 1962–1997/2022

Zeitrahmen	1960–1969	1970–1979	1980–1989	1990–1999	2000 ff
Lehre Kap. 5	1969–1997 Lehrangebot für Studierende	1974–2012 EH Kurs	1983→1988 MV Ärzteprogr.:	Seit 1989–MSc Comm Health ab 1995 Univ. Programm	ab 2012 EH Kurs Module in Trop-ED Europa
Projekte Kap. 4	1966–1969 Geomedizin Ostafrika 1969–1971 Indien	1973 Comm. Health DSE 1974/1975 Soz. Sich. Syst.	1982–1987 Burkina F. 1988→1992 BF 1988–1993 AK KMA	1988–1992 BF Action Research (EU DGXII)	
Institut	1962 Gründung SAI		1980–1993 LAZ 1987→1997 TMH	1987→2000 EVAPlan 1990 WHO Coll. Centre HSRDC	
Persönlich Beruflich	1961/1962 Pocken 1963/1965 Äthiopien 1965/1966 London 1966 Heidelberg 1969 Habilitation	1972 Wiss. Rat 1977 Apl. Prof. 1976 komm.–1978 Ärztl. Direktor 1979 Prodekan	1976–2000 Wiss. Beirat BMZ→1976/1977 UA Bevölkerung:1976/77 UA Gesundheit:1980/81 UA Auslandsstudium: 1985/87 OCP: 1980–1989 TDR: 1985-1993	1996–2000 STAC 1997: Prof. i.R.	2001 CS-CRSN Nouna Président
Externe Faktoren Kap. 3	1946 UNICEF 1961 BMZ 1963 DED 1964 Tübinger Erklärung 1966 UNFPA WHO (1948) UN 1. Entw. Dekade	1973 CMC Report 1973 WHA 1972 AKME 1975 GTZ 1978 WHO UNICEF PHC 1979 selective PHC UN 2. Dekade	1985 Antwerp Declaration UN 3. Dekade	1992 Welt-Klima Konferenz 1993 Weltbank: Health Development Report 1994: Welt Bevölkerungskonferenz 2000: UN:HFA 2000	UN MDG 2000
Zeitrahmen	1960–1969	1970–1979	1980–1989	1990–1999	2000 ff

Legende zu Tab 2 Abkürzungen

AKME	Arbeitskreis Medizinische Entwicklungshilfe (heute Entwicklungszusammenarbeit)
BMZ	Bundesministerium für Entwicklung und Zusammenarbeit
CMC/ WCC	Christian Medial Commission des Weltkirchenrates
CS/	Conseil Scientifique,
CRSN	Centre de Recherche en Santé Nouna
DED	Deutscher Entwicklungsdienst
EH-Kurs	Entwicklungshelfer-Kurs
GTZ	Gesellschaft für Technische Zusammenarbeit (heute GIZ)
HRSCD	Health Systems Research in Developing Countries
OCP	Onchocerciasis Control Programm
PHC	Primary health Care
STAC	Scientific and Technical Advisory Committee/TDR
TROP-ED	Tropical Education Programme Europe
TDR	UNICEF/UNDP/World Bank/WHO Special Programme for Research & Training in Tropical Diseases
UN	United Nations
UNDP	UN-Development Programme
UNFPA	UN Bevölkerungs-Fonds
UNICEF	UN Children's Emergency Fund
UNMDG	UN Millennium Development Goal
WB	World Bank
WHO	World Health Organization

4.1 Arbeitsbereiche und Forschungsgruppen der 1970er und 1980er Jahre

Durch die frühen Kontakte mit dem relevanten Umfeld, vor allem im Zusammenhang mit der Entwicklung des geplanten Lehrkonzepts stellten sich Fragen, für die es in der damaligen Situation keine Bearbeitungsmöglichkeiten gab. „Forschung" war im gegebenen politischen Rahmen der Suche nach einem „Entwicklungshilfe-Konzept" kein Thema („Wir wissen, sie lernen!").

1973 ff.: Anfang der 1970er Jahre, bei der Planung und Konzeption des als notwendig erachteten „Vorbereitungskurses für Gesundheits-Entwicklungshelfer/innen" waren das Tübinger Institut für Ärztliche Mission (DIFÄM) wie auch die „Deutsche Stiftung für Internationale

Entwicklung" (DSE) in Berlin/Tegel, eine Außenstelle des BMZ zur Vorbereitung und Fortbildung von Personal und Partnern der Technische Zusammenarbeit wichtige Partner. Mit diesen beiden Polen der Entwicklungspolitik kamen wir als Dritter und nun akademischer Partner ins Spiel.

So konnten wir gemeinsam das „Internationale Seminar: Community Health and Health Motivation in South East Asia", 1973 durchführen, ein wichtiger Gradmesser der aktuellen internationalen gesundheits- und entwicklungspolitischen Diskussion.

Hier wurden Projekte aus dem Bereich der Christian Medical Commission (CMC) des Ökumenischen Rats der Kirchen vorgetragen, die im Vorfeld der WHO-UNICEF Initiative „Primary Health Care" (1978) diskutiert wurden (Diesfeld HJ/ Kröger E., 1974).

Hierbei zeigte sich, dass in beiden UN-Organisationen, WHO und UNICEF letztlich die führenden Persönlichkeiten aus diesem durchaus globalen christlichen Umfeld kamen, eine geo-politische Konstellation, die heute, 50 Jahre später so nicht mehr möglich ist.

1974 fand unter der organisatorischen Federführung von Ekkehard Schröder, das „Rundgespräch Faktoren des Gesundwerdens in Gruppen und Ethnien" als 2. Fachkonferenz der 1970 gegründeten „Arbeitsgemeinschaft Ethnomedizin (AGEM)" vom 29. bis 30. November 1974 unter Schirmherrschaft des Südasien Instituts (Ethnologie und Tropenhygiene) im deren Räumen in Heidelberg statt. Dies bedeutete den Beginn der systematischen und multidisziplinären Beschäftigung mit Medizin und Kultur an unserem Institut (vgl. Schröder E., 1977).

Dieser Themenkreis, fand unter dem Begriff „Ethnomedizin" oder (nach Dorothea Sich) „kulturvergleichende medizinische Anthropologie" (KMA) nachhaltig Eingang in die Lehre und die Gesundheitssystemforschung (s. Kap. 5 u. 7).

1974 begann bereits der erste Vorbereitungskurs für Entwicklungshelfer. Neben der klar definierten Zielgruppe fanden sich schnell auch noch weitere Interessierte, Studenten, die mit verschiedenen Stiftungen sich auch Mittel für Auslandsaufenthalte organisieren konnten, wie u. a. die Kübelstiftung Bensheim oder die Villigst Stiftung.

Diese und Entwicklungshelfer, die nach ihrer Rückkehr Perspektiven suchten, bildeten ein enormes Potenzial von an Forschung Interessierten, so man die Fragenden und Suchenden zusammenführte. Hierzu eignete sich unser Institut als akademische Einrichtung, die auf diesen Gebieten ebenfalls Suchende war.

1975: Die Bedeutung sozialer Sicherungssysteme für gesundheits- und bevölkerungspolitische Maßnahmen in Entwicklungsländern

Die Bedeutung sozialer Sicherungssysteme für gesundheits- und bevölkerungspolitische Maßnahmen in Entwicklungsländern war eine Frage, die das Bundesministerium für Wirtschaftliche Zusammenarbeit, (BMZ), Bonn, als Reaktion auf die Diskussionen der ersten Weltbevölkerungskonferenz 1974 in Bukarest an uns stellte. Wir sollten nach Hinweisen für Zusammenhänge und Wechselwirkungen zwischen sozialem Wandel und generativem Verhalten in der Gesellschaft suchen. Es sollte untersucht werden, ob in „Entwicklungsländern" Ansätze zur Motivation zur Verringerung der Kinderzahl zu erkennen sind, ob und welche sozialen Sicherungssysteme in diesem Sinn wirksam sind (BMZ Auftrags Nr. 74 00 14 6 AZ 201-E 5029-114–176 März 1975).

Eine interdisziplinäre Arbeitsgruppe unter meiner Leitung, bestehend aus einer Soziologin (Elisabeth Freitag), einer Ärztin (Bruni Ludwig), einem Juristen (Harald Hahn) und einem Arzt (Michael Heidegger) hat in unerhört kurzer Zeit, eine umfangreiche Dokumentation erstellt (Institut für Tropenhygiene und Öffentliches Gesundheitswesen der Universität Heidelberg, 1975; Diesfeld HJ., Heidegger M., 1975; Diesfeld HJ., 1979), die auch Verwendung im einem Forschungsbericht des Wissenschaftliche Beirat des BMZ (Nr. 36, 1982) fand, dem ich seit 1976 angehörte (Diesfeld HJ., UK Brinkmann, HD. Cremer, R. Korte, C. Leitzmann, A. Radtke, D. Schwefel, 1982).

Dieser Auftrag war der erste, der die von mir angestrebte Rolle eines Tropeninstituts in einem nicht-tropischen Land definierte, wie in meiner Antrittsvorlesung von 1969 als Frage aufgeworfen, nämlich die Wechselwirkung zwischen Politik, Gesundheit und Gesellschaft unter sozioökonomischen Bedingungen von „Entwicklungsländern" zu untersuchen, wie es damals hieß.

Auf Grund dieser Arbeit, der hierin erprobten Methodik und den, wenn auch sehr vorläufigen Ergebnissen konnten wir uns weiter um die Forschungsmethodik für dieses Feld bemühen.

1976: Fragestellungen, die sich aus der Berufung in den Wissenschaftlichen Beirat des BMZ ergaben, konnten vertieft werden

Mit meiner Berufung in den Wissenschaftlichen Beirat des Bundesministeriums für Wirtschaftliche Zusammenarbeit (damals noch ohne „Entwicklung" im Titel), kam es 1976 zu einer für beide Teile sinnvollen Ergänzung der Ziele.

Dem mehrheitlich von Ökonomen bestimmten Beirat konnten erstmals gesundheitspolitisch relevante Probleme nahegebracht werden, was dazu führte, dass ich Mitglied oder Vorsitzender in entsprechend relevanten Unterausschüssen (UA) wurde, z. B. 1976 UA Bevölkerung, 1980/1981 UA Gesundheit, 1985/1987 UA Ausländerstudium.

1976: Mit meiner Übernahme der Institutsleitung von Professor Jusatz konnte den inzwischen im Konzept und auch in der Realität in Gang gekommenen neuen Aktivitäten in Forschung und Lehre mehr Gewicht verliehen werden.

Aus den bisherigen Erkenntnissen war uns klar geworden, dass das zentrale entwicklungspolitische Problem in einem Missverständnis und Missverhältnis zwischen modernem Gesundheitssystem und dem zu dieser postkolonialen Zeit noch eher kolonialen Verständnis hiervon einerseits und der in Traditionen eingebundenen Vorstellungen von Gesundheit, Krankheit und Heilung der Bevölkerung andererseits lag.

Hieraus ergab sich für uns der Ansatz, das Problem von zwei Seiten anzugehen, einerseits der „Gesundheitssystemforschung", andererseits der „Medizin-Anthropologie" (oder Ethnomedizin, wie immer man es benennen möchte).

In einer Reihe von wissenschaftlichen Fragestellungen wurden beispielhaft in verschiedenen Ländern Gesundheitsversorgungssysteme auf ihre Struktur und Funktion in Bezug auf deren Bevölkerung einerseits untersucht, andererseits wurden in verschiedenen Gruppen die kulturspezifische Organisation von Krankheitsverständnis und Heilung untersucht:

So z. B. Dissertationen aus den 1976er–1980er Jahren: Peru (Rosenbaum, 1976), Nepal, (Hentschel, 1976), Swasiland (Awender, 1977), Dahomé alias Benin (Bichmann, 1977) Upper Volta alias Burkina Faso, (Kaboré,1978), Süd-Tansania, (Matomora, 1978) Äthiopien (Heidegger, 1980).Sambia (Schmitt-Utters, 1982), Cabo Verde (Reitmaier 1983), Kamerun, (Nitschke & Lüttwitz, 1980), Venda SAR, (Hofmann,1982), Süd-Tansania (Klemm, 1982), Süd Sudan (Kern & Heinmüller 1987), (vgl. Quellen: Institutsberichte 1978/1980, 1980/1983, 1987/1989).

Aus diesem Personenkreis konnten immer wieder auch längerfristig engagierte Mitarbeiterinnen und Mitarbeiter gewonnen werden, die sich dann auch in der Lehre engagierten.

Es entstanden so Verbindungen zwischen dem Institut und Entwicklungshelfern vor Ort. Sie konnten sich mit konkreten Fragen an uns wenden und wir konnten ihnen selbst oder durch Vermittlung zu Anderen Hilfestellung geben.

Ein markantes Beispiel hierfür ist die wegweisende entomologische Arbeit von Karl Steib, Doktorand von Professor Hinz, der auf Anfrage eines DED Arztes, Dr. med. P. Mayer, der bei uns den Kurs besucht hatte, in Burkina Faso der Frage nachging, warum in den Dörfern so viele Guineawurm-Infektionen *(Dracunculus medinensis)* auftreten, obwohl sie alle geschützte Dorfbrunnen hätten. (Steib K/Mayer P., 1988).

Es gelang ihm, in sehr aufwändigen Felduntersuchungen in Wassertümpeln bei den Feldern der Bauern den Zwischenwirt des Guineawurm, verschiedene Wasserfloharten (Cyclopiden) zu identifizieren, die man letztlich mit den handelsüblichen Mehlsieben der Leute herausfiltern konnte, eine bessere Methode, als die sonst übliche, bei verschmutztem Wasser nicht geeigneten Tuchfilter. Dieses Verfahren wurde nicht nur national, sondern auch von der WHO im Rahmen der allgemeinen Guineawurm Bekämpfung in Afrika eingeführt.

Eine neue Dimension gewann dieses Netzwerk ab 1989/1990 mit dem M.Sc.CHHMDC Studienganges mit seinen jährlich bis zu 25 Teilnehmern aus aller Welt (s. Kap. 5). Auch diese fachlich bereits qualifizierten Studierenden haben abgesehen vom Unterricht und Kontakt zu Institutsmitarbeitern auch während ihres Ausland-Studienabschnitts neue Kontakte geknüpft. Ehemalige M. Sc. Studierende haben z. B. neue M. Sc. Studierende auf ihrer Feldforschungsphase vor Ort betreut.

Dieses **Alumni Netzwerk** wurde zu einem tragenden Element über den M. Sc. Studiengang hinaus. So entstand eine drei-dimensionale „Radnabe", (neudeutsch Hub), die weit über die jeweilige Einsatzzeit der Einzelnen hinausreichte. Noch lange nach meiner Zeit treffen sich, unterstützt von Heidelberg Alumni International (HAI), und dem DAAD ehemalige Alumni in Heidelberg zum Erfahrungsaustausch. Diese besondere „Nachhaltigkeit" des Programms verdanken wir maßgeblich Andreas Ruppel.

Ein weiterer Schwerpunkt wurde der Komplex **Kulturvergleichende Medizinische Anthropologie (KMA)**. Dieser nahm seinen Anfang in Lehre und Forschung bereits **1974** und wurde vor allem von Dorothea Sich, die nach 10 Jahren in Korea bei uns ihre Erfahrung einbringen konnte und sich hierüber auch habilitierte, bis zu ihrer Emeritierung 1993 betreut. Während dieser 20 Jahre wurden die spezifischen soziokulturellen Aspekte von Gesundheit, Krankheit und Heilung in zahlreichen Ländern und Kulturen untersucht. KMA fand unter den Studierenden großes Interesse und wurde in ihrer Dimension und Problematik im Kontext moderner Medizin in Gesellschaften im Wandel diskutiert. Zahlreiche Dissertationen und Publikationen gingen hieraus hervor (s. Abbildung 23, Teil II).

Oder

Das **Lateinamerika Zentrum (LAZ)** wurde **1980** von Axel Kroeger, einem ehemaligen Entwicklungshelfer in Ecuador am Institut gegründet. Er hat ein umfangreiches Netzwerk von Wissenschaftlern und Institutionen in zahlreichen lateinamerikanischen Ländern aufgebaut. Mit seiner Berufung 1993 auf den Middlemass Hunt Lehrstuhl für International Community Health (ehemals von Kenneth Newell besetzt) an der Liverpool School of Tropical Medicine gingen all seine Forschungsprojekte wie auch einige Mitarbeiter mit ihm.

Oder

Der **Schwerpunkt Sexuelle und Reproduktive Gesundheit, incl. HIV/AIDS,** entwickelte sich ab **1992**, nachdem wir im Auftrag des BMZ die Organisation der ersten Internationalen AIDS – Ethik – Konferenz vom 10.–11. September 1992 in Bonn-Petersberg übernommen hatten, in rasantem Tempo. Hier hat sich vor allem Regina Görgen mit zahlreichen sozialpsychologischen Studien, Feldforschungen und Lehrveranstaltungen am Institut und international verdient gemacht und viele Jahre diesen Schwerpunkt geleitet. (Diesfeld HJ., 1992, S. 143–183, ITHPH Annual Report 1990–1994, Seite 20–21, 24–25 und 87/89).

1982: Projet de Recherche Action pour l'Amélioration des Services de Santé (PRAPASS) am Centre de Recherche en Santé de Nouna, Burkina Faso (s. Abbildung 12 bis 20, Teil II und Teil III Kap. 7.10).

Das Projekt mit der am weitesten reichenden Wirkung nahm seinen Anfang 1982, als ich im Auftrag des DED das Programm der ländlichen Gesundheitsversorgung im damaligen Obervolta, alias Burkina Faso evaluieren sollte, dessen Personal auch meist seine fachliche Vorbereitung in Heidelberg bekommen hatte. Auf der Basis der einzelnen Beobachtungen und Schlussfolgerungen dieser Evaluierung (Diesfeld HJ., 2005) erhob sich die Frage, wie man hieraus einen breiteren Nutzen für das Land und für die Gesundheitssystemforschung im Allgemeinen ziehen könnte.

Hier kam vor allem auch ein neues Förderprogramm der Europäischen Kommission, „Forschung und Entwicklung" zupass, in das wir einsteigen konnten.

So entstand ab 1984 das „Centre de Recherche en Santé Nouna" (CRSN) in der Kossi Provinz Burkina Faso an dem ein internationales Aktionsforschungsprogramm entstand, gefördert durch die Europäische Kommission, Direktorat XII, Forschung und Entwicklung, durch das Land Baden-Württemberg, Universität Heidelberg, die Deutsche Forschungsgemeinschaft sowie DED und GTZ (Diesfeld HJ., A. Nougtara, R. Sauerborn, 1992) (s. Abbildung 18, Teil II).

Im Verlauf der Jahre wurde dieses Programm zu einem Schwerpunkt in Forschung und Lehre nicht nur in Nouna und Heidelberg, sondern international an dem vor allem auch Wissenschaftler aus Burkina Faso wesentlichen Anteil hatte. (s. Teil III, Kap. 7.10). 2022 konnte das 40-jährige Bestehen dieser Kooperation gefeiert werden.

1987: EVAplan

Die zunehmenden Anfragen nach wissenschaftlicher Analyse oder Begleitung von entwicklungs- und gesundheitspolitischen Projekten der

Bundesrepublik Deutschland (GTZ; KfW, BMZ) und anderer Projektträger führte letztlich dazu dass 1987 hierfür eine eigene „Außenstelle" des Instituts, ein „An-Institut" mit Zustimmung der Fakultät und Universität gegründet wurde: EVAPlan am Universitäts-Klinikum Heidelberg (www.evaplan.org). Es ist seit vielen Jahren unter der Leitung von Prof. Dr. med. Michael Marx.

An dieser Arbeitsgruppe waren und sind heute noch Mitarbeiter/innen des Instituts (auf halben Stellen) tätig und nehmen andererseits Institutsaufgaben in Forschung und Lehre wahr. Schwerpunkte waren und sind bis heute Projektfortschrittskontrollen, Zielorientierte Projektplanung (ZOPP) und andere Formen der Begutachtung vor allem in den Bereichen MCH/FP/HIV/AIDS, Hygiene/Sanitation, Health Communication, District Health Management, Operation Research und Hospital Planning. In den Jahren 1990–1994 kam es zu mehr als 20 Einsätzen pro Jahr (Diesfeld HJ., 1982, op. cit.; ITHPH Annual Report 1990–1994, Seite 65–69).

Kapitel 5: Lehrkonzept der Abteilung Tropenhygiene 1970–1997 ff.

Wie schon in meiner Antrittsvorlesung im Herbst 1969 dargelegt und begründet, sollte in einem „Tropeninstitut" einer Universität außerhalb der „Tropen" das akademische Hauptgewicht auf der Lehre, vor allem auch der postgraduierten Lehre liegen, zugänglich nicht nur für Deutsche bzw. Europäer, sondern auch für Fachkräfte aus dem „globalen Süden", wie es heute heißt.

Eine fachliche Vorbereitung für angehende Entwicklungshelfer oder auch für medizinisches Fachpersonal auf ihren Einsatz gab es in der Bundesrepublik Deutschland zu dieser Zeit, den 1970er Jahren nicht, im Unterschied zu den Agrar- und Forstwissenschaftlern und Veterinärmedizinern.

Ebenfalls gab es keine Vorbereitung für in Deutschland studierende Mediziner aus Afrika, Asien und Lateinamerika, die in ihre Heimatländer zurückkehren müssen.

Auch das damals noch relativ neue Bundesministerium für Wirtschaftliche Zusammenarbeit (BMZ) und die für technische (und personelle) Zusammenarbeit im Auftrag des BMZ zuständige Gesellschaft für Technische Zusammenarbeit (GTZ, heute GIZ) hatte noch keine für Gesundheit zuständige Fachabteilung.

So wurde ab 1970 auf der Grundlage meiner bisherigen Erfahrungen und Einsichten aus Afrika, Indien und London und intensiver Kontakte mit den seinerzeit auf diesem Gebiet führenden christlich-karitativen Institutionen, wie Deutsches Institut für Ärztliche Mission, Tübingen (DIFÄM) und Misereor Aachen (s. Kap. 4) moderne Lehrkonzepte für Medizinstudierende und Weiterbildungsprogramme für Fachkräfte für den Entwicklungsdienst entwickelt. Die Tatsache, dass wir damals, bis 1995 zum Südasien Institut gehörten, hat uns die „Weltsicht" auch anderer Disziplinen zu den Fragen eröffnet, die wir uns stellten.

Folgende Programs wurden im Laufe der Zeit entwickelt:

– Propädeutik für Medizin Studierende (1969)
– Fachliche Vorbereitung medizinischer „Entwicklungshelfer" (ab 1974),

- Studienbegleitendes Lehrangebot: „Ärzteprogramm" (1983–1988) und zuletzt
- Aufbaustudiengang: Community Health and Health Management in Developing Countries „M.Sc.-Programm" (ab 1989).

Sowohl bei der Planung des Lehrkonzepts und der Lehrinhalte wie auch bei der Gestaltung und Durchführung aller angebotenen Programme waren stets alle Mitarbeiterinnen und Mitarbeiter des Instituts beteiligt, die sich in den jeweiligen Arbeitsgebieten des Instituts auch wissenschaftlich engagierten. Sie hatten durchwegs relevante Auslandserfahrung und konnten somit auch aktiv an der Weiterentwicklung der Programme über die Zeit mitwirken.

Darüber hinaus wurden selbstverständlich auch auswärtige und ausländische Dozenten und Gastdozenten verschiedener Disziplinen und Erfahrungsbereiche zugezogen, um der Komplexität des Unterrichtsgegenstandes gerecht zu werden. Hierunter fanden sich auch international renommierte Wissenschaftler und Praktiker ihrer Zeit. Ein Wort zu unseren Dozentinnen und Dozenten: (Aus datenschutzrechtlichen Gründen muss an dieser Stelle auf Nennung von Namen verzichtet werden).

Den Zugang zu den Problemen der „Gesundheit und Medizin in Entwicklungsländern" lieferten ganz wesentlich Rückkehrer aus dem Entwicklungsdienst und vor allem die politisch hochmotivierten Studierenden der Medizin in Heidelberg. Die deutschen Nicht-Regierungs-Organisationen (NGO), vor allem DIFÄM und der Kontakt zur WHO half uns, in diese Materie einzudringen; dies in einer Zeit des Aufbruchs, als Entwicklungspolitik die Gemüter bewegte und die Grundbedürfnis- und Menschenrechtsdiskussionen in Gang kamen (s. Kap. 3). Vor allem die Kirchen, die Christian Medical Commission (CMC) des Ökumenischen Rats der Kirchen wurden mit ihren Projekten zum Wegbereiter eines den ökonomischen und sozialen Bedingungen angepassten Gesundheitssystems in Entwicklungsländern, aber auch zu Mahnern gegen die Hybris der modernen Medizin.

Eine Mahnung, die heute, da Gesundheit bzw. Krankheit zu einer Ware wird, die einen ausufernden medizinisch-industriellen Komplex am Laufen hält, dringender denn je ist.

Damals, Mitte der 70er Jahre entstand das Konzept von Primary Health Care, einer besser angepassten Gesundheitsversorgung (s. Kap. 3). Den Gesundheitssystemen der Entwicklungsländer wurden zahlreiche Modelle und Ideen, meist von außen eingebracht, adaptiert, verworfen, angeboten bzw. auch oktroyiert. Ihre Auswirkungen, aber auch ihre unerwünschten Wirkungen mussten analysiert werden.

Diese internationale Entwicklung, die damals völlig an unserer Gesundheits- und auch Entwicklungspolitik vorbeiging und die bis heute keinen Eingang in die Medizinerausbildung gefunden hat, wurde in Heidelberg sehr früh, nicht nur unseren Studierenden sondern auch den angehenden medizinischen Entwicklungshelfern nahegebracht (s. Abbildung 21, Teil II).

5.1 Lehrangebot „Medizin in Entwicklungsländern"

In Ergänzung zu unseren Vorlesungen zu „Tropenkrankheiten I und II" entstand ab WS 1969/1970 ein neues Lehrangebot. Von Anfang an waren die Studierenden an der Ausgestaltung der Thematik beteiligt, denn auch sie waren es, die uns die Fragen stellten.

Diese studentischen Lehrveranstaltungen umfassten somit drei Vorlesungsreihen;
Tropenkrankheiten I und II,
Gesundheitsversorgung in Entwicklungsländern I und II sowie
Kulturvergleichende Medizinische Anthropologie I bis V (s. Abbildung 23, Teil II).

Die Vorlesung Tropenkrankheiten behandelte über zwei Semester in je 12 Doppelstunden Tropenmedizin und Parasitologie. Eine begleitende Übung bot Gelegenheit für eine Einführung in die mikroskopische Diagnostik der Tropenkrankheiten.

Die zweite Vorlesungsreihe gab ebenfalls über zwei Semester in je 12 Doppelstunden exemplarisch einen Einblick in die Gesundheitsversorgung und in die Probleme bei der Implementierung von Gesundheitsprogrammen. Sie machte deutlich, dass Gesundheitsversorgung in Entwicklungsländern sehr viel mehr bedeutet als lediglich die Kenntnis der Tropenkrankheiten.

Das spätere Lehrangebot kulturvergleichende medizinische Anthropologie umfasste drei Grundseminare (Grundkonzepte, Heiler und Heilen sowie Krankheit und Kranksein im kulturellen Kontext) und zwei Seminare (Schwangerschaft und Geburt sowie Medizin als kulturelles System) als fünfsemestrigen Zyklus.

Unser studentisches Vorlesungsprogramm „Medizin in Entwicklungsländern" wurde von 1989 an bis zu meinem Ausscheiden 1997 von einer studentischen Initiative abgelöst. Die Studierenden haben für jedes Semester ein neues Programm entwickelt, das dann gemeinsam mit dem Institut durchgeführt wurde. Heute gibt es auch in Heidelberg eine Lokalgruppe von UAEM Germany (Universities Allied for Essential Medicines), die sich mit dieser Thematik, mit Schwerpunkt Arzneimittel befasst.

5.2 Entwicklungshelfer-Vorbereitungskurs (EH-Kurs) ab 1974

Zur fachlichen Vorbereitung medizinischer Entwicklungshelfer/innen wurde dies Lehrangebot seit 1974 durchgeführt. 2012, nach 38 Jahren, ist es allerdings in dieser Form zu einem Ende gekommen, da sich inzwischen das Einsatzprofil der personellen Entwicklungshilfe erheblich verändert hat.

An seiner Stelle werden heute bedarfsgerecht spezifische Fach-Module angeboten, die im Rahmen des TROP-ED Europe Programms (s. Kap. 4) zu einem international anerkannten Studienprogramm ausgebaut werden können (s. Abbildung 22, 23, 24, 25, Teil II).

1. Kursorganisation

Dieser EH-Kurs war wie folgt gegliedert:

- Vier Wochen Schwerpunkt auf Primärer Gesundheitsversorgung für alle im Gesundheitsbereich tätigen Entwicklungshelfer gemeinsam in Heidelberg.
- Drei Wochen tropenmedizinisch-parasitologischer Kurs getrennt nach Berufsgruppen in Tübingen, Hamburg, bzw. Berlin.
- Das Missionsärztliche Institut Würzburg bot vor Ort zusätzlich eine praktische Einführung zum „Labor unter einfachen Bedingungen" an.

- Die Finanzierung des Kurses erfolgte durch das BMZ. Die Entsendeorganisationen AGEH, DED, DÜ und GTZ trugen gemeinsam die Kosten für die Kursassistentenstelle.
- Zunächst richtete sich der Kurs ausschließlich an Ärzte/innen, seit 1981 wurde das Angebot auf nichtärztliche medizinische Berufe ausgeweitet.

Bis 1997 besuchten rund 1.500 Teilnehmer/innen diese Kurse, von denen jeweils etwa je ein Drittel vom Deutschen Entwicklungsdienst, von den großen kirchlichen Trägern der personellen Entwicklungshilfe (DÜ und AGEH) und von anderen Trägern der staatlichen und nicht-staatlichen Entwicklungshilfe kam.

2. Ausbildungsziel

Ziel des Kurses „Medizin in Entwicklungsländern" war es, die Kursteilnehmer/innen auf der Grundlage des damals neuen „Primary Health Care" Konzeptes aktuell und praxisbezogen auf ihre Tätigkeit im Rahmen der Entwicklungszusammenarbeit ihrer jeweiligen Entsendeorganisationen vorzubereiten. Dies bedeutet im Einzelnen:

- sie mit dem Konzept der Primären Gesundheitspflege (Primary Health Care) bekannt zu machen,
- sie in promotiver, präventiver und kurativer Medizin unter Berücksichtigung von Entwicklungsland-Bedingungen fortzubilden,
- sie zu befähigen, die Rahmenbedingungen medizinischen Handelns in Entwicklungsländern in ihrer sozioökonomischen und kulturellen Bestimmtheit zu erkennen,
- hieran angepasste Möglichkeiten medizinischen Planens und Handelns beispielhaft zu erlernen.

Alle Themen wurden in Anlehnung an Erfahrungen aus Projekten der internationalen medizinischen Zusammenarbeit behandelt. Die langjährigen Kurs- und Auslandserfahrungen der Lehrkräfte haben zur Entwicklung von partizipativen, problemorientierten Vermittlungsformen geführt. Die curricularen Überlegungen wurden in einer „Konzeption der fachlichen Vorbereitung von Entwicklungshelfern" zusammengefasst.

Mitarbeiter/innen des Instituts gaben in enger Zusammenarbeit mit auswärtigen Kursreferenten das damals einzige deutschsprachige Handbuch

„Medizin in Entwicklungsländern" erstmals 1978 mit Ekkehard Schröder und später in fünf Auflagen bis 1989 als Band. 19 der Schriftenreihe „Medizin in Entwicklungsländer" mit Sigrid Wolter im Peter Lang Verlag Frankfurt und von da ab mit Gerd Falkenhorst, Dieter Hampel und Oliver Razum, letztmalig 2001, in neu bearbeiteter Auflage unter dem Titel: „Gesundheitsversorgung in Entwicklungsländern, Medizinisches Handeln aus bevölkerungsbezogener Perspektive" bei Springer heraus (s. Bibliographie).

5.3 „Ärzteprogramm" (Reintegrationsprogramm von 1983 bis 2005)

Dieses Programm wurde zur Förderung der Rückkehr und beruflichen Eingliederung von Ärzten/Ärztinnen aus Entwicklungsländern (Reintegrationsprogramm) eingerichtet, mit spezifischen Seminar- und Kursangeboten für Medizinstudierende aus Entwicklungsländern, die im deutschen Regelstudium nichts von den Gesundheitsproblemen ihrer Heimat erfahren. Das Lehrangebot – als Modellversuch des Bundesministeriums für Forschung und Technologie (BMFT) gefördert – bildete die Grundlage für eine große Zahl überregional studienbegleitender Aktivitäten für ausländische und deutsche Studierende in Zusammenarbeit mit Stipendienorganisationen und anderen Trägern. Dazu gehörten die Otto-Benecke-Stiftung (OBS), Friedrich-Naumann-Stiftung (FNS), Konrad-Adenauer-Stiftung (KAS), Kirchlicher Entwicklungsdienst (KED), Stipendienbegleitprogramm für Student/innen aus der Dritten Welt in Baden-Württemberg (STUBE), und World University Service, Deutsches Komitee e. V (WUS). Es bildete auch die Grundlage für die fachliche und personelle Unterstützung von Fakultäten, Fachschaften und anderen Initiativen an deutschen Universitäten in Form von Vorträgen und Beratung.

Ab 1988 bis 2005 lief das „Ärzteprogramm für Studierende der Human- und Zahnmedizin" zur Förderung der Rückkehr und beruflichen Eingliederung von Ärztinnen und Ärzten aus Entwicklungsländern in Zusammenarbeit mit der Deutschen Stiftung für Internationale Entwicklung in Berlin und partnerschaftlich mit dem Berliner Tropeninstitut (Prof. Bienzle), nunmehr im Auftrag des Bundesministeriums für Wirtschaftliche Zusammenarbeit Bonn.

Ziel des Programms war es, Medizinstudentinnen und – Studenten sowie Ärztinnen und Ärzten, die eine berufliche Reintegration anstreben, die Unterstützung zu gewähren, die ihnen eine Arbeitsaufnahme in ihrem Heimatland oder einem anderen Entwicklungsland ermöglicht oder erleichtert. Freiwilligkeit bei der Inanspruchnahme von Reintegrationsangeboten ist oberstes Prinzip.

Die Ziele des Reintegrationsprogramms konnten folgendermaßen formuliert werden:

- Förderung sozialer und fachlicher Verbindungen zum Heimatland,
- Ergänzung der fachlichen Ausbildung durch entwicklungslandbezogene Kenntnisse,
- Vermittlung praktischer medizinischer Erfahrung, Unterstützung der Arbeitssuche im Heimatland oder Drittland, Milderung finanzieller Rückkehrhindernisse.

Entwicklungspolitische Zielsetzungen, die mit dem Programm verbunden sind, gehen von dem Sachverhalt aus, dass grundsätzlich die zumeist chronisch defizitäre gesundheitliche Versorgung von weiten Teilen der Bevölkerung für eine Umkehrung des „brain drain" in Richtung Entwicklungsländer spricht. Dies gilt in besonderem Maße für die Länder, die noch einen akuten Ärztemangel aufweisen, aber auch für ländliche und marginale urbane Regionen statistisch gut „versorgter" Länder.

Leider ging das Programm in dieser inhaltlichen Ausrichtung im Rahmen größerer Umstrukturierungen der Entwicklungspolitik 2009 zu Ende.

5.4 Aufbaustudiengang: Community Health and Health Management in Developing Countries (M. Sc. CHHMDC) ab WS 1989/1990

Bei der Unterstützung von Entwicklung und Aufbau angepasster Gesundheitsversorgungssysteme in Entwicklungsländern spielt die Bundesrepublik Deutschland bis heute eine Rolle, die deutlich hinter ihrer wirtschaftlichen, politischen und technologischen Position im Weltmaßstab zurückbleibt (s. Abbildung 26, Teil II).

Ein wesentlicher Grund hierfür ist im Mangel an qualifiziertem Nachwuchs und entsprechenden Weiterbildungsinstitutionen zu suchen.

Auch die vom Institut durchgeführte wissenschaftliche Begleitung von medizinischen Entwicklungsprojekten hat den Bedarf nach einem praxisorientierten Aufbaustudiengang zur Erweiterung von Kompetenz deutscher Gesundheitsexperten und ihrer Partner immer wieder deutlich gemacht.

Insbesondere fehlt es an Postgraduiertenkursen, die ihre Schwerpunkte auf wissenschaftlich fundierte Konzeptentwicklung, Planung, Management und Evaluierung gemeindeorientierter kurativer und präventiver Grundversorgung legen.

Leitende Projektmitarbeiter deutscher Entwicklungshilfeorganisationen, deren Partner aus Entwicklungsländern und Wissenschaftler waren bis 1989 bei der Suche nach Weiterbildungsmöglichkeiten auf Einrichtungen anderer Länder angewiesen.

Auf der Grundlage der seit Mitte der 1970 Jahre erworbenen Erfahrungen in entwicklungslandbezogener Lehre und insbesondere auf der Grundlage des o.g. Modellversuchs „Lehrangebot Medizin in Entwicklungsländern" waren umfangreiche Erfahrungen gesammelt und dokumentiert worden.

Nach intensiven Vorarbeiten begann im Oktober 1990 das erste Studienjahr des englischsprachigen Aufbaustudiengangs „Community Health and Health Management in Developing Countries" zunächst als Modellversuch der Bund-Länder-Kommission für Bildungsplanung und Forschungsförderung.

Zuvor hatte die Medizinische Gesamtfakultät der Universität Heidelberg die Prüfungs- und Studienordnung verabschiedet und der Senat der Universität Heidelberg am 14.03.1989 sowie anschließend die Landesregierung Baden-Württembergs der Einrichtung des Studiengangs zugestimmt. Unterrichts- und Prüfungssprache ist Englisch.

Der Kurs richtet sich an ärztliche und nichtärztliche leitende Mitarbeiter der Gesundheitsdienste mit mehrjähriger Berufserfahrung in Entwicklungsländern. Der einjährige Studiengang·ermöglicht jeweils 20 bis 25 Teilnehmenden den akademischen Grad eines Master of Science in Community Health in Developing Countries (M. Sc. CHDC, Heidelberg) zu erwerben, den die Fakultät für Theoretische Medizin verleiht. Der Studiengang ist offen für Ärzte und andere im Gesundheitswesen tätige und erfahrene Akademiker und Akademikerinnen, die in einem Zulassungsverfahren der Universität ausgewählt werden.

Der Deutsche Akademische Austauschdienst hat von Anfang an dieses Programm großzügig und sehr gezielt mit Stipendien für Kandidaten aus den Entwicklungsländern gefördert und ist auch im akademischen Auswahlgremium des Rektorats der Universität vertreten.

Der Studiengang setzte sich aus fünf Abschnitten (Modulen) und einem Studienprojekt zusammen:

- Primäre Gesundheitsfürsorge; Primary Health Care;
- Kommunikation im Gesundheitswesen; Communication in Health Care;
- Gesundheitsplanung und Management von Programmen; Program Management;
- Gesundheitsplanung und Management von Gesundheitsdiensten auf Distriktebene; Management of Health Systems at District Level Feldforschungsphase (Studienprojekt)

Partizipatorische, teilnehmerorientierte Lehr- und Lernmethoden in Kleingruppen stellen sicher, dass die berufspraktischen Erfahrungen der Teilnehmer zusammen mit der am Institut verfügbaren Fachkompetenz, der umfangreichen Fachbibliothek und den seit Jahren entwickelten Lernmaterialien ein realitätsnahes, problemorientiertes Lernen ermöglichen.

Ein Kernstück der Ausbildung war die Feldstudie, in dem eine praxisrelevante Fragestellung aus einem Gesundheitsdienst in Entwicklungsländern durch Literaturanalyse und zwei Monate Feldforschung bearbeitet wird. In der ersten Praxis-Erprobungsphase wurden gesundheitswissenschaftliche Forschungsarbeiten in sechs verschiedenen Ländern der Dritten Welt durchgeführt. Vor Ort kooperierten die MSc-Kandidaten mit Gesundheitsprojekten der deutschen Entwicklungshilfe (GTZ), mit nationalen Gesundheitsministerien, akademischen Institutionen und nicht regierungsgebundenen Projekten. Ehemalige MSc-Studierende haben sich regelmäßig zur Betreuung ihrer „Nachfolger" im Heidelberger Kurs bei den Feldstudien bereit erklärt.

Die internationale Vergleichbarkeit des Kursniveaus wurde durch internationale Prüfer renommierter Partner Institutionen sichergestellt.

Bereits 1995 wurde unser Programm als erster universitärer Public Health – MSc-Studiengang in Deutschland akkreditiert und konnte von meinem Nachfolger, Prof. Rainer Sauerborn ab 1997 weiter ausgebaut werden. Selbstverständlich hat sich auch dieses zu seiner Zeit sehr innovative Lehrangebot kontinuierlich weiterentwickelt und den sich verändernden Gegebenheiten angepasst. Heute wird er als MSc International Health angeboten.

Teil II

Kapitel 6: Von „Tropenmedizin" zu „Global Public Health" Entwicklung in Bildern

6.1 Liste der Abbildungen: Bild-Unterschriften und Quellen

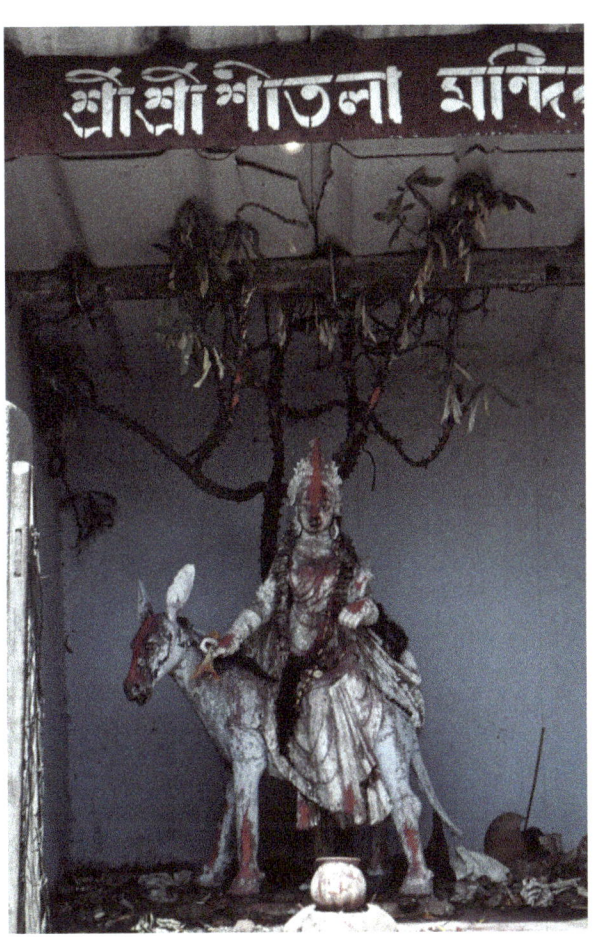

Abbildung 1 Shitala Devi, die indische Pockengöttin in einem Dorf im Kohlerevier Jharia/Bihar. (Quelle: privat)

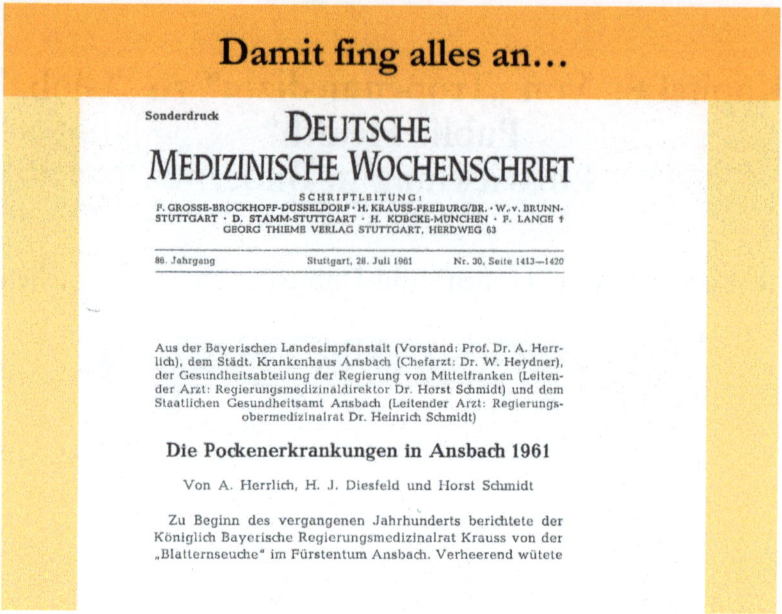

Damit fing alles an…

Sonderdruck

DEUTSCHE MEDIZINISCHE WOCHENSCHRIFT

SCHRIFTLEITUNG:
F. GROSSE-BROCKHOFF-DUSSELDORF · H. KRAUSS-FREIBURG/BR. · W. v. BRUNN-STUTTGART · D. STAMM-STUTTGART · H. KÜBCKE-MÜNCHEN · F. LANGE †
GEORG THIEME VERLAG STUTTGART, HERDWEG 63

86. Jahrgang — Stuttgart, 28. Juli 1961 — Nr. 30, Seite 1413—1420

Aus der Bayerischen Landesimpfanstalt (Vorstand: Prof. Dr. A. Herrlich), dem Städt. Krankenhaus Ansbach (Chefarzt: Dr. W. Heydner), der Gesundheitsabteilung der Regierung von Mittelfranken (Leitender Arzt: Regierungsmedizinaldirektor Dr. Horst Schmidt) und dem Staatlichen Gesundheitsamt Ansbach (Leitender Arzt: Regierungsobermedizinalrat Dr. Heinrich Schmidt)

Die Pockenerkrankungen in Ansbach 1961

Von A. Herrlich, H. J. Diesfeld und Horst Schmidt

Zu Beginn des vergangenen Jahrhunderts berichtete der Königlich Bayerische Regierungsmedizinalrat Krauss von der „Blatternseuche" im Fürstentum Ansbach. Verheerend wütete

Abbildung 2 Mit den Pocken in Ansbach/Mfr. 1961 fing alles an. (Quelle: privat)

Liste der Abbildungen: Bild-Unterschriften und Quellen 87

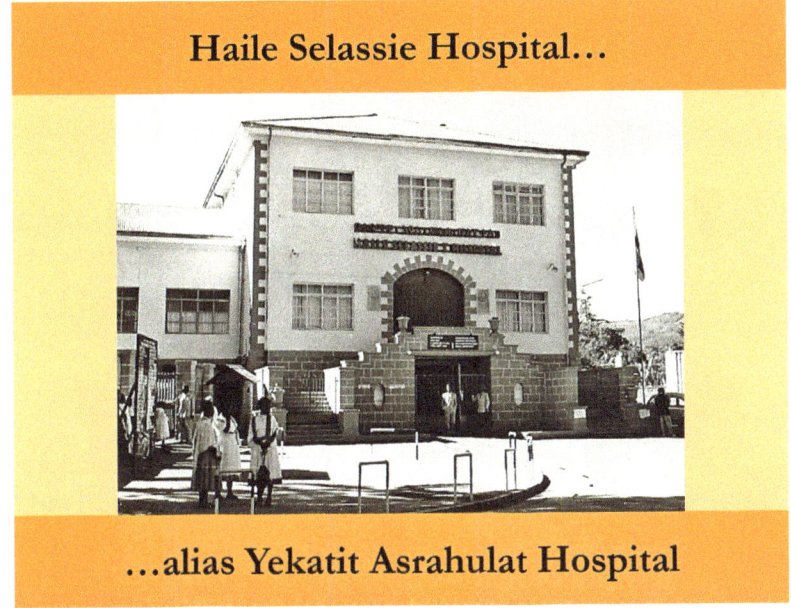

Abbildung 3 Internist am Haile Selassie Hospital, alias Hospital Yekatit Asra Hulat Äthiopien 1963–1965. (Quelle: privat)

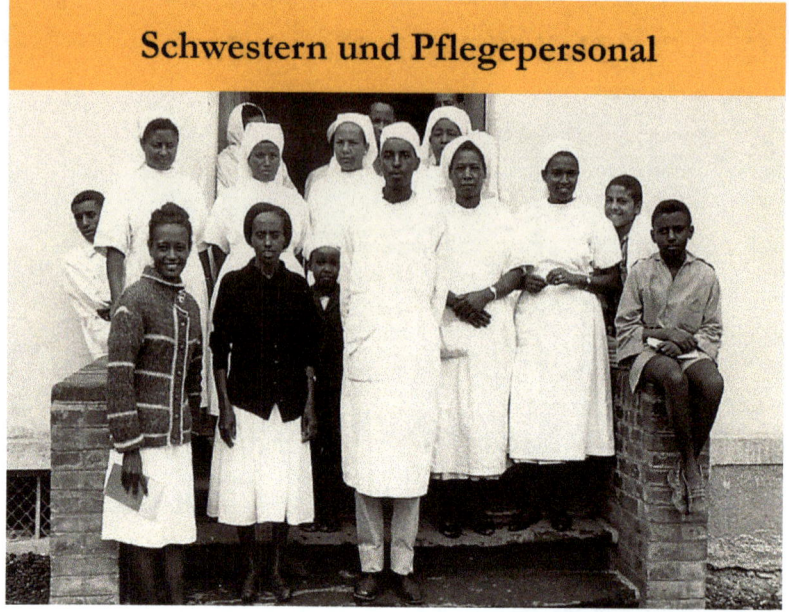

Abbildung 4 Schwestern und Pflegepersonal der Inneren Abteilung., Haile Selassie Hospital. (Quelle: privat)

> **From Geo-Medicine to Global Health**
> **1962 – 2012**
>
> # KENYA
> ## A Geomedical Monograph
> by
> **H. J. Diesfeld**
> Professor Dr. med.
> Direktor des Instituts für Tropenhygiene und
> öffentliches Gesundheitswesen am Südasien-Institut
> Universität Heidelberg
> and
> **H. K. Hecklau**
> Professor Dr. rer. nat.
> Fachgruppe Geographie des Fachbereichs III
> Universität Trier
>
> with 60 Photos, 17 Figures, and 9 Map-Plates
> English Translation
> J. A. Hellen, M.A. (Oxon.), Dr. phil. (Bonn) and Mrs. I. F. Hellen
> Newcastle upon Tyne
>
> Springer Verlag Berlin – Heidelberg- -New York 1978

Abbildung 5 „Geomedizin" auf dem Weg zu Gesundheitssystemforschung 1969 bis 1997. (Diesfeld, 2012)

90 Von „Tropenmedizin" zu „Global Public Health"

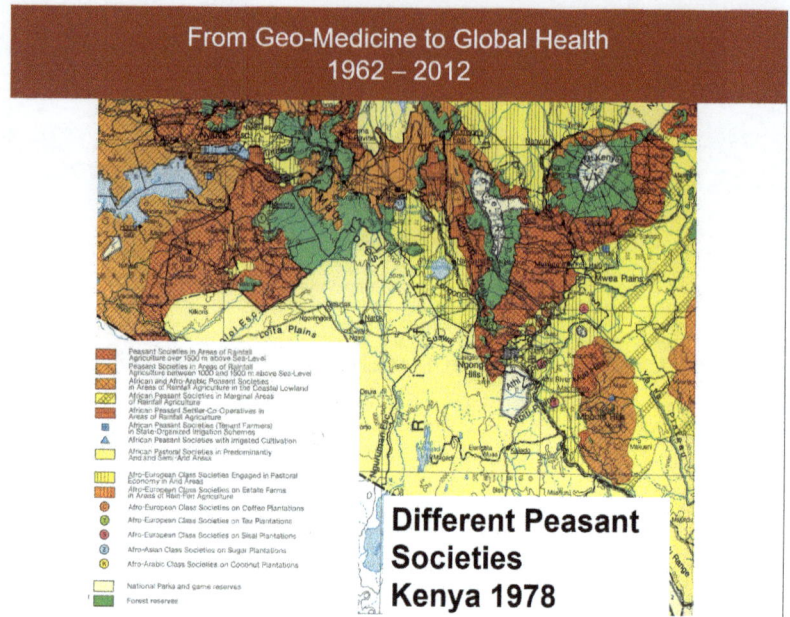

Abbildung 6 Kartenblatt Geomedizin Kenya die unterschiedlichen sozialen und ökonomischen Rahmenbedingungen für Gesundheit und Krankheit. (Diesfeld, 2012)

Liste der Abbildungen: Bild-Unterschriften und Quellen 91

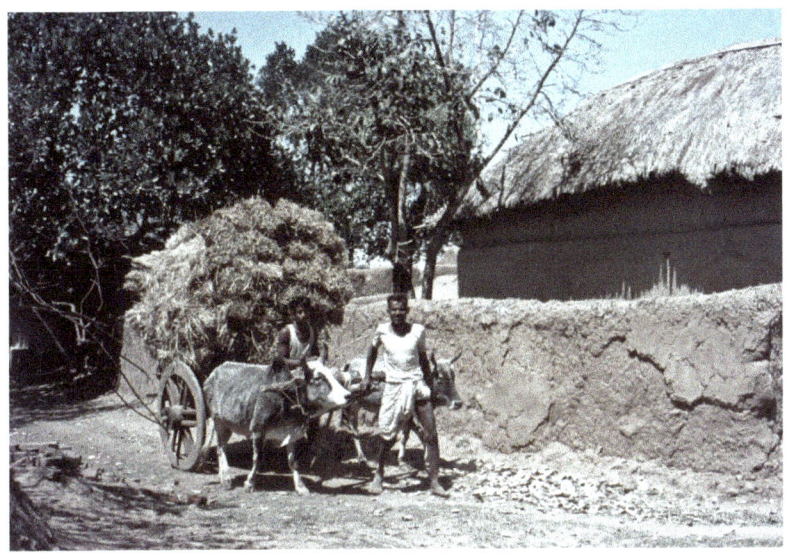

Abbildung 7 Indien 1969/1971: Das Kohlerevier von Jharia/Bihar und sein bäuerliches Hinterland, Reis-Ernteertrag auf dem Weg zum Markt. (Quelle: privat)

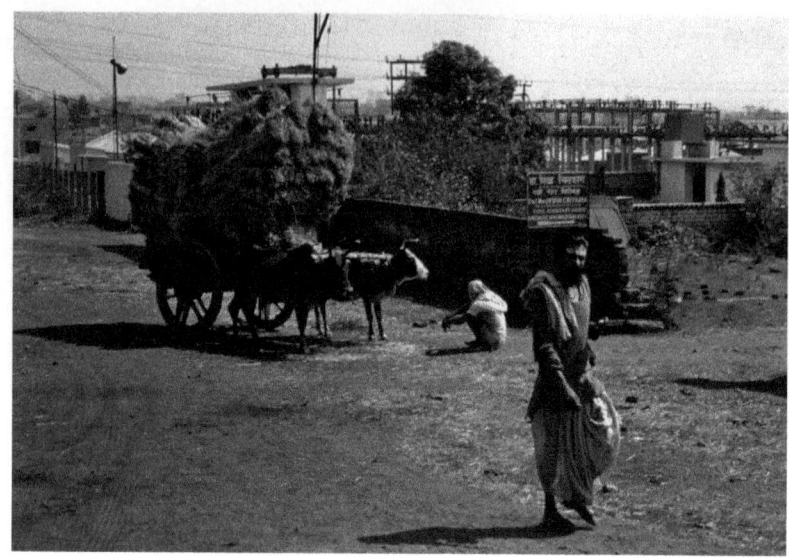

Abbildung 8 Ankunft im Industriegebiet, Dhanbadt. (Quelle: privat)

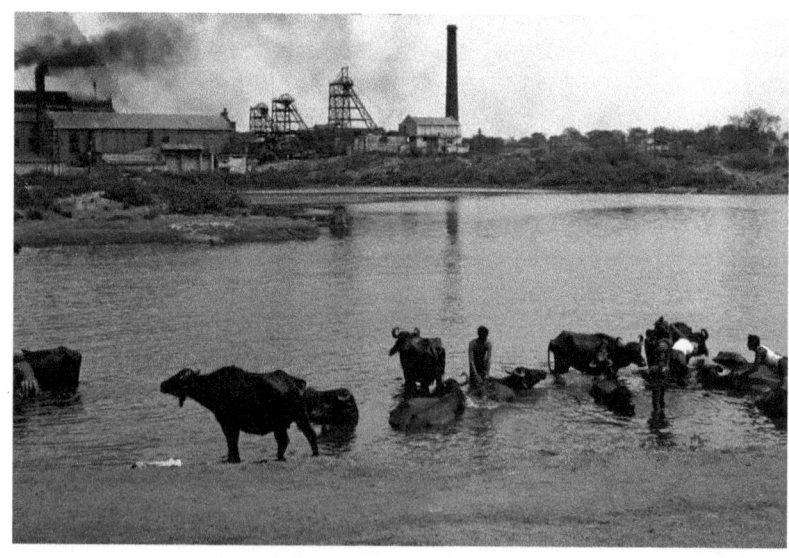

Abbildung 9 Die Büffel werden im Grubenwasser gewaschen. (Quelle: privat)

Liste der Abbildungen: Bild-Unterschriften und Quellen 93

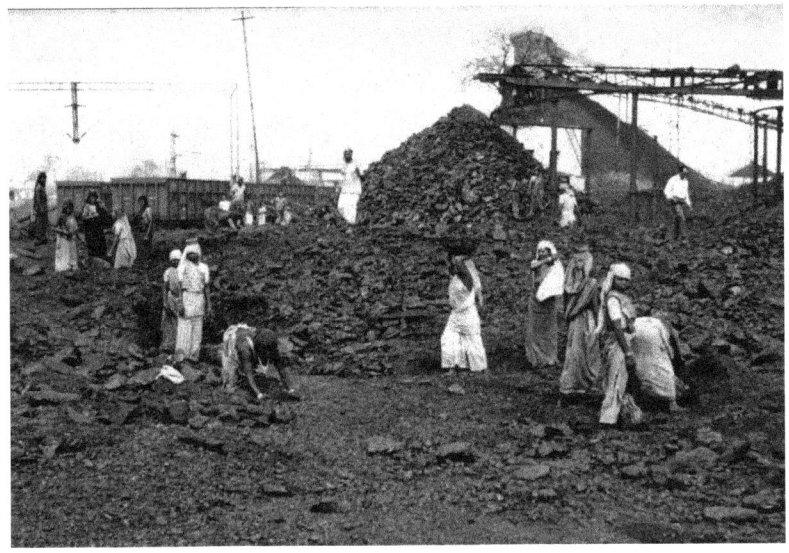

Abbildung 10 Die mechanisch geförderte Kohle wird per Frauenhand auf Lastwagen verladen. (Quelle: privat)

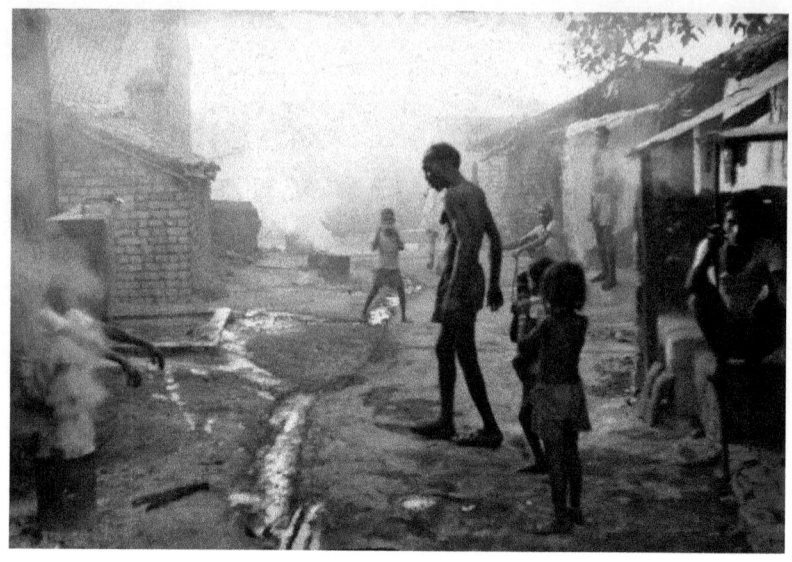

Abbildung 11 Bergarbeiter-Siedlung, am Abend wird auf offenen Koksöfchen gekocht. (Quelle: privat)

Liste der Abbildungen: Bild-Unterschriften und Quellen   95

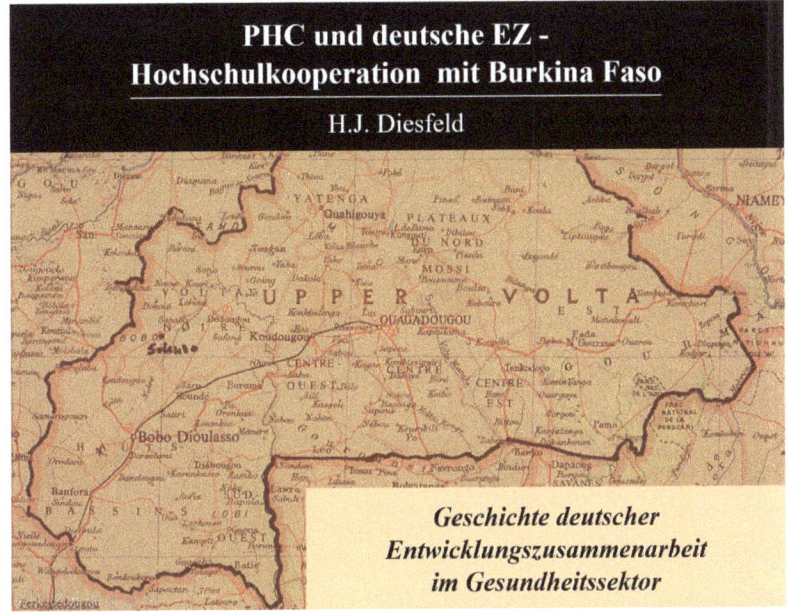

Abbildung 12 Burkina Faso: „Primary Health Care" (PHC) wird in den 1980er Jahren in deutsch-burkinischen Zusammenarbeit (GTZ-DED) eingeführt. (Quelle: Diesfeld, 2011)

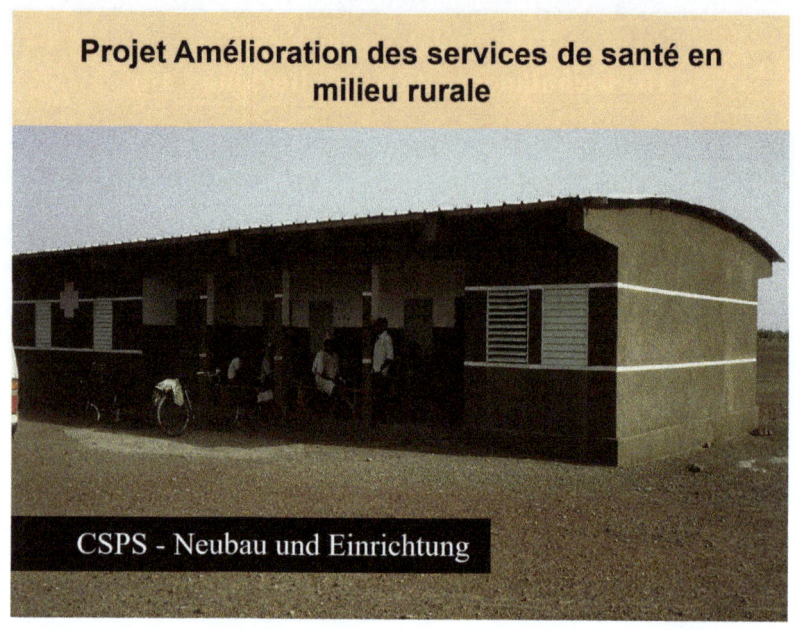

Abbildung 13 Burkina Faso: Verbesserung der ländlichen Gesundheitsversorgung (GTZ/DED), Neubau des Gesundheitszentrums (CSPS). (Quelle: Diesfeld, 2011)

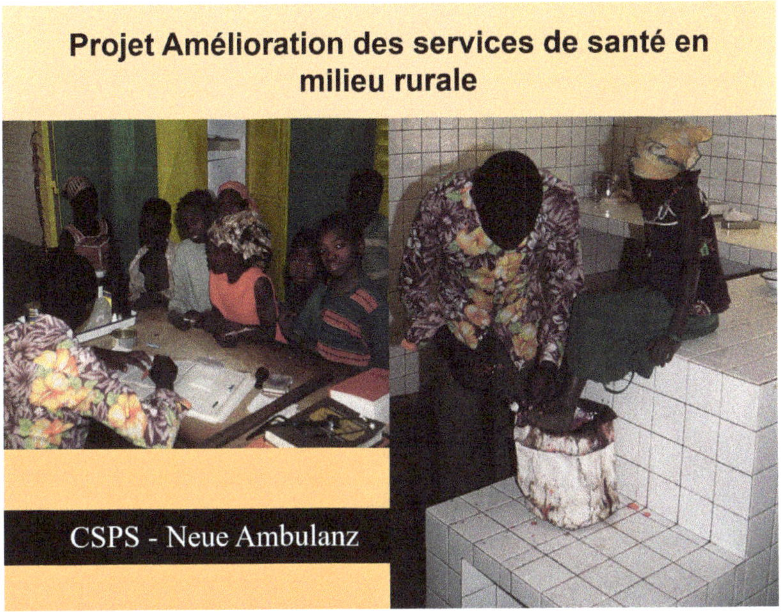

Abbildung 14 Burkina Faso: Neue Ambulanz im CSPS. (Quelle: Diesfeld, 2011)

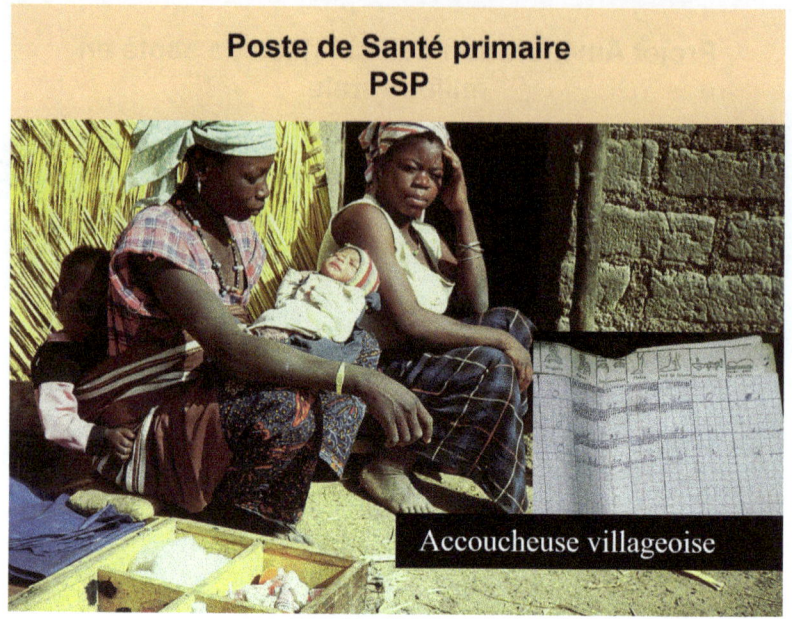

Abbildung 15 Burkina Faso: Dorfhebamme im Dorfgesundheitsposten. (Quelle: Diesfeld, 2011)

Liste der Abbildungen: Bild-Unterschriften und Quellen 99

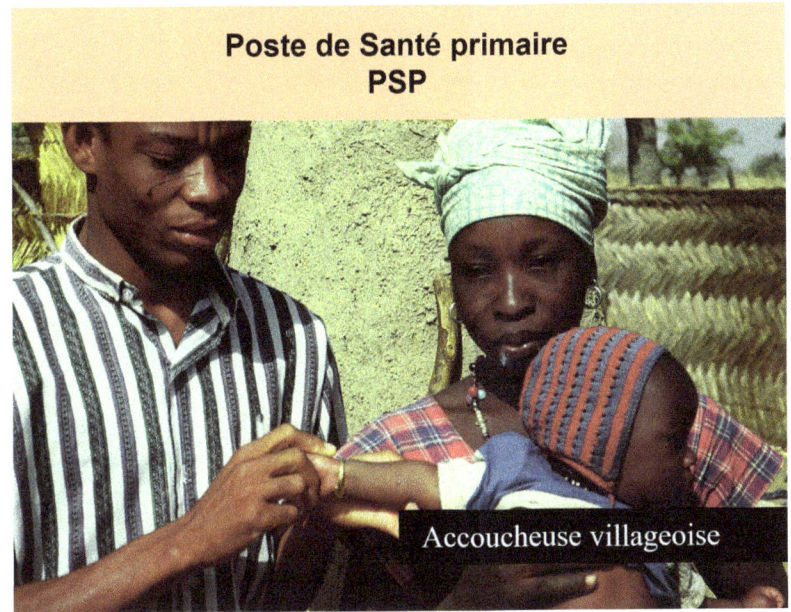

Abbildung 16 Burkina Faso: Krankenpfleger besucht Dorfhebamme.
(Quelle: Diesfeld, 2011)

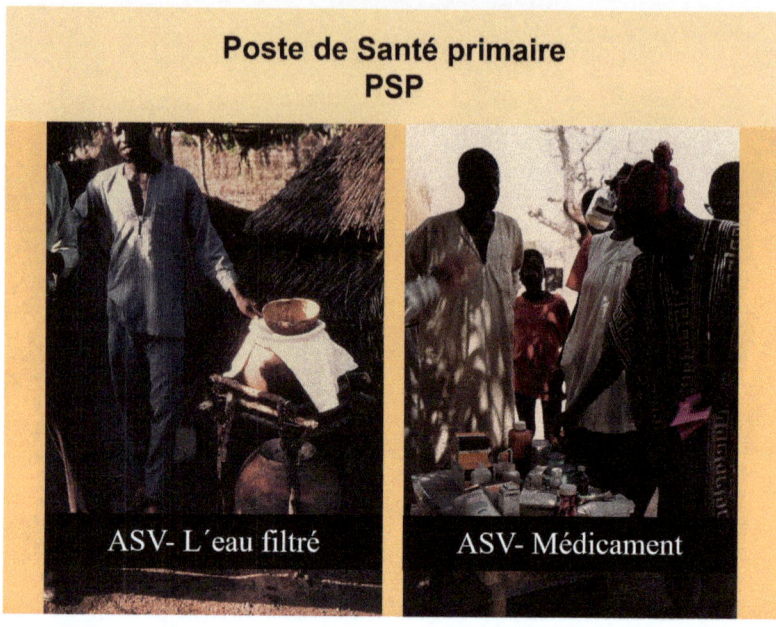

Abbildung 17 Burkina Faso: Primärer Gesundheitsposten im Dorf: Dorfgesundheitshelfer demonstriert Trinkwasserfilter und einfache Dorfapotheke. (Quelle: Diesfeld, 2011)

Liste der Abbildungen: Bild-Unterschriften und Quellen 101

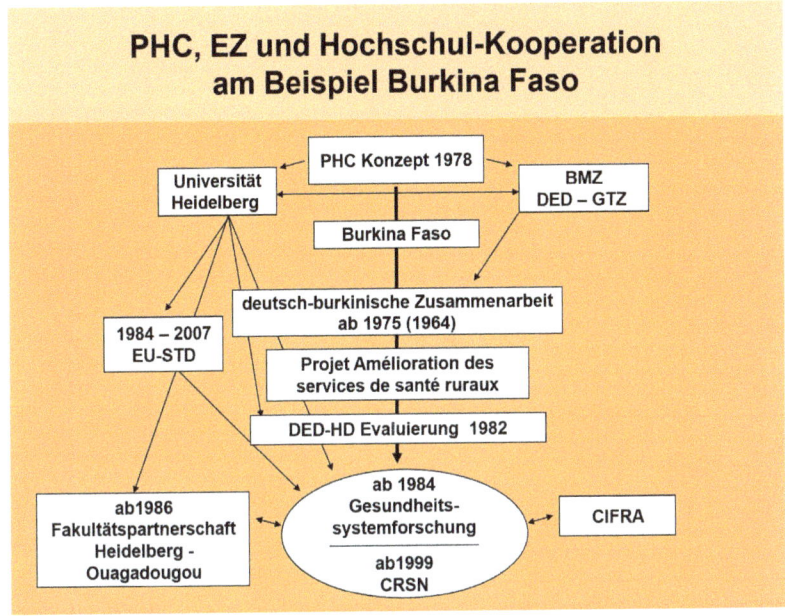

Abbildung 18 PHC, Entwicklungszusammenarbeit und Hochschulkooperation Heidelberg – Burkina Faso. (Quelle: Diesfeld, 2011)

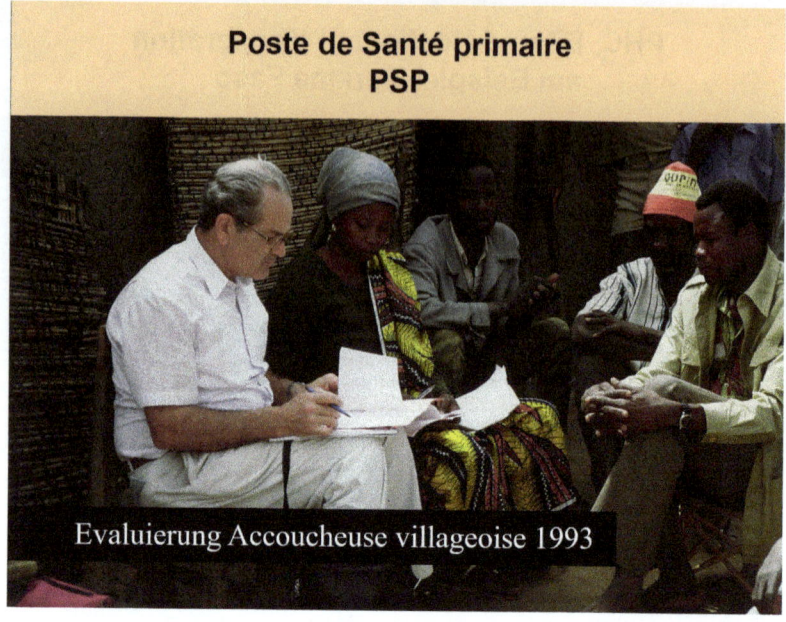

Abbildung 19 Evaluierung der Arbeit der Dorfhebamme im Rahmen der deutsch-burkinischen Hochschulkooperation. (Quelle: Diesfeld, 2011)

Liste der Abbildungen: Bild-Unterschriften und Quellen 103

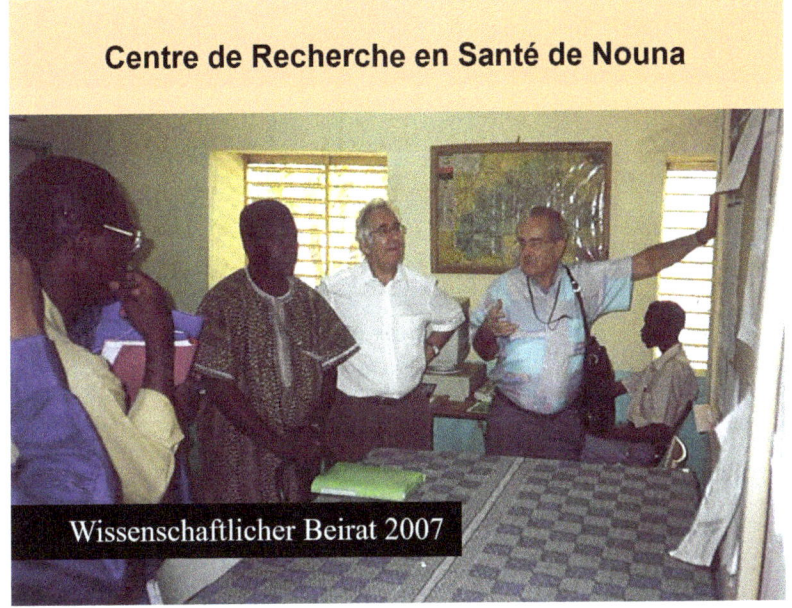

Abbildung 20 Centre de Recherche en Santé de Nouna (CRSN) Internationaler wissenschaftlicher Beirat. (Quelle: Diesfeld, 2011)

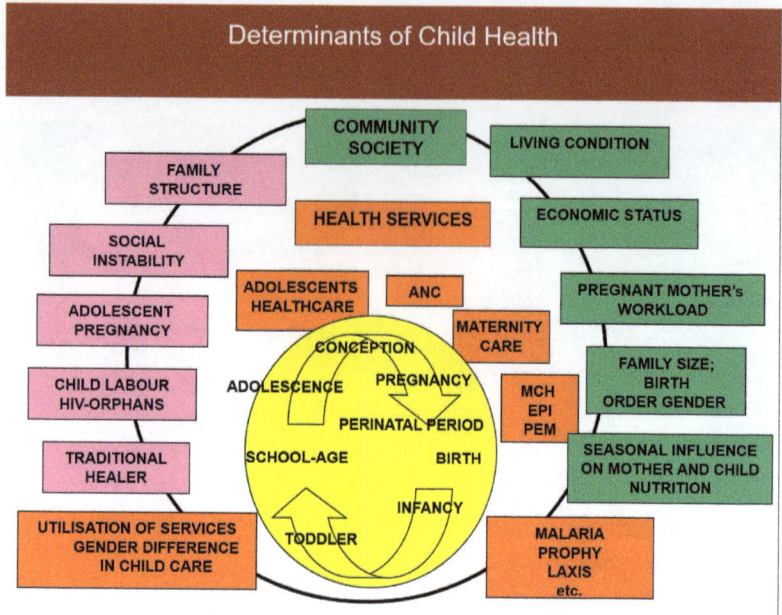

Abbildung 21 Determinanten der kindlichen Gesundheit als Beispiel für das Grundverständnis für eine ganzheitliche Gesundheitspolitik und Medizin (nach dem Vorbild von Rudolf Virchow 1848). (Quelle: Diesfeld, 2012)

Liste der Abbildungen: Bild-Unterschriften und Quellen 105

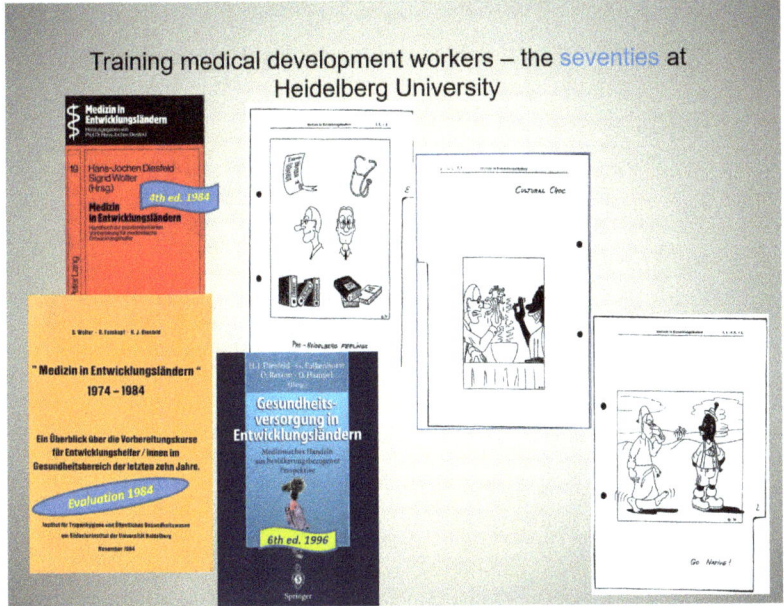

Abbildung 22 Vorbereitungskurse für medizinische Entwicklungshelfer ab 1978 auf der Grundlage eines weltgesundheitspolitischen Paradigmenwechsels Mitte der 1970e Jahre. (Quelle: Schroeder/Bichmann 2013)

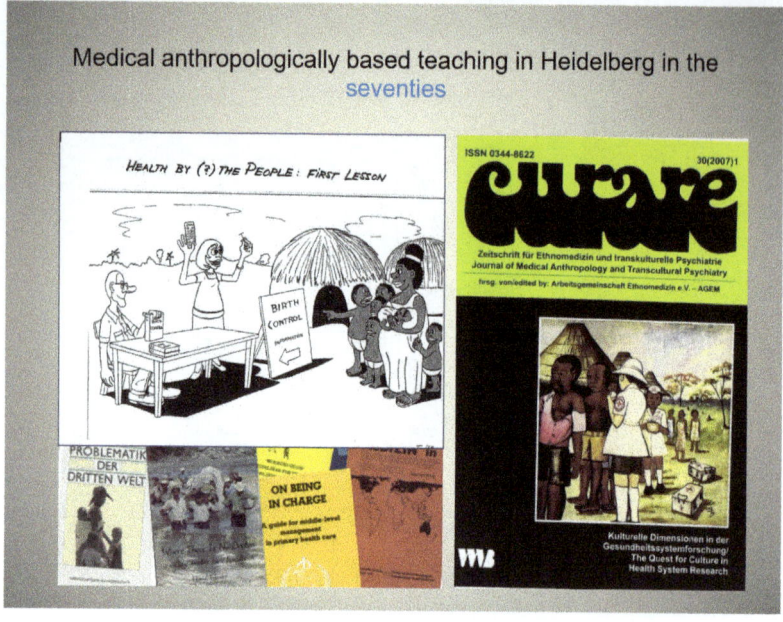

Abbildung 23 Medizin als kulturelles System. Die medizin-anthropologische Betrachtungsweise gehört von Anfang an dazu. (Quelle: Schroeder/Bichmann 2013)

Liste der Abbildungen: Bild-Unterschriften und Quellen 107

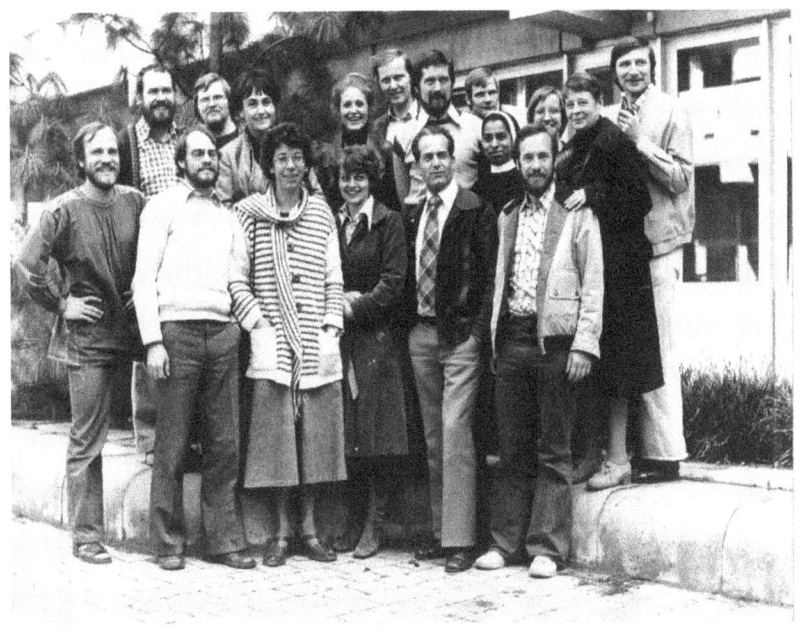

Abbildung 24 Einer der ersten Entwicklungshelfer-Kurse der 1970er Jahre.
(Quelle: Schroeder/Bichmann 2013)

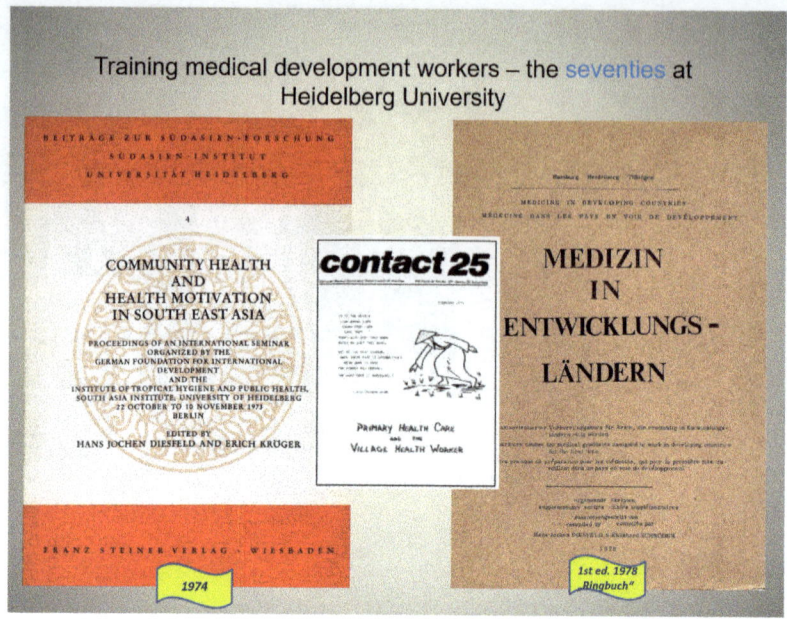

Abbildung 25 Grundlagen für Vorbereitung von medizinischen Entwicklungshelfer/innen der 1970er Jahre. (Quelle: Schroeder/Bichmann 2013)

Liste der Abbildungen: Bild-Unterschriften und Quellen 109

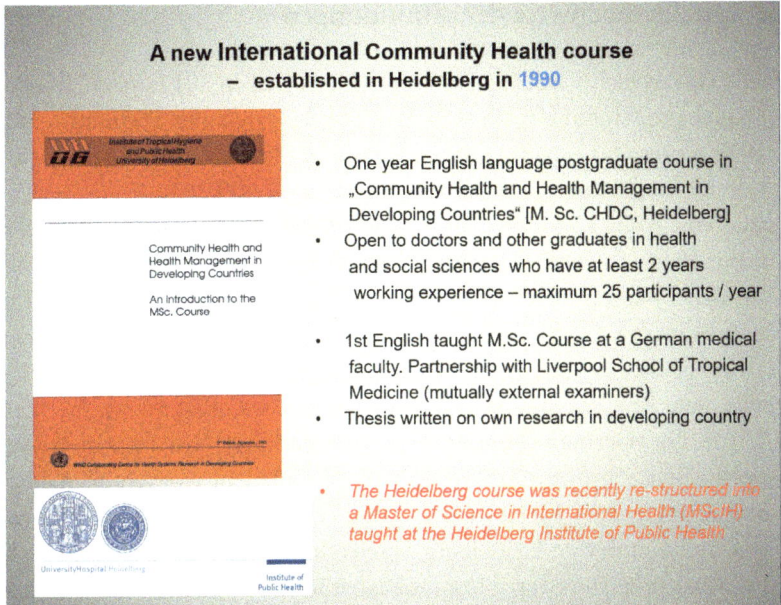

Abbildung 26 Masters-Studiengang Community Health and Health Management in Developing Countries ab 1989 (MSc CHHMDC) als erster universitärer internationaler Public Health Studiengang in Deutschland. (Quelle: Schroeder/Bichmann 2013)

6.2 Quellennachweis der Abbildungen

Quelle von Abb. 5,6,18,21: In: Diesfeld Hans Jochen 2012: From Tropical Hygiene to Global Health – 50 Years of Research and Training, 1962–2012 a personal view In: Global Health in the 21st Century Symposium Ceremonial Address, Heidelberg University 11.09.2012.

Quelle von Abb. 12,13,14,15,16,17,18, 19, 20 In. Diesfeld, Hans Jochen 2011: PHC, EZ und Hochschulkooperation am Beispiel Burkina Faso In: Bruchhausen, Walter/Görgen Helmut/ Razum Oliver (Hrsg.) Entwicklungsziel Gesundheit, Zeitzeugen der Entwicklungszusammenarbeit blicken zurück Peter Lang Frankfurt am Main, 2011

Quelle von Abb. 21–26: In Schroeder Ekkehard/ Bichmann Wolfgang 2013: The German University at International Health: eye witness perspective – From training medical development workers to medical anthropologically-based international community health – the seventies and eighties at Heidelberg University; workshop "Global Health by Academia: the contribution of Northern Universities and Research after 1945, RWTH Aachen University, 21.–22.11.2013

Teil III

Kapitel 7: Originalbeiträge zu Themenkomplexen von gesundheits- und entwicklungspolitischer Relevanz in Forschung und Lehre

7.0 Einleitung

Wie bereits in Teil I dargelegt, geht es mir in meiner biographischen Abhandlung darum, die „politische Dimension ärztlichen Handelns" im Sinne von Rudolf Virchow in den Vordergrund zu stellen, weil sich im Laufe meines beruflichen Lebens als Arzt es sich zunehmend herausstellte, dass Gesundheit, Krankheit und Heilung ganz wesentlich von den allgemeinen Rahmenbedingungen, im Besonderen vom politischen Umfeld abhängt. Dieser hatte 1848 – heute vor 175 Jahren - kurz und bündig festgestellt: „Medizin ist eine soziale Wissenschaft und Politik ist nichts weiter als Medizin im Großen" (Rudolf Virchow, 1848).

Insofern sind Medizin und Politik sehr viel mehr miteinander verwoben, als dies im Rahmen landläufigen medizinischen Denkens und Handelns sichtbar wird. Wie Recht Virchow hatte, zeigt sich heute in den gesellschaftlichen und gesundheitspolitischen Auseinandersetzungen um die Covid 19 Pandemie.

Aus diesem Grund unterstreiche ich in Teil III das in Wort und Schrift, was ich in Teil I als „Narrativ" über unsere Arbeit am Institut für Tropenhygiene und öffentliches Gesundheitswesen in Forschung, Lehre und Praxis beschrieben habe, sozusagen als Belege durch diesbezügliche Texte von meiner Antrittsvorlesung 1969 bis weit über meine Emeritierung 1997 hinaus bis 2010:

7.1 Die Rolle der Tropenmedizin und Tropenhygiene beim Aufbau des Gesundheitswesens in den tropischen Entwicklungsländern (Antrittsvorlesung 1969)

H. J. Diesfeld Institut für Tropenhygiene und öffentliches Gesundheitswesen am Südasien-Institut der Universität Heidelberg (Direktor: Prof. Dr. H. J. Jusatz)

Antrittsvorlesung 29.10.1969, Medizinische Fakultät der Universität Heidelberg

Quelle: Medizinische Klinik 65, 42, 16.10.1970, Seite 1847–1851 (Zschr. existiert nicht mehr)

…Mit dem deutschen Arzt Theodor Bilharz, der im Jahr 1852 den Erreger der später ihm zu Ehren als Bilharziose bezeichneten ägyptischen Blasenkrankheit entdeckte, begann das Zeitalter der Tropenmedizin und medizinischen Parasitologie. Die erneute Ausdehnung des Machtbereichs der europäischen Nationen auf überseeische Gebiete im ausgehenden 19. Jahrhundert brachte eine Konfrontation mit unbekannten Seuchen, was zur Folge hatte, daß sich Ärzte und Naturforscher mit diesen Seuchen befassen mussten und somit zu Mitbegründern der Tropenmedizin wurden.

1881 entdeckte Laveran den Malariaerreger in Nordafrika, 1883 Robert Koch den Choleraerreger in Ägypten. Darüber hinaus ist der Name Robert Koch mit der Erforschung weiterer Tropenkrankheiten verbunden, wie etwa der Rinderpest, dem Ostküstenfieber, der menschlichen und tierischen Schlafkrankheit und der Malaria. In den1890iger Jahren wurden von deutschen Ärzten in Tanganjika die ersten präventivmedizinischen Maßnahmen großen Stils unter der einheimischen Bevölkerung durchgeführt. Alexander Becker und Emil Steudel führten 1889/1890 die ersten Masse'n-Pockenschutzimpfungen durch und Werner Steuber verwendete 1891 als Erster Chinin zur· Malariamassenprophylaxe.

In den folgenden Jahrzehnten entwickelte sich die Tropenmedizin zum· Musterbeispiel interdisziplinärer Forschung: Praktiker, Kliniker, Hygieniker, Mikrobiologen, Zoologen, Pharmakologen und Chemiker haben in der ersten Hälfte dieses Jahrhunderts die gesundheitlichen und hygienischen Voraussetzungen zur Emanzipation der damaligen Kolonien geschaffen. Der Aufbau eines kolonialen Verwaltungsapparates gab unter anderem auch die· Möglichkeit, übergeordnete Pläne· zur Bekämpfung von Seuchen und Naturkatastrophen auszuarbeiten und in die Tat umzusetzen. Damit wurde gleichzeitig die Grundlage für eine Infrastruktur des Gesundheitswesens geschaffen.

Bei aller berechtigten Kritik am Kolonialismus darf nicht übersehen werden, dass weder politische Unabhängigkeit noch wirtschaftlicher und sozialer Aufbau der heute selbständigen Staaten möglich gewesen wäre ohne die Entwicklung eines wirksamen Instrumentariums zur Erkennung, Behandlung, Vorbeugung und Bekämpfung der Tropenkrankheiten.

Wohl noch nie wurde wirtschaftliche und politische Entwicklung von medizinischen Erkenntnissen und deren Implementierung so sehr bestimmt, wie in den vergangenen 25 Jahren. Einen besonderen Anteil hieran haben seit 1946 internationale Organisationen, wie WHO, UNICEF und FAO.

Die katastrophalen Epidemien sind gebannt, die großen Endemien werden in zunehmendem Maß unter Kontrolle gebracht, gesundheits- und verwaltungspolitische Maßnahmen schaffen die Möglichkeit, bei Mißernten und Naturkatastrophen hilfreich
einzugreifen. Die erzielten Anfangserfolge führten zu einem erheblichen Absinken der Frühsterblichkeit, sodass es bei unverändert hoher Geburtenrate zu einer Störung des biologischen Gleichgewichts kam. Das Problem ist nun, einmal durch entsprechende Senkung der Geburtenrate und zum anderen durch eine Steigerung der Nahrungsmittelproduktion, das biologische Gleichgewicht wiederherzustellen.

Trotz dieser medizinischen Erfolge werden immer noch 9/10 aller Erkrankungs- und vorzeitigen Todesfälle durch Infektionskrankheiten und Mangelernährung verursacht, ein sozialpathologisches Krankheitsmuster, wie es auch in Europa bis ins 19. Jahrhundert bestand. In vielen Ländern kommen noch die klassischen tropischen Infektionskrankheiten hinzu, wie Malaria, Trypanosomiasis, Leishmaniasis, Filariasis, Bilharziose und andere Infektionen, deren Erreger oder Überträger an bestimmte lokale oder zonale tropische Klimabedingungen gebunden sind.

In anderen Bereichen der Krankheitsäthiologie spielt die physikalische Umwelt des Menschen eine entscheidende Rolle, wie etwa tropenspezifische Klima-, Wasser- und Bodenverhältnisse, die· die landwirtschaftliche Bodennutzung, die Ernährungs-, Lebens-, Wohn- und Siedlungsweise bestimmen. Ebenso ist der kulturelle Hintergrund einer Bevölkerung für das Vorkommen bestimmter Krankheits – und Mangelzustände· verantwortlich, wie etwa die, Art der Kinderaufzucht, die Einstellung zur Gemeinschaft, zur Schwangerschaft und Geburt, Gesundheit, Krankheit und Tod und alle damit verbundenen Traditionen, Tabus und religiösen Vorstellungen.

So verknüpfen sich physikalische Umwelt, soziale, wirtschaftliche und kulturelle Struktur der Bevölkerung zu einem ökologischen Komplex, der den Ernährungs- und Lebensstandard, das Niveau der persönlichen und öffentlichen Hygiene und somit auch das Krankheitsmuster bestimmt.

Krankheiten, deren Verbreitungsmodus weitgehend von humanökologischen und kulturanthropologischen Faktoren bestimmt werden, sind vor allem Pocken, Pest, Cholera, epidemische Hirnhautentzündung, Lepra, Trachom, Ernährungsstörungen, Wurmbefall und die vielen Ursachen der Mütter-, Säuglings- und Kindersterblichkeit. Auch Tuberkulose und Kinderlähmung müssen heute hierzu gerechnet werden. Sollen diese Krankheiten letztlich unter Kontrolle gebracht werden, muß der langsame Prozeß der Akkulturation berücksichtigt werden, d. h. in medizinischer Terminologie eine Gesundheitserziehung unter echter Berücksichtigung dieser Tatsachen.

1. Das Konzept der Gesundheitspolitik in den Entwicklungsländern

Gesundheit ist in der Präambel zur Konstitution der WHO definiert als der „Zustand vollständigen körperlichen, seelischen und sozialen Wohlbefindens und nicht allein Freisein von Krankheit und Gebrechen". Wenn diese Definition auch normativen Charakter trägt, so stellt sie doch eine Zielvorstellung dessen dar, was zu erreichen erstrebenswert wäre.

Gesundheitspolitik hat zum Ziel, der Bevölkerung entsprechend ihren sozioökonomischen Umständen ein Höchstmaß an gesundheitlicher Vorsorge und medizinischer Betreuung zuteilwerden zu lassen.

In jedem Land, und dies gilt besonders für Entwicklungsländer, muß sich die Gesundheitspolitik wie jede andere sozialpolitische Zielsetzung an der Ausgangssituation und den zur Verwirklichung der gesteckten Ziele zur Verfügung stehenden Möglichkeiten orientieren, d. h. der

Standard der medizinischen Versorgung wird durch die Sozial-, Bildungs- und Wirtschaftsstruktur des Landes bestimmt.

Die Lösung der wichtigsten gesundheitlichen Probleme in den Entwicklungsländern stellt heute weniger ein ärztlich, wissenschaftliches als vielmehr ein organisatorisches, finanzielles und personelles Problem dar. Daher können gesundheitspolitische.

Zielsetzungen in Entwicklungsländern nur im Zusammenhang mit der Sozial-, Bildungs- und wirtschaftspolitischen Struktur gesehen werden. Zum anderen muß man sich darüber im Klaren sein, daß Gesundheit eine wesentliche Voraussetzung für die gesteckten entwicklungspolitischen Ziele darstellt. Einer der bekanntesten Tropenmediziner, Brian Maegraith, hat dies auf die einfache Formel gebracht: „Eine gesunde Wirtschaft bedarf einer gesunden Gesellschaft". Diese ökonomische Relevanz des Gesundheitsproblems wurde lange Zeit bei der Entwicklungsplanung außer Acht gelassen.

Auch Bildungspolitik steht im engen Zusammenhang mit Gesundheitspolitik. Ein Charakteristikum vieler Entwicklungsländer ist das Fehlen eines Mittelstands und ein Mangel an Führungskräften.

Im Bereich der medizinischen Versorgung ist dies charakterisiert durch eine ungünstige Arzt-/Bevölkerungsquote von 1: 10.000 bis 1: 100.000. Der Aufbau medizinischer Hochschulen scheint daher eine vordringliche Aufgabe zu sein.

Ein Medizinstudium dauert aber zu lange und ist zu teuer, um in absehbarer Zeit den Ärztemangel zu beseitigen. Der medizinischen Versorgung dieser Länder wird auch wenig Dienst erwiesen, wenn die ärztliche Grundausbildung in einer im Vergleich zu den tatsächlichen Landesverhältnissen unrealistischen Atmosphäre in Industrienationen erfolgt und Zielvorstellungen technologisch-wissenschaftlicher Art implantiert werden, die mit der täglichen Arbeit zu Haus nicht im Einklang stehen. Eine derartige Form der Entwicklungshilfe sollte vielmehr auf die Ausbildung und Fortbildung in Spezialfächern beschränkt bleiben.

Health Centers

Die ohnehin schlechte medizinische Versorgungslage wirkt sich durch die geringe Bereitschaft der Ärzte, außerhalb der Großstädte zu arbeiten, auf die breite Masse der Bevölkerung, die· zu 95 % auf dem Land lebt, besonders ungünstig aus. Unter Berücksichtigung dieser Umstände ist daher in Afrika, z. B. neben Arzt und Krankenhaus, das System der Health Centers getreten, die nicht von voll ausgebildeten Ärzten, sondern von sogenannten Health Assistants geleitet werden. Im Anschluß an eine pragmatische dreijährige Ausbildung, die zwischen der von Ärzten und medizinischen Hilfskräften steht, führen sie selbständig ein Team von Mitarbeitern und werden, jeweils mehrere zusammengefasst, von einem Amtsarzt betreut.

Auf diese Weise wird durch Delegation medizinischer Aufgaben die Tätigkeit des Arztes in den Tropen zusätzlich zu der eines Lehrers, Beraters, Koordinators und Organisators dieser Arbeitsgruppen in den Health Centers, wodurch auch sein Arbeitskraft und Erfahrung wesentlich rationeller eingesetzt werden kann, als e, s der Fall wäre, wenn er für sich allein arbeiten müßte.

Nur unter Beachtung dieser Gesichtspunkte wird eine medizinische Entwicklungshilfe, die die Ausbildung von Ärzten, Health Assistants und medizinischem Hilfspersonal in den Entwicklungsländern selbst in diesem Sinne fördert, Erfolge erzielen.

Eigene Prioritäten schaffen

Die gesundheitspolitische Strategie in Entwicklungsländern kann also· nicht von ökonomisch unrealistischen Vorbildern aus Industrienationen ausgehen, sondern muß sich ihre eigenen Prioritäten schaffen:

1. Der Präventivmedizin, der Gesundheitserziehung und der Hebung des Hygienestandards kommt bezüglich der Zielsetzung der absolute Vorrang vor der kurativen Medizin zu.
2. Die medizinische Versorgung muß auf qualitatives und quantitatives Wachstum ausgerichtet sein, da sie zu Beginn naturgemäß nur einen Kompromiß darstellen und Mindestforderungen erfüllen kann.
3. Die medizinische Versorgung der Bevölkerung muß von der Peripherie her aufgebaut werden. Es soll wenigstens in einfachster Form jederzeit medizinische Hilfe zugänglich sein, d. h. die medizinische Versorgung muß in die Bevölkerung hineingetragen werden.

4. Bei den landläufigen Krankheitszuständen besteht wenig Zusammenhang zwischen finanziellem, technischem und personellem Aufwand und der Effizienz medizinischer Bemühungen, d. h. medizinische Versorgung in diesem Stadium kann wirksam sein ohne umfassend sein zu müssen.
5. Das gesundheitspolitische Konzept muß die· kulturellen Besonderheiten und den Bildungsgrad der Bevölkerung berücksichtigen.
6. Die Interdependenz der Konsequenzen präventivmedizinischer Bemühungen und ernährungspolitischer, sozioökonomischer und gesundheitserzieherischer Maßnahmen muß vom Planungsstadium an im Auge behalten werden.

2. Tropenmedizin und -hygiene beim Aufbau eines Gesundheitswesens

Mit dem Begriff „Tropenmedizin und Tropenhygiene" ist von jeher die traditionelle Blickrichtung von nichttropischen in tropische Zonen verbunden gewesen. Mit einem Schuß exotischer Romantik wurden diese Fächer unter dem besonderen Aspekt der Auswirkung tropischer Klima- und Lebensbedingungen auf den Europäer betrachtet. Durch die verschiedenen Organisationen der Vereinten Nationen ist eine mehr globale Betrachtungsweise, medizinischer, epidemiologischer und gesundheitspolitischer Probleme· angeregt worden. Hierdurch hat die regionale Differenzierung in Tropen und Nichttropen den exotischen Anstrich verloren und bekam einen mehr realen, entwicklungspolitischen.

Tropenmedizin

Der Begriff „Tropenmedizin" muß heute die gesamte Medizin unter dem besonderen krankheitsökologischen Aspekt der Verhältnisse in den tropischen Entwicklungsländern umfassen. Man muß allgemeiner von „**Medizin in den Tropen**" sprechen. Zwar nehmen die spezifischen tropischen Infektionskrankheiten aufgrund ihrer Bedeutung für die Gesamtmorbidität eine Vorrangstellung ein, doch kann nicht übersehen werden, daß das Krankheitspanorama durch die den Entwicklungsländern eigenen ökologischen Besonderheiten bestimmt wird. Um diesem weiten Spektrum Rechnung zu tragen, haben sich Spezialfächer herausgebildet, die ihren festen Platz innerhalb des Gesamtkomplexes „Medizin in den Tropen" haben, wie etwa tropische Pädiatrie, tropische Dermatologie, Leprologie, Malariologie und andere.

Tropenhygiene

Analog hierzu muß auch der Begriff der „Tropenhygiene" neu definiert werden. Hygiene ist ein ausgesprochen ökologisch orientiertes Fach. Objekte sind die gesamte physische und soziale Umwelt des Menschen und die Wechselbeziehungen zwischen der menschlichen Gesellschaft und dieser Umwelt. So, beschäftigt sich auch die Tropenhygiene heute mit ·diesem Komplex im weitesten Sinn des Wortes, jedoch mit spezieller Blickrichtung auf die humanökologischen Probleme in den tropischen Entwicklungsländern. Sie muß dementsprechend ebenso weit gefächert und spezialisiert sein, wie es das Fach Hygiene in unseren Breiten ist, indem neben den Komplex Umwelthygiene auch Sozialhygiene und Präventivmedizin treten.

Diese neue Situation wird zwar allgemein anerkannt, dennoch herrscht die Meinung vor, man könne die aktuellen medizinischen Probleme in den Entwicklungsländern einfach durch Ausdehnung der bei uns auf dem Gebiet der Hygiene gewonnenen Erkenntnisse etwa im Bereich der Entwicklung der Wasserversorgung oder Abwasserbeseitigung allein oder durch prophylaktische Massenkampagnen lösen.

Entwicklung ist aber nicht nur von innen gewünschte oder von außen induzierte Investitionspolitik, sondern im Wesentlichen ein Akkulturationsprozeß, in dessen Mittelpunkt der Mensch steht, wobei vor allem auch der zeitraubende Lern- und Anpassungsprozeß berücksichtigt werden muß. Die· Aufgabe, die der Tropenhygiene oder vielmehr der Hygiene· in den tropischen Entwicklungsländern zukommt, kann daher nur im Rahmen dieses Akkulturationsprozesses gesehen werden und muß in diesen integriert werden.

Charakteristisch für die Komplexität der Aufgaben kreise der Tropenhygiene ist, daß die Instrumente zur Lösung der Probleme, im medizinischen, naturwissenschaftlichen, technologisch-organisatorischen, gesellschaftswissenschaftlichen und besonders im bildungspolitischen Bereich liegen. Nur ein multi- und interdisziplinärer Ansatz zur Lösung der anstehenden Probleme kann diese Verflechtung berück sichtigen. Tropenhygiene ist ebenso wie Hygiene in unseren Breiten in erster Linie angewandte

Wissenschaft, die auf den vier Ebenen Praxis, Lehre, Forschung und Planung am praktischen Beispiel orientiert ist.

3. Sieben Aufgabenkreise der Hygiene in den Tropen lassen sich unterscheiden:

- Umwelthygiene,
- Epidemiologie und Geomedizin,
- Seuchenbekämpfung,
- Präventivmedizin (Gesundheitsvorsorge),
- Sozialhygiene und Arbeitshygiene,
- Gesundheitserziehung und Familienplanung,
- Gesundheitsplanung und Entwicklungsforschung.

Jeder dieser Aufgabenkreise muß unter dem speziellen Aspekt der Problematik der Entwicklungsländer gesehen werden. Ihre, Aktionsbasis liegt, je nach dem angesprochenen Objekt auf internationaler und nationaler, auf überregionaler, regionaler oder lokal auf kommunaler Ebene. Überregionale Rahmenpläne müssen so flexibel sein, daß sie den jeweiligen regionalen und lokalen Besonderheiten und Bedürfnissen angepaßt werden können. Schematisch durchgeführte Programme, die dies nicht berücksichtigen, sind zum Scheitern verurteilt.

Umwelthygiene beschäftigt sich z. B. mit den Einwirkungen von Luft, Wetter und Klima auf den Menschen. Die Tropenklimatologie stellt ein relativ junges Fach dar. Sie hat ihre besondere Relevanz für die Tropentauglichkeit, d. h. die Frage der Akklimatisation tropenfremder Individuen unter den Arbeits und Lebensbedingungen des Einsatzes in den Entwicklungsländern.

Die Hygiene der Wasserversorgung, der Abwasser- und Abfallbeseitigung ist eng verbunden mit den sozioökonomischen, soziokulturellen und hygienischen Fragen in Zusammenhang mit Wohnungs-, Siedlungs- und Städtehygiene, die in Entwicklungsländern eines der größten Probleme darstellen.

Epidemiologie und Geomedizin stellen die Wissenschaft von der Krankheitsverbreitung in der menschlichen Gesellschaft und in ihrer physischen Umwelt dar. Im Vordergrund steht hier das ökologische und nosochoretische Prinzip. Hiervon werden wichtige Informationen erwartet, die der Krankheitsbekämpfung- und Verhütung dienen.

Die *Seuchenbekämpfung* ist das klassische· Fach der Tropenhygiene. Sie baut auf den epidemiologischen und geomedizinischen Untersuchungen zur Aufdeckung des Vorkommens und Umfangs einer Infektionskrankheit auf und führt über die Identifizierung des Übertragungsmodus zur gezielten Bekämpfungskampagnen. Allgemein. bekannt geworden sind die Malariaausrottungsprogramme, die groß angelegten Aktionen gegen Gelbfieber, Frambösie, Schlafkrankheit und neuerdings gegen Pocken, wobei die WHO federführend ist. Andere Krankheiten entziehen sich bisher noch derartigen Maßnahmen vor allem deshalb, weil häufig der Hebel im sozioökonomischen und gesundheitserzieherischen Bereich angesetzt werden müßte.

Gesundheitsvorsorge und Präventivmedizin werden ausgehend von einer regionalen Gesundheitsplanung auf kommunaler Ebene praktiziert. Hier soll die· Aktionsbasis das Health Center sein, das als periphere medizinische Versorgungseinheit die Brücke zwischen Bevölkerung und Krankenhaus herstellt. In ihnen werden sämtliche präventivmedizinischen und auch gesundheitserzieherischen Aufgaben ausgeübt, wie etwa Schutzimpfungen, Schwangerenfürsorge oder Mutter- und Kindfürsorge, Familienplanung, verbunden mit einer einfachen kurativen ambulanten medizinischen Versorgung der Bevölkerung.

Sozialhygienische und arbeitshygienische Aufgaben werden auch in den Tropen in dem Maß erforderlich, wie die Industrialisierung und die damit verbundene Urbanisation der Bevölkerung zunehmen. Dies ist ein völlig neuer und noch in seinen Anfängen stehender Bereich der Tropenhygiene, der sich jedoch gut der in den Industrienationen gewonnenen Erkenntnisse· bedienen kann.

Einer der wichtigsten Faktoren im Entwicklungs bzw. im Akkulturationsprozess ist die *Gesundheitserziehung.* Sie muß als Grundlage zur Erreichung ihrer Ziele in besonderem Maß um die Auswertung der Kenntnisse des soziokulturellen Hintergrunds bemüht sein, besonders für Maßnahmen der Familienplanung.

Aus den vielfältigen Aufgaben im Rahmen der genannten Punkte geht hervor, daß eine moderne Tropenhygiene sich um die Planung dieser Aktionen sowohl im allgemeinen Rahmen der Gesundheitspolitik als auch um eine Detailplanung kümmern muß. G*esundheitsplanung* ist daher der jüngste Zweig der Tropenhygiene und bedarf eines eigenen wissenschaftlichen Fundaments.

Wenn heute von Tropenhygiene und Tropenmedizin gesprochen wird, so wird darunter vielmehr „Hygiene· und Medizin in den Tropen bzw. in den tropischen Entwicklungsländern" verstanden. Man muß sich von der gewissen Einseitigkeit dieser Fächer freimachen und erkennen, daß es sich hierbei im Unterschied zu Industrienationen um präventivmedizinische und kurative ärztliche Aufgaben unter dem besonderen Aspekt der humanökologischen Bedingungen in den tropischen Entwicklungsländern handelt und daß der Präventivmedizin die absolute Priorität vor der kurativen Medizin zukommen muß. Daher ist es notwendig, daß sämtliche Zweige dieser beiden medizinischen Bereiche· im Zusammenhang mit dem Entwicklungsprozeß dieser Länder gesehen werden müssen. Hier liegen die großen gemeinsamen Aufgaben der Medizin in den Industriestaaten und in den Entwicklungsländern in der Praxis, Lehre, Forschung und Planung.

Es ist daher heute eine· der wichtigsten Aufgaben der Tropenmedizin und Tropenhygiene beim Aufbau und Ausbau eines Gesundheitswesens in tropischen Entwicklungsländern, auf eine Neuorientierung der medizinischen Entwicklungshilfe zur Realisierung der hier kurz skizzierten gesundheitspolitischen Konzeption hinzuwirken.

Verfasser: Priv.-Doz. Dr. H. J. Diesfeld, Institut für Tropenhygiene am Südasien Institut der Universität Heidelberg, 69 Heidelberg, Im Neuenheimer Feld 13.

7.2 DAS KOHLEREVIER VON DHANBAD, (Bihar/ Indien) als Beispiel für die Gesundheitsprobleme im Urbanisierungs- und Industrialisierungsprozess in Entwicklungsländern Hans Jochen Diesfeld

Quelle: Städte in Südasien: Geschichte, Gesellschaft, Gestalten, Hrsg. Hermann Kuhlke; H. Ch. Rieger; L. Lutze, Beiträge zur Südasien Forschung Bd. 60, Franz Steiner Verlag Wiesbaden, 1982 ISBN 3-515-03391-2, S. 285–309. Abdruckgenehmigung liegt vor.

Der hier wiedergegebene Text beschränkt sich auf die speziell das Kohlerevier von Dhanbad betreffenden Abschnitte

I. Vorbemerkung

Bei der Beschäftigung mit Gesundheitsproblemen der Dritten Welt steht der ländliche Sektor gewöhnlich im Vordergrund des Interesses, weil dort in der Regel 70–90 % der Bevölkerung leben, die durch schrankenlose Expansion der modernen Wirtschaftsmetropolen einer zunehmenden Marginalisierung und absoluten und relativen Verarmung anheimfallen.

Auf der anderen Seite wirft die mit mehr als 10 % im Jahr an wachsende, in einer tragischen Wechselwirkung mit dem Hinterland verknüpfte städtische Bevölkerung gesundheits- und sozialpolitische Probleme auf, für deren Lösung sich bislang kaum Anzeichen erkennen lassen.

Die wachsenden Stadtgebilde ersticken nicht nur in ihren Hygiene-, Wohn-, Versorgungs- und Entsorgungs-, sondern auch in sozial- und gesundheitspolitischen Problemen, die nicht in das alte Schema der Tropenmedizin passen. Durch das überstürzte Wachstum der Metropolen mit ex- und import-orientierten, die Kapitalflucht begünstigenden Entwicklungen des modernen Sektors werden Prioritäten gesetzt, denen gegenüber sozial- und gesundheitspolitische Belange so lange in den Hintergrund gedrängt werden, als sie nicht zur Erreichung der gesteckten Ziele notwendig erscheinen. Gleichwohl haben auch Industrialisierung und Urbanisierung als Teilaspekt der Entwicklung Gesundheit im weitesten Sinne des Wortes zum Ziel.

Obwohl auf nationaler wie auch internationaler Ebene die Problematik der Urbanisation durchaus gesehen und diskutiert wird – es sei nur an die UNO-Konferenz „Habitat" (The Vancouver Declaration on Human Settlements Vancouver, Canada 31 May–11. June) erinnert – geschieht auf dem Gebiet der Entwicklungsplanung, insbesondere auf dem Gebiet der Stadthygiene wenig. Die Literatur zu diesem Thema ist spärlich, verglichen mit dem explosionsartig wachsenden Problem. Auch auf dem Gebiet der Entwicklungshilfe und Entwicklungspolitik wird diese Problematik nicht genügend gewürdigt.

Der Ansatz einer betonten integrierten ländlichen Entwicklung auf breiter Ebene soll auf längere Sicht der Entlastung der Städte dienen, doch zunächst wachsen die Städte und mit ihnen die stadthygienischen Probleme.

Stadthygiene muss sich vor dieser Problematik nicht nur als naturwissenschaftlich-technologische Disziplin, sondern auch ganz besonders als Sozialhygiene verstehen. Auch Industrie- und Arbeitshygiene muss in Entwicklungsländern einen weiteren Bereich umfassen, als in den sehr viel besser ausgestatteten Industriestaaten.

Seit Max von Pettenkofer vor mehr als 100 Jahren die Grundlagen der modernen Stadthygiene schuf, ist das medizinisch-hygienische Basiswissen – in sich schon multidisziplinär – und der technische Fortschritt im Bereich der Stadthygiene, der Siedlungs-, Wohn- und Industriehygiene ständig gewachsen. Aufgrund dieser Erkenntnisse könnten sich Städte „hygienisch" gesund planen, organisieren und betreiben lassen. Die Industrie und Arbeitshygiene liefert heute Grundlagen, mit deren Hilfe auch der moderne Arbeitsprozess mit einem Minimum an Schädigung ablaufen könnte.

Besonders deutlich werden hier aber auch die Grenzen der Hygiene und Medizin. Kaum irgendwo werden politische, wirtschaftliche finanzielle, ökonomische, und historische Faktoren und Sachzwänge so wirksam, wie in diesem Bereich.

III. Gesundheitsprobleme im Kohlerevier von Dhanbad (Jharia Coal Field (J.C.F.)

Anhand eigener Untersuchungen im Kohlerevier und Schwerindustriegebiet von Dhanbad in Südost-Bihar werden die Hygiene- und Gesundheitsprobleme der Urbanisierung im Zuge der Industrialisierung der letzten

100 Jahre dargestellt. Diese unterscheiden sich deutlich von denjenigen der alten Metropolen wie Patna oder Varanasi oder der rezenten Städte wie Bombay oder Calcutta.

Urbanisierung und Industrialisierung werden als sich gegenseitig bedingend betrachtet, bezogen auf die in diesen Sektor einwandernden Menschen und ihre gesundheitlichen Belange. Auch wird der Begriff „Industrialisierung" nicht eng auf den sekundären Wirtschaftssektor der Rohstoffverarbeitung beschränkt sein, sondern den primären Sektor der Rohstoffgewinnung, in diesem Falle den Kohlebergbau mit einschließen.

Die Vielschichtigkeit der Gesundheitsprobleme im Urbanisierungs- und Industrialisierungsprozess lässt sich an diesem Beispiel des Kohlereviers von Dhanbad besonders gut aufzeigen.

Folgende Problemkreise sind zu unterscheiden:

– Seuchenhygiene: z. B. Cholera, Pocken, Malaria, Tuberkulose, Lepra (präventive Maßnahmen)
– Medizinische Versorgung bzw. Versorgung mit kurativen Einrichtungen
– Gesundheitliche Vorsorgeeinrichtungen (Mutter und Kind)
– Stadt-, Siedlungs- und Wohnhygiene (Bengal Mines Act 1920, Coal Mines Welfare Organization) u. a.
– Wasser- und Abwasserprobleme, Wohnsiedlungen, Märkte,
– Filariose-Ausbreitung im Zuge der Industrialisierung und Urbanisierung
– Arbeitshygiene: Arbeitsbedingungen, Arbeitsschutzgesetze, Frauen- und Kinderarbeit
– Sozialhygiene: Kindersterblichkeit – Familienplanung – kulturelle Probleme – Wanderarbeiter-Probleme – soziale Sicherheit – Arbeitsuchende und arbeitslose Randgruppen

1. Seuchenhygiene

Der Mensch ist der wichtigste Verursacher von Krankheit und zugleich ihr Opfer. Dies gilt nicht nur für die direkt oder indirekt von Mensch zu Mensch übertragenen Infektionskrankheiten, sondern in nicht unerheblichem Maße auch für diejenigen, die eines tierischen Überträgers bedürfen, der seinerseits an bestimmte ökologische Bedingungen gebunden ist. Noch vielmehr gilt dies für die große Zahl von Krankheiten, die mittelbar oder unmittelbar durch menschliche Aktivitäten und Verhaltensweisen entstehen. Festzuhalten ist ferner, dass mit zunehmender Konzentration von Menschen diese gesundheitlichen Probleme größer werden. Die disparitäre Entwicklung im Dhanbad-Distrikt mit der resultierenden dualen Wirtschaftsform zeigt dies sehr deutlich. Seit über 100 Jahren wird im Dhanbad-Distrikt Kohle gefördert. Hier, wie im Nachbardistrikt Asansol sind die größten Kohlereviere Indiens. Von Anfang an war der Zuzug von Arbeitskräften das entscheidende demographische und gesundheitspolitische Merkmal dieser Region. Allein in den 10 Jahren zwischen den beiden letzten Zensus nahm im urbanen Bereich die Bevölkerung um 120 % zu, während sie im ländlichen Bereich um 4 % abnahm.

Auf einer Fläche von nur 163 km² drängten sich 1971 638.000 Einwohner, was einer Dichte von über 3.900 Einwohnern/km² entspricht. Im bäuerlichen Umland kamen auf 2.708 km² 828.289 Einwohner (303 Einwohner/km²).

Trotz 3.904 Einwohner/km² kann in Dhanbad Stadt nicht von einem urbanen Zentrum gesprochen werden. Es handelt sich vielmehr um eine total zersiedelte, durch Industrie, Abraum- und Kohlehalden, offene Tagbaugruben und Bergschäden zerschundene, mit Staub, Rauch und Abgasen verpestete Industrielandschaft, in die menschliche Siedlungen eingestreut sind.

Die in mehreren Wellen sich abspielende industrielle Expansion seit über 100 Jahren hat die hiermit zusammenhängenden Hygieneprobleme immer nur im Sinne eines Katastrophenmanagements mehr oder weniger bewältigt. Das Wasser- und Abwasserproblem sowie der Import von Krankheiten von außen und ihre Verbreitung innerhalb dieses Ballungsraumes war stets ein augenfälliges Problem. Der Zusammenhang mit der industriellen Produktivität wurde vor und während des ersten Weltkriegs in tragischer Weise deutlich. Der gesteigerte Kohlebedarf für die Bunkerstationen der Britischen Marine in Calcutta machte eine erhebliche Steigerung des Arbeitskräfteeinsatzes erforderlich. Diese zusätzliche Zusammenballung von Menschen bei fehlenden wasser- und abwasserhygienischen Maßnahmen musste zur Katastrophe führen. Als die Zahl der Cholera- und Todesfälle in die Tausende ging, kam es zu einer Massenflucht aus der Region mit Verschleppung der Seuche nach außen und nahezu zu einem Zusammenbruch der Kohleproduktion. Die Annual

Reports des Chiefinspectors of Mines of India sind hierfür drastische Zeugen. Die Erkennung dieser Zusammenhänge führte in dem darauffolgenden Jahrzehnt zur Gründung des Jharia Water-Board und des Jharia Mines Board of Health und zum Aufbau einer Wasserversorgung für dieses Gebiet in einer für die damaligen indischen Verhältnisse vorbildlichen Weise. Dennoch kam, wie im übrigen Indien, erst in den letzten beiden Jahrzehnten die Cholera weitgehend unter Kontrolle (Anmerkung 1).

Ein weiteres seuchenhygienisches Problem im Zuge der Industrialisierung und Urbanisation war die Malaria. Während im ländlichen Gebiet die Malaria ein natürlicherweise begrenztes Problem des Nass-Reisbaus ist, entwickelten sich im Kohlerevier als Ergebnis des Übertagebaus der Kohle, durch Anlage von Straßen, Eisenbahndämmen, durch Rückhaltebecken und durch Bergschäden ausgedehnte Wasserflächen zwischen den Wohngebieten der Bergarbeiter, sodass sich die Überträgermücken massenhaft vermehren konnten. Die Zuwanderung von Arbeitskräften aus vielen Teilen Indiens förderte den Import von Parasitenträgern, sodass sich in den 1940er Jahren eine Malaria-Morbidität entwickelte, die erneut die Kohleproduktion derart behinderte, dass die Regierung 1944 mit der ersten von der Armee durchgeführten systematischen Malaria-Bekämpfung in Indien überhaupt begann. Ab 1947 wurde DDT verwendet und bis 1965 war mit erheblichem Mittelaufwand die Zahl der Malaria-Fälle im Kohlerevier auf unter 1 pro Tausend gesunken (Anmerkung 2).

Seit 1970 allerdings ist auch hier im Zuge der allgemeinen Rückkehr der Malaria in Indien die Zahl der Fälle rapide im Zunehmen begriffen.

Die Pockensituation der Dhanbad Region spiegelte das Bild Gesamt Indiens wider. Die in etwa 8-jährigem Zyklus wiederkehrenden Epidemien schlugen sich auch in den örtlichen Statistiken nieder, ebenso die Resultate der allgemeinen Pockenimpfkampagnen. Eine besondere Situation durch die Industrialisierung ist nicht aktenkundig geworden. Heute können die Pocken als ausgestorben bezeichnet werden (Anmerkung 3).

Während die spektakulären Massenkrankheiten mit makroökonomischer Relevanz, wie Cholera, Malaria oder Pocken in der Seuchenbekämpfung stets einen relativ hohen Stellenwert erhielten und auch systematisch bekämpft wurden, wurden die im Wesentlichen die mikroökonomische Ebene der Familie durch Frühinvalidität der Erwerbstätigen treffenden Krankheiten, wie etwa Lepra und Tuberkulose und die anderen

Krankheiten der Armut, vernachlässigt. Die systematische Erfassung der Kranken, die Frühdiagnose und Vorbeugungsmaßnahmen sind im städtischen Bereich völlig unzureichend, im ländlichen Bereich so gut wie nicht existent. Die Therapie ist unsystematisch und erratisch.

2. Medizinische Versorgung

Das Kohlerevier und seine Bevölkerung sind im kurativen Sektor durch eine große Zahl von Krankenhäusern und Ambulatorien gegenüber dem ländlichen Bereich ausgesprochen begünstigt. Die großen staatlichen und die zum Zeitpunkt der Untersuchung noch nicht verstaatlichten großen Kohle- und Stahlbetriebe, wie auch die Coal Mines Labour Welfare Organisation (C.M.L.W.O.), verfügen über einen vergleichsweise vorzüglichen Gesundheits- und Krankenversorgungsdienst.

Nicht hiervon begünstigt werden alle diejenigen, die früher und auch heute noch über Contract Labour in diesem Sektor beschäftigt werden und so durch die Maschen der industriellen Gesundheitsgesetzgebung fallen. Dies gilt vor allem auch für den Arbeitsunfall und die sich hieraus ergebenden Maßnahmen der Sozialgesetzgebung. Im Kohle- und Industriesektor, der einschließlich Dhanbad Stadt auf relativ kleinem Raum konzentriert ist (ca. 300 km²) stehen einer Bevölkerung von etwa 570.000 (1971) 23 kleinere oder größere Krankenhäuser mit insgesamt 1.193 Betten zur Verfügung. Dies bedeutet ein Bett pro 478 Einwohner und, was noch bedeutsamer ist, ein durchschnittliches Einzugsgebiet pro Krankenhaus von nur 13 km². Die große Zahl von 320 Dispensaries in dieser Region bedeutet ein Einzugsgebiet von 1 km² pro Dispensary. Die Situation im bäuerlichen Umland ist bei etwa gleichgroßer Bevölkerung erheblich schlechter.

3. Mutter- und Kindfürsorge im Dhanbad-Coalfield

Im Kohlerevier gibt es durch Jharia Mines Board of Health (JMBH) sowie durch die Coal Mines Labour Welfare Organization (CMLWO) einen im Prinzip gut organisierten Gesundheitsfürsorgedienst. Dieser wurde bereits 1961 eingerichtet, nachdem die Säuglings- und Kindersterblichkeitszahlen erschreckend hoch waren. Diese Dienste bieten in

11 Clinics (Ambulatorien) und 28 Subcenters Schwangeren Entbindungs- und Wochenbettpflege, Mütterberatung und Familienplanung an.

Eine Analyse der Angaben über die Inanspruchnahme durch die Bevölkerung lässt jedoch erkennen, dass ein krasses Missverhältnis zwischen registrierten Geburten, Inanspruchnahme durch Schwangere und Mütter und den demographisch zu erwartenden Zahlen von Müttern und Kindern im Einzugsgebiet der Clinics besteht. Das Ergebnis ist, dass sicher nur ein sehr geringer Teil der anzusprechenden Bevölkerung tatsächlich in den Genuss dieser Leistungen kommt. Es ist auch bezeichnend für die Situation, dass konkrete Angaben über den Gesundheitszustand von Mutter und Kind nicht zu erhalten sind. Die vergleichsweise bessere Versorgungsdichte lässt keine Rückschlüsse auf eine entsprechende Versorgungsgüte zu. Zensusanalysen lassen sogar die Vermutung zu, dass die Säuglingssterblichkeit im Industriegebiet höher ist als auf dem Land.

Im Jahresbericht des „Chief Inspector of Mines in India" 1901 ist u. a. folgendes zu lesen:

> „At all coal mines (except Assam) the bulk of underground work is performed at a fixed price per tub of coal by gangs of men or families and gangs of men, women and children. They choose their own hours of labour. The men cut coal, the women and children carry it to the tub and as a rule they push the tub to the shaft or incline".

Die Phantasie setzt dem Ausmaß der Mütter-, Säuglings- und Kindersterblichkeit unter diesen Lebensbedingungen keine Grenzen, und man ist an die Schilderungen von Emile Zola aus dem lothringischen Kohlebergbau Ende des 19. Jahrhunderts erinnert, wo die Bedingungen wie überall zu dieser Zeit im Bergbau die gleichen waren.

Einige Jahre später wurde offiziell die Kinderarbeit untersagt. Frauen arbeiten heute nur noch über Tage, vorwiegend beim Laden von Kohle, aber auch im Tagebergbau. Das Alter der Jugendlichen beiderlei Geschlechts in den Tagebaubetrieben und auf den Kohlenhalden lässt sich schwer schätzen. Was 1901 für den Kohlebergbau allgemein galt, galt nach eigenen Beobachtungen zum Zeitpunkt der Untersuchung (1969/1970) und nach Aussagen zahlreicher Experten für den Übertagebau der Kohle. Frauen und Jugendliche werden vor allem von den Kontraktunternehmern beschäftigt.

1931 sah sich Jharia Mines Board of Health aufgrund der katastrophalen Verhältnisse veranlasst, ein „Maternity and Child Welfare Scheme" (M.C.W.)·einzurichten, das wenige Jahre nach seiner Implementierung 1934 als sehr erfolgreich bezeichnet wurde. 1947 gab es in Jharia Coal Field (J.C.F.) sechs MCW-Clinics, 1957 waren es elf. Jeder dieser 11 Clinics sind 2-4 Subcenters zugeordnet, sodass es 1969 auf diese Weise 28 Subcenters als Außenstellen der MCWCenters gab.

Seit 1957 ist der geographische Rahmen dieser Aktivitäten nicht mehr erweitert worden. Obwohl JMBH die präventivmedizinischen Aufgaben für den gesamten Dhanbad District (außer Chas und Chandankiyari) wahrzunehmen hat, wurde diese Fürsorgeleistung des MCWSchemes nie auf das bäuerliche Umland ausgedehnt, sondern hat sich ausschließlich auf das J.C.F. konzentriert.

Dem MCW-Scheme wurde ab 1965 noch die Familienplanung zugeordnet, 'so dass entsprechend der Empfehlung des Indischen Roten Kreuzes folgende Aktivitäten heute durchgeführt werden:

1. Schwangeren- und Wöchnerinnenbetreuung (antenatal und postnatal care) sowie Hausentbindungshilfe durch Hebammen.
2. Mütterberatung für Säuglinge und Kleinkinder sowie Gesundheitserziehung.
3. Präventive Maßnahmen zur Verminderung der Säuglings- und Kleinkindersterblichkeit.
4. Familienplanungsberatung und Durchführung entsprechender Maßnahmen der konservativen und operativen Geburtenkontrolle.

Neben den Klinik- und Hausbesuchen werden eingeschriebenen Frauen Milchpulver, Seife und Medikamente kostenlos zur Verfügung gestellt. Personell standen für die 11 Clinics und 2nd' Subcenters zusammen ein Arzt, 10 „Lady health visitors", 6 Hebammen, 12 angelernte Hebammen, 4 Hilfskräfte für Familienplanung und 21 weitere Hilfskräfte einschließlich Putzer und Rikschakulis zur Verfügung. Pro Clinic-Subcenter-Komplex standen demnach etwa 3 nichtärztliche Fachkräfte zur Verfügung.

Der finanzielle Rahmen dieses M.C.W. Schemes wird durch das Budget des JMBH bestimmt, aus dem hierfür etwa 8-10 % vorgesehen sind. 1957/1958 bedeutete dies eine Summe von 76.665 Rs oder etwa 7.000 Rs für jeden Clinic-Subunit-Komplex, 1961/1962 waren es bei 130.895 Rs etwa 12.000 Rs pro Komplex, wobei die Gehälter des Personals mit enthalten sind.

Die Effizienz dieses Programms, insbesondere im Hinblick auf das Ziel der Reduktion der Mütter-, Säuglings- und Kindersterblichkeit eine unabdingbare Voraussetzung für die Akzeptabilität von Familienplanungsmaßnahmen durch die Bevölkerung ließ sich objektiv nicht messen. Die JMBH-Jahresberichte gaben Ziffern für die verschiedenen Sparten der Tätigkeit an. Eine Interpretation in Bezug auf die erklärten Ziele des Programms ist kaum möglich. Eine Analyse der Ziffern, bezogen auf die einzelnen Zentren und die Arbeitstage pro Jahr, ergab das Bild einer relativ geringen Effizienz, wenn man die statistisch erfasste Aktivität überhaupt als Maßstab akzeptieren kann.

1969 wurde als Einzugsgebiet dieses „Mother and Child Welfare Family Planning" – Schemes eine Fläche von 650 km² mit 160 Kohlengruben und einer Bevölkerung von 253.000 angegeben. Es war unklar, ob hierbei auch die von Kontraktunternehmen im Kohlebergbau beschäftigten Arbeiter und deren Familien miterfasst und begünstigt wurden, die in offiziellen Statistiken meist nicht auftauchten. Gerade in diesem Bereich wurden viele Frauen unter sehr unsozialen Bedingungen beschäftigt. Die Tatsache, dass diese Gruppe aus verschiedenen steuer- und arbeitsrechtlichen Gründen nicht in Statistiken erschien, bewirkte als weitere Konsequenz, dass sie auch nicht an medizinischen und gesundheitsfürsorgerischen Maßnahmen in dem Umfang beteiligt wurden, wie dies bei der registrierten Bergarbeiterschaft und deren Familienangehörigen der Fall war.

Nach dem Zensus von 1961 musste im urbanen Bereich, der etwa mit dem J.C.F. identisch ist, mit einem Anteil der Altersgruppe bis 5 Jahre von 25 % rechnen. Übertragen auf diese 253.000 Einwohner bedeutet dies etwa 63.000 Kinder in der Altersgruppe bis zu 5 Jahren. Der Anteil der Frauen im gebärfähigen Alter (15–39 Jahre) betrug im urbanen Bereich etwa 17 % der Gesamtbevölkerung, so dass mit etwa 43.000 potentiellen Müttern gerechnet werden musste. Wenn man von der Annahme ausging, dass 1/5 der Kinder der Altersgruppe 0 – unter 5 in einem Jahr geboren werden, der Faktor Säuglingssterblichkeit wird dabei vernachlässigt, so musste mit etwa 12.600 Geburten pro Jahr gerechnet werden. Das ist eine Geburtenrate von etwa 50 pro 1000. Diese Ziffern für das Aktionsfeld des JMBH-MCW-FP Schemes mit einer Bevölkerung von 253.000 bedeutete als grobe Annäherung für 1969 etwa:

- 63.000 Kinder im Alter von 0–unter 5 Jahren
- 43.000 Frauen im Alter von 15–39 Jahren und etwa
- 12.600 Geburten pro Jahr sowie eine
- Geburtenrate von 50/1.000 Einwohnern.

Diese Schätzung kommt jedoch vermutlich den tatsächlichen demographischen Verhältnissen näher, als die Statistiken des JMBH, die sich lediglich auf die registrierten bzw. durchgeführten Geburten und eingetragenen Fälle beziehen. Da der urbane Bereich etwas kleiner ist als der hier angenommene Aktionsbereich des JCF, sind die angegebenen Zahlen untere Schätzwerte. Bei dieser Zielbevölkerung von 63.000 Kindern und 12.600 Geburten pro Jahr wurden in den Jahresberichten des JMBH von 1969 z. B. folgende detaillierte Aktivitäten ausgewiesen:

- 11.669 registrierte Geburten (Geschlechtsverhältnis 104 männliche zu 100 weibliche Geburten),
- 1.428 für Schwangerenfürsorge registrierte Frauen,
- 1.909 im Rahmen des MCW Schemes durchgeführte Entbindungen davon,
- 1.886 Lebendgeburten (7,4 pro 1.000 der Zielbevölkerung), registrierte Säuglingssterblichkeit 9 pro 1.000, perinatale Todesfälle 12 pro 1.000 Lebendgeborene).

Dies bedeutet, dass etwa nur 12 % der in der Zielbevölkerung pro Jahr zu erwartenden Schwangeren betreut und nur 16 % der vorkommenden Entbindungen fachlich kontrolliert wurden.

Die ausgewiesene Säuglingssterblichkeit von 9 pro 1000 Lebendgeburten ist schlechterdings unrealistisch, wenn man bedenkt, dass das auf diesem Gebiet vorbildlichste Land der Welt – Schweden – eine Säuglingssterblichkeit von 12,6 pro 1000 Lebendgeburten hat. In Mitteleuropa liegt die Säuglingssterblichkeit zwischen 12,6 und 40 pro 1000!

Bezogen auf die 1969 registrierten 1.428 Schwangeren und 1.886 Geburten in MCW-Centers kämen, wenn man das Attendance-Register für 1969 zugrunde legt, auf jede Schwangere 21 Klinikbesuche und 12 Hausbesuche, auf jede Wochenbettbetreuung 10 Klinik- und

9 Hausbesuche – absolut irreale Zahlen! Wenn man unter Vernachlässigung des Faktors Säuglingssterblichkeit die Zahl der Säuglinge des ersten Lebensjahres etwa mit der Zahl der Geburten gleichsetzt, so kämen 18 Klinik- und 13 Hausbesuche pro Säugling. Nähme man für die Kleinkinder (1 bis unter 5 Jahre) die Zahl der 1.826 Geburten pro Jahrgang als Schätzung, käme auf jedes der schätzungsweise 7.500 Kinder dieser Altersgruppe 12 Klinik- und 5 Hausbesuche pro Jahr. Auch diese Ziffern erscheinen irreal. Welche Zahlen falsch sind, ließ sich nicht feststellen. Wie dem auch sei, jegliche Diskussion der Effizienz des MCW-Schemes erscheint auf dieser Basis sinnlos.

1948 führte der Schularzt Untersuchungen an 4.522 Kindern durch und stellte fest, dass 47,7 % in schlechtem, 47,7 % in mäßigem und nur 4,6 % der Kinder in gutem Ernährungszustand waren. 18 % hatten Zeichen von Vitaminmangel, etwa je 20 % hatten Karies bzw. Anämie, 13 % Zeichen von Rachitis und 25 % vergrößerte Halslymphknoten, was auf Tuberkulose hinweist.

Diese Untersuchungen wurden 1953 eingestellt (JMBH Annual Report 1948–1952), obwohl alle Veranlassung bestanden hätte, diese katastrophalen Zustände nicht nur zu verbessern, sondern auch systematisch weiter zu verfolgen.

Wenn schon der Gesundheitszustand der Schulkinder derart zu wünschen übrig ließ, wie viel schlechter muss er bei den Kindern der Bevölkerungsgruppe gewesen sein, die ihre Kinder nicht zur Schule schickten.

Weder aus den genannten Untersuchungsergebnissen noch aus den Statistiken des MCW-Schemes war eine Verbesserung der gesundheitlichen Situation der Kinder zu erkennen. Von Seiten der Gesundheitsbehörden wie auch von Seiten der Ärzte konnten keine Angaben zum Gesundheitszustand der kindlichen Bevölkerung gemacht werden.

4. Stadt-, Siedlungs- und Wohnhygiene

Die allgemeine öffentliche Hygiene im urbanen Ballungsraum ist auch heute noch derart mangelhaft, dass hierdurch nur Katastrophen verhindert werden. Dieser Widerspruch löst sich auf, wenn man berücksichtigt, dass unter den gegebenen Umständen das Niveau der kollektiven Verseuchung mit aus den menschlichen und tierischen Fäkalien stammenden Krankheitserreger (Poliomyelitis- und Hepatitis-Virus, Darmbakterien, wie Typhus und Ruhrerreger, Amöben u. a. Darmparasiten), Kontaktinfektionen, (z. B. Tuberkulose, Masern, Keuchhusten) so groß ist, dass bereits in früher Kindheit eine erhebliche stille Freiung bzw. Selektion (Säuglingssterblichkeit) stattfindet. Wie jedes Straßenbild ist auch das indische, aber in besonders drastischer Weise, durch eine „Überlebenspopulation" bestimmt. Die Dynamik des hohen „Menschenumsatzes" durch hohe Geburtenzahlen und Zuwanderung bzw. durch hohe Sterbezahlen und Abwanderung entzieht sich der Momentaufnahme.

Das Wohnproblem im Kohlerevier wird auf vielfältige Weise angegangen. Die Bengal Mines Act von 1920 legt gewisse Standards fest, die für die indischen Verhältnisse der 20er Jahre und auch heute, 60 Jahre später in der mehrfach verbesserten Form den allgemeinen Wohnverhältnissen der Masse der Bevölkerung entsprechen dürften oder sogar darüber liegen (JMBH Annual Report 1948–1952).

Die einer gewissen Kontrolle unterliegenden großen Unternehmen im staatlichen und privaten Sektor halten sich an diese Standards, überschreiten sie auch oft. Die kleinen Unternehmen halten sich nicht daran. Je weniger differenziert eine Grube arbeitet, vor allem im Tagebau, umso mehr werden betriebsfremde Kräfte beschäftigt, auf die diese Standards nicht angewandt werden. Die Skala der Qualität der Behausungen ist nach unten offen. Verschlimmert werden die Zustände noch durch eine Überbelegung durch Vermietung von Schlafplätzen für Arbeiter ohne Familien. Die hygienischen Bedingungen in diesen Wohnsiedlungen spotten jeder Beschreibung.

Ein in weiten Teilen der Welt, vor allem aber auch in Indien zunehmendes und eindeutig mit der Urbanisierung und Industrialisierung assoziiertes Problem ist die Filariose. So konnte durch eigene sero-epidemiologische Untersuchungen gezeigt werden, dass bereits Kinder ab dem 5. Lebensjahr zu 80 % als infiziert zu betrachten sind. Die Notwendigkeit der ausreichenden Wasserversorgung, die nicht gleichzeitig damit in Angriff genommene Abwasserbeseitigung, schaffen in hohem Maße Mückenbrutplätze, nicht nur für malariaübertragende Anopheles-Arten, sondern insbesondere in den stagnierenden Abwässern in unmittelbarer Umgebung der Behausung für die die Filariose übertragenden Culex-Arten.

Die Coal Mines Labour Welfare Organization führt zusammen mit den für die innerbetriebliche Umwelthygiene zuständigen Zechenleitungen einen verzweifelten Kampf gegen Culex-Brutplätze. In dem Bereich zwischen den Zechen, wo sich unkontrollierte Abwässer mit unkontrollierten Siedlungen treffen, ist auch seuchenhygienisches Niemandsland.

5. Arbeitshygiene

Die arbeitshygienischen Bedingungen entsprechen in den großen Zechen und Betrieben im Großen und Ganzen den für Indien geltenden gesetzlichen Mindestanforderungen, je kleiner die Betriebe, umso weniger werden diese Bedingungen gewährleistet. Der Unfallschutz wird sehr unterschiedlich beurteilt. Die Statistiken platzieren den indischen Kohlebergbau in die Reihe der modernen europäischen Betriebe. Bei Recherchen vor Ort musste allerdings festgestellt werden, dass Arbeitsunfälle sehr schnell unter der Hand kompensiert wurden, um das Meldeverfahren und daraufhin notwendig werdende aufwendige Sicherungsmaßnahmen zu umgehen. Auf den Kohlehalden und im Übertagebergbau wurden vorzugsweise Frauen beschäftigt, nicht selten auch Kinder. Diese bis 1972 vorwiegend von Kontraktoren vermittelten Arbeitskräfte unterlagen keiner arbeitshygienischen oder werksärztlichen Betreuung und waren in der Regel auch nicht versichert, da sie nicht auf den Lohnlisten der Betriebe erschienen.

Obwohl nicht verkannt werden darf, dass der Industriearbeiter bzw. Bergmann in Indien zu den „Spitzenverdienern" relativ zur Masse der Bevölkerung gehört und obwohl die infrastrukturellen Bedingungen der Gesundheitsversorgung wesentlich günstiger als auf dem Lande sind, ist damit noch keineswegs gesagt, dass der Gesundheitszustand entsprechend besser wäre.

Es muss außerdem berücksichtigt werden, dass ein großer Teil der Industriebevölkerung längerfristige Wanderarbeiter sind, die ihre Familien entweder für Jahre verlassen oder sie unter ungünstigen Lebensbedingungen mitbringen. Beides, das erste mehr als das letzte, bedeutet eine Verschlechterung der Lebensqualität gegenüber einer intakten ländlichen Gesellschaft.

Die europäischen Erfahrungen der Industrialisierung des 19. und frühen 20. Jahrhunderts wiederholen sich in typischer Weise.

Schlußbemerkung

An diesem Beispiel wird die ganze Tragik der Industrie- und Stadtentwicklung Südasiens, der Entwicklungsländer insgesamt, in ihrer Komplexität und der sich gegenseitig bedingenden Faktoren deutlich.

Die Ökonomen bezeichnen es als Push- und Pull-Effekt der Urbanisierung. Die Landflucht lässt die ursprünglichen Räume zunehmend verarmen und zur Marginalität degradieren.

In den Metropolen kommt die Teufelsspirale der Armut mit physischer, psychischer und sozialer Verelendung mit all ihren Konsequenzen in Gang, unlösbar erscheinende Probleme der Infrastruktur, der Ver- und Entsorgung, der Wohnungsnot, von Krankheit, Kriminalität und Drogensucht. Das Wachstum des Prokopfeinkommens in diesem Sektor, das nicht von einer Verbesserung der Lebensqualität begleitet ist, bedeutet keineswegs Entwicklung.

Summary:

The Problem and the human sufferings connected with modern urbanization and industrialization in developing countries, from the tropical public health point of view are discussed along the example of the development of the coalmining-industry of Dhanbad-Coalfield in Bihar/India.

The problem of communicable diseases such as cholera, smallpox, malaria or leprosy and their effect on macro- and microeconomic levels, environmental sanitation, settlement hygiene and housing-problems, occupational health and social hygiene as health services coverage in this area are discussed on the basis of an analysis of existing data and records.

Anmerkung 1:

J.M.B.H. Reports 1911–1969, Cholera Cases/Deaths in Dhanbad:

Cholera Fallzahlen und Todesfälle: Gipfel zum Ende des 1. Weltkriegs, anschließend Rückgang durch Verbesserung der Trinkwasserversorgung in den Bergarbeiter-Siedlungen und Cholera Impfkampagnen Mitte der 1930er Jahre. Dramatischer Anstieg während des 2. Weltkriegs und des „Bürgerkriegs" (Teilung Indien-Pakistans) zusammen mit Dürrejahren. Drastischer Rückgang mit nur kleineren Ausbrüchen nach 1955.

Anmerkung 2:

J.M.B.H. Reports 1945–1970, The Course of Anti-Malaria-Campaign in Dhanbad, Jharia Coalfield: Annual Malaria Cases/1000 Population in Dhanbad:
 Anti-Malaria Programme und Malaria Fallzahlen: Ab 1945 Rückgang von 300/1000 Einw. auf 30/1.000 infolge von Larvizid Kampagnen (Oberflächenwasser Behandlung) und ab 1946 erstmaliger Einsatz von DDT Spray Kampagnen (in-door spraying gegen Adult-Mücken). Ab 1957–1969 National Malaria Eradication Program außerhalb des Jharia Coal Fields. Ab 1962 bei 1/1.000 Einw. Surveillance Aktivitäten, ab 164 bei 0.1/1.000 Ende der DDT Kampagnen. Heute nur noch fokales Spraying.

Anmerkung 3:

J.M.B.H. Reports 1914–1969:
 Annual smallpox cases/death/ in Dhanbad 1914–1959
 Jährliche Pocken-Fälle in Dhanbad Coalfield:
 Ab 1914 von 400 Fällen/Jahr in 2–4jährigem Rhythmus Zunahme bis 1.000 F/J. Während „All-India-Epidemic" in ca. 10jährigem Intervall 1951, 1958, 1967, Bihar 1964 500–1.000F/J. Nach Massenkampagne 1968 Rückgang auf Null.

7.3 Globalisierung und Gesundheit
ein geschichtlicher Rückblick auf ein angeblich neues Phänomen
H. J. Diesfeld
Nachkontaktseminar im Ärzteprogramm des Instituts für Tropenhygiene in Addis Ababa, Äthiopien 2000 zum Thema Globalisierung und Gesundheit (keine Verlagsverpflichtung)

1. Fragestellung

Spätestens seit der Verkündigung der Entwicklungsziele zur Jahrtausendwende (Millennium Development Goals) wird der Gesundheit als einer globalen Verantwortung wieder größere Bedeutung beigemessen. Es wird unterschieden zwischen „globalen Gesundheitsproblemen", zu deren Lösbarkeit bisher der politische Wille gefehlt hat und Gesundheitsproblemen, die im Zusammenhang mit dem Prozess der „Globalisierung" gesehen werden. Ein dritter Bereich, der jedoch hier nicht angesprochen werden soll, sind die Gesundheitsprobleme, die im Zusammenhang mit globalen Klimaveränderungen zu sehen sind.

Der Frage nach einem Zusammenhang zwischen „Globalisierung" und „Gesundheit" kann nur nach deren Definition nachgegangen werden.

Es wird die These vertreten, dass gerade im Hinblick auf Gesundheit „Globalisierung" keineswegs ein neues Phänomen ist, als das es seit etwa zehn Jahren beobachtet und diskutiert wir, sondern heute nur eine neue Dynamik bekommen hat.

Sowohl bei „Globalisierung" wie auch bei „Gesundheit" handelt es sich um sehr komplexe Systeme, die je für sich wiederum mit vielen anderen Systemen in Wechselwirkung stehen und die je sehr unterschiedlich und konträr definiert werden. Die Prüfung der Frage ob und in wie weit diese beiden Systeme selbst untereinander in Beziehung stehen, stellt daher eine große methodologische Herausforderung dar. Eine Auswirkung der Globalisierung auf Gesundheit kann in der Regel wohl nur empirisch, anhand von konkreten Einzelbeispielen angenommen werden.

Zunächst aber bedarf es eine Definition dessen, was wir allgemein und besonders in Bezug auf die Fragestellung unter „Gesundheit" und „Globalisierung" verstehen.

2. Definition von Gesundheit

Die Bemühung um Gesundheit stellt eine kulturelle Leistung dar. Jede Kultur – einschließlich der europäischen – hat ihr eigenes Konzept von Gesundheit, Krankheit und ihrer Ursachen, ihrer Verhütung und Behandlung.

„Gesundheit" müssen wir – und zwar nicht nur im Zusammenhang mit Globalisierung – in ihrer gesamtgesellschaftlichen Bedeutung betrachten und nicht nur als ein, in einer Pseudoreform verhökertes Gut. Es besteht Konsens, dass die meisten Gesundheitsprobleme lösbar sind, dass aber bisher der politische Wille gefehlt hat, den Problemen mit nachhaltigen Strategien zu begegnen (Kickbusch I. 2006). Gesundheit ist, wie es bereits in der Präambel zur Verfassung der Weltgesundheitsorganisation 1948 formuliert wurde, auch ein Schlüsselelement der kollektiven globalen Sicherheit (World Health Organization 1990).

Wenn wir uns die Determinanten von Gesundheit (Abb. 1) ansehen können wir feststellen, dass alle Lebensbereiche, nicht zuletzt die Politik Einfluss auf Gesundheit ausüben. Die Gesundheitsdienste, die de facto eher Krankenversorgungsdienste sind, sind nur eine von vielen. Was wir heute mit dem hochtrabenden Begriff „Gesundheitsreform" bezeichnen, ist mehr ein Kampf von Interessengruppen um die dem Bürger abverlangten Aufwendungen, denn dringend notwendige Strukturverbesserungen.

Je nachdem, wie weit wir heute den Begriff „Globalisierung" fassen, können wir mittelbare und unmittelbare, positive und negative Auswirkungen auf Gesundheit erkennen. Es soll dabei deutlich werden, dass eine Abgrenzung zwischen uns und „dem Rest der Welt" weniger denn je gerechtfertigt ist. Wir müssen dabei immer bedenken, dass die „Wohlhabenden" 20 % dieser Welt 80 % der Gesundheitsressourcen verbrauchen und dass 80 % der Menschheit mit den restlichen 20 % abgespeist werden (UNDP 1992). Der Unterschied von 30 bis 40 Jahren in der durchschnittlichen Lebenserwartung zwischen reichen und armen Ländern ist symbolisch für die ernsthafte ethische und politische Krise der globalen Gesundheit (1-op. cit.).

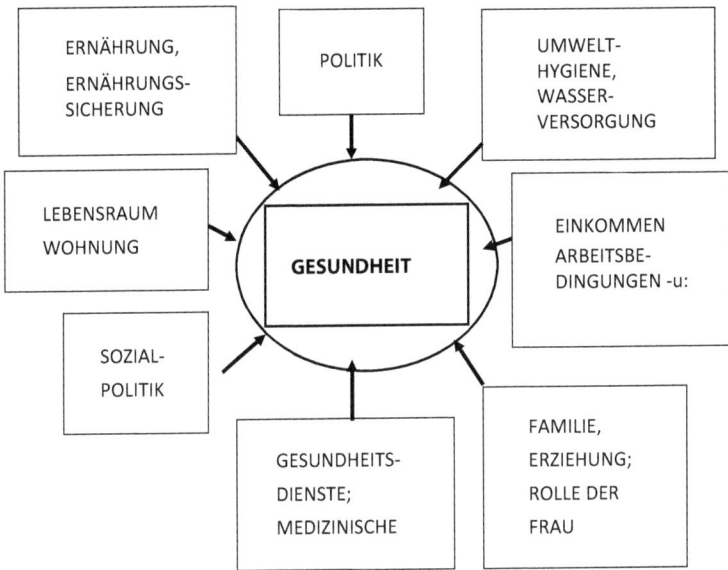

Abb. 1: Voraussetzungen für Gesundheit.

Gesundheit und Krankheit haben nicht nur eine menschliche, biologische und soziale, sondern von je her auch eine historische, politische, ökonomische und kulturelle Dimension, wie dies schon Rudolf Virchow 1848, vor Beginn des biomedizinischen Zeitalters konstatierte (Diesfeld HJ 2006).

3. Definition von Globalisierung

In der Encyclopaedia Britannica von 1994 tauchte der Begriff „Globalisierung" noch nicht auf. Wenn man heute mit „google's Hilfe" das Stichwort Globalisierung, auch in einer Verknüpfung mit „Gesundheit" sucht, wird man mit Tausenden von Einträgen konfrontiert. – Wichtige weiterführende Literatur finden sich heute im Internet (www.gobalisationguide.org/01html; www.globalisationandhealth.com; Owen JW/O. Roberts 2005).

Seit etwa 10 Jahren wird mit Globalisierung der Prozess einer beschleunigten, weltweiten, wirtschaftlichen, politischen und kulturellen

Verflechtung beschrieben, der weitreichende Veränderungen der Rahmenbedingungen nationaler und internationaler Politik zur Folge hat.

Altbundeskanzler Helmut Schmidt hat in einer bemerkenswerten Vorlesung an der Heinrich-Heine-Universität zu Düsseldorf bereits 1998 darauf hingewiesen, dass die „Globalisierung" nationale Regierungen und Parlamente in ihrer Souveränität und in ihrer ökonomischen Kompetenz beschneidet (Schmidt H.1999).

Tempo und Qualität der Veränderungen durch Globalisierung werden unterschiedlich bewertet: Ist es ein epochaler tiefgreifender qualitativer Wandel durch politisch gewollte technologische, ökonomische und soziale Veränderungsprozesse; oder ist es nur die quantitative Erweiterung und Beschleunigung schon lange existierender Prozesse? Die Entwicklung weltumspannender Kommunikationssysteme erfasst nahezu alle Lebensbereiche, die kulturelle Entwicklung, die Arbeitsorganisation, die weltweite Standardisierung des Angebots an Gütern und Diensten. Sie hat auch erhebliche Auswirkung auf Gesundheit und die Internationalisierung des Gesundheitswesens. Globalisierung, die einseitig an Wirtschaftsinteressen orientiert ist, trägt zu einer zunehmenden gesundheitlichen Ungleichheit bei. Sie verfügt aber auch über positives Potential (Razum O. et al. 2006, S. 13).

Globalisierung hat jedoch nicht nur eine ökonomische Dimension. Es geht auch um die Globalisierung von Werten, von Kultur und Lebensformen, von Konsummustern und auch von sozialen Beziehungen über Staatsgrenzen hinweg.

Ein wichtiges Beispiel sind die dissonanten Diskussionen zum Thema „Menschenrechte". Wer kann für sich in Anspruch nehmen, hierüber Allgemeingültiges zu sagen.

Technische Revolutionen sind von je her Triebfedern der „Globalisierung". Sie ermöglichen die Freisetzung von Energien und Zeit und eröffnen neue Spielräume. Jared Diamond (Diamond J. 2003) hat dies in seiner Analyse der Entwicklung der menschlichen Gesellschaft während der letzten 13.000 Jahre eindrucksvoll gezeigt. Es sind die besonderen kulturellen Leistungen, die drastische Veränderungen zur Folge hatten und die das „Rad der Entwicklung" um einen „Zahn" weiter dreht. Die „Erfindung" von Landwirtschaft und Viehzucht vor 10.000 Jahren im Euphrat- und Tigris-Tal ermöglichte die Sesshaftwerdung und setzte eine positive Spirale von Kreativität in Gang, zu der die bisherigen Sammler und Jäger Kulturen nicht in der Lage waren.

Zu Beginn der Neuzeit führte der Aufschwung der transozeanischen Seefahrt und die Überschwemmung der Welt mit spanischer Silberwährung nicht nur zur Zerstörung fremder Kulturen sondern auch zur Zerstörung traditioneller Märkte und Produktionsbedingungen in Europa. Dieser Raubzug endete mit der vollständigen Verarmung Spaniens (Cipolla CM 1998). Auch damals unterlag die europäische Wirtschaft einem erheblichen Innovationsdruck und drastischen Konsequenzen für das traditionelle Handwerk und den Handel, wobei die Masse der kleinen Leute und Armen die Verlierer waren. Andererseits löste die Einführung von Kartoffel und Mais aus Lateinamerika das durch die Bevölkerungszunahme drängende Ernährungsproblem. Ähnliches gilt für die Einführung von Mais, Kassava und Yams durch die Kolonisatoren aus Lateinamerika in Afrika. So hat Globalisierung über den Weg der Sicherung der Ernährung einer wachsenden Bevölkerung auch eine positive Auswirkung auf Gesundheit.

So kann man alle Technologiesprünge, vom Buchdruck bis zum Computer, auf ihre Auswirkungen im Zuge ihrer globalen Verbreitung untersuchen.

Für manche Beobachter setzt „Globalisierung" mit der Befreiung der Welt vom „Kalten Krieg" ein. Politische Entscheidungen leiteten unter dem Stichwort „Liberalisierung" einen rasanten Prozess finanzpolitischer und ökonomischer Interdependenz ein, der sich der technischen Neuerungen zur Überwindung von Raum und Zeit: d. h. Logistik und Informationstechnologie bedienen konnte (Windfuhr M. 2002).

Die neu-industrialisierten Länder, wie etwa Indien, China und Brasilien sind inzwischen Teilnehmer an dieser beschleunigten Entwicklung der Weltwirtschaft geworden. Indien erlebt eine beachtliche Steigerung des Lebensstandards seiner Mittelschicht. Diese ist heute schon so groß ist, wie die Bevölkerung Europas. Auf der anderen Seite erleben diese Länder, wie auch viele, nicht an diesem Prozess teilhabenden Länder, vor allem in Afrika eine Absenkung des realen Lebensstandards der Massen, während die Reichen in den reichen aber auch in den armen Ländern immer reicher werden.

Im Human Development Report des UNDP (UNDP 1992, op. cit.), wird bereits 1992 festgestellt, dass reiche und arme Länder als ungleiche Partner konkurrieren und dass auf dem keineswegs freien Weltmarkt protektionistisch die reichen Länder geschützt werden. Jährlich verlieren die Entwicklungsländer hierdurch 500 Milliarden US $, zehn Mal mehr als sie als Entwicklungshilfe erhalten (Alleine schon hieraus folgt, dass Entwicklungsländer wenig Chancen haben, am Globalisierungsprozess teilzuhaben.

Auch Entwicklungskonzepte, meist von internationalen Organisationen und Gremien entworfen, sind Ausdruck der Globalisierung von Ideen, an deren Zustandekommen und Umsetzung die lokalen Entscheidungsträger meist wenig und erst spät beteiligt werden. Das Strukturanpassungsprogramm der Weltbank mit seinen negativen Konsequenzen im Sozial-, Bildungs- und Gesundheitsbereich ist hierfür ein hinlänglich bekanntes Beispiel.

Befürworter und Gegner der „Globalisierung" stehen sich in erbitterter Konfrontation gegenüber. Ich erinnere nur an die Demonstrationen anlässlich der Konferenz der Welthandelsorganisation in Seattle im Dezember 1999, das G-8-Treffen der Regierungsspitzen im Juli 2001 in Genua oder die Welthandelskonferenz im Dezember 2005 in Hong Kong.

Die ökonomischen und sozialpolitischen Auswirkungen dieses Prozesses erleben wir täglich. Die Gründung der Europäischen Union und ihre Ost-Erweiterung als logische Konsequenz aus der Aufhebung des „Eisernen Vorhangs" stellt eine „Globalisierung" in europäischem Maßstab dar, die die Auswirkung des weltweiten Prozesses auf uns noch verstärkt (Kacowicz AM 2001).

4. „Globalisierung und Gesundheit": ein Rückblick:

Die „Globalisierung" von Gesundheitsproblemen fällt in unserem Geschichtsbewusstsein zusammen mit den europäischen Expansionsbestrebungen und der Ausdehnung des Handels zu Beginn der Neuzeit, mit den großen Entdeckerreisen. Je intensiver und schneller der transkontinentale Verkehr wurde, um so schneller konnten „lokale" Gesundheitsprobleme überregionale oder globale Dimensionen annehmen.

Die Pest ist das klassische Beispiel einer „Wanderseuche" aus Asien (Diamond J. 2003, op cit, S. 245). Dort wütete sie in immer wiederkehrenden, verheerenden Epidemien bis zum Anfang des 20. Jh. Der letzte kleinere Ausbruch 1994 in Gujarat, Indien ist noch in Erinnerung.

Ihre erste Erwähnung findet die Pest in Europa in Athen, zwischen 430 und 427 v. C., während eines Kriegs mit Sparta. Perikles soll an ihr gestorben sein. Die nächste Erwähnung ist die sog. Justinianische Pest anno 542 n. C., die sich von Konstantinopel aus in Wellen über ganz Europa verbreitete, bis sie nach 200 Jahren erlosch. Sie veränderte das damalige Europa und markiert den Übergang von der Antike zum Mittelalter. Sie hinterließ ein restlos verändertes Europa, aus dem die alten Reiche ebenso verschwunden waren, wie die ihnen folgenden „Barbarenreiche". Während die Kulturzentren des Mittelmeerraumes in politischer Bedeutungslosigkeit versanken, strukturierte sich Europa mit neuen Macht- und Handelszentren der Karolinger im Westen und der Wikinger im Osten (Beckmann G. et al.1987).

Die dritte europäische Pest-Epidemie, der „Schwarze Tod" nahm ihren Anfang 1346 in Messina und weiteren mediterranen Hafenstädten. Dorthin war sie durch genuesische Handelsschiffe von der Schwarzmeerküste eingeschleppt worden. Zunächst war sie auf den Handelswegen der Seidenstrasse aus Asien kommend, ins Gebiet um das Schwarze Meer vorgedrungen. Diese Einschleppung ist übrigens der erste Hinweis auf die Möglichkeit biologischer Kriegsführung: Im Zuge der Belagerung der Genueser Handelsniederlassung Kaffa auf der Krim 1346 durch den mongolischen Khan Janibeq warfen die Belagerer Pesttote über die Stadtmauer, woraufhin in der Stadt die Pest ausbrach und die Handelsherren eiligst die Stadt verließen. Ihre Schiffe schleppten mit den Schiffsratten infizierte Pestflöhe nach Europa ein (Scott S., ChJ Duncan 2001).

Von Marseille aus verbreitete sich die Pest rasend schnell über ganz Europa und raffte innerhalb eines knappen Jahrzehnts ein Viertel der europäischen Bevölkerung dahin. Diese dritte Pandemie markiert den Übergang vom Mittelalter zur Neuzeit (18, op. cit.). Von dieser Zeit an wurde die Pest bis zum Ende des 17. Jh. immer wieder auf den klassischen Handelswegen. nach Europa eingeschleppt, was unter den mittelalterlichen Hygieneverhältnissen der überfüllten Städte immer wieder zu Epidemien führte.

Weitere Beispiele von gesundheitlichen Auswirkungen von Globalisierung lieferten die spanischen, portugiesischen und später britischen und französischen Eroberer der „Neuen Welt". Sie schleppten ab 1492 typische europäische Infektionskrankheiten der damaligen Zeit nach Amerika ein. Man schätzt, dass damals über 90 % der Bevölkerung durch eingeschleppte Seuchen zugrunde gingen. Es waren typische „europäische" Erreger, wie Pocken, Masern, Grippe, Pest, Tuberkulose, Fleckfieber, Cholera und Malaria, die es in Amerika zu dieser Zeit noch nicht gab (Diamond J. 2003 op cit.).

Im Gegenzug brachten spanische Soldaten ab 1495 aus Lateinamerika die Syphilis nach Europa, die sich von Spanien und dem damals spanischen Sizilien aus rasch und nachhaltig über ganz Europa bis zum Beginn des 20. Jh. verbreitete. Ab 1788 führte die Eroberung Australiens zu ähnlichen Dezimierungen der autochthonen Bevölkerung.

Pocken- und Cholera-Epidemien waren bis ins 19. Jahrhundert Nebeneffekte der europäischen Expansion in Asien und der Beschleunigung des Verkehrs auf dem Seeweg und mit der Eisenbahn. Entlang der Neubaustrecken der transkontinentalen Eisenbahnen in Russland, Indien oder Ostafrika breiteten sich diese Seuchen durch die rekrutierten Zwangsarbeiter aus. Die Reisenden, vor allem Truppentransporte setzten dies im Lauf der Jahre fort. Die Verkürzung der Reisezeit, im Vergleich zu Handelskarawanen ließen auch eine längere Inkubationszeit als Ausbreitungshemmnis in den Hintergrund treten.

Die berühmte letzte Choleraepidemie in Hamburg 1892 (!) die innerhalb von 6 Wochen 17.000 Erkrankte und 8.500 Tote zur Folge hatte, wurde ausgelöst durch mit Choleraerregern infizierte Flüchtlinge, die sich vor einem der zaristischen Juden-Pogrome in Sicherheit brachten und in Hamburg auf eine Passage nach Amerika warteten. Bei ihrer Ankunft in Halifax erlangten sie die Berühmtheit, Cholera erstmals nach Amerika importiert zu haben (Evans RJ 1990). Das zweite Mal wurde 100 Jahre später, 1991, Cholera von japanischen Fischern in Lima, Peru „angelandet", woraufhin sie sich rasend schnell über den gesamten lateinamerikanischen Kontinent verbreitete, ein eindeutiger Effekt internationalen Fischfangs sowie katastrophaler Hygieneverhältnisse in einem ganzen Kontinent, Ende des 20. Jahrhunderts (WHO 1991).

Aus tropenmedizinischer Sicht war die Jagd der Kolonialmächte nach Rohstoffen ein ebensolcher „Globalisierungsprozess", wie wir ihn heute in einer neuen wirtschafts- und geopolitischen Dimension mit Stellvertreterkriegen etwa in Angola, Kongo, Ruanda oder Sudan erleben.

Einen besonders tragischen Effekt auf Gesundheit und die Verbreitung von Krankheiten hatte der Sklavenhandel und nach dessen Unterbindung die Verschleppung von indischen Bauern in Schuldknechtschaft (bonded labour) nach Afrika und in die Karibik. Die folgende koloniale und postkoloniale Entwicklung von Bergbau, Agro-Industrie und von Industriegebieten und von urbanen Zentren führt zu einer massiven Arbeitsmigration mit all ihren sozialen Folgen der Zerreißung von Familienstrukturen mit gleichzeitiger Verarmung des bäuerlichen Hinterlandes. Die vor allem im südlichen Afrika explodierende HIV/AIDS-Pandemie ist Folge und Ursache dieser Entwicklung.

Es gäbe Beispiele ohne Ende, die Rolle großräumiger Mobilität in Folge von früheren „Globalisierungsprozessen" als Ursache der Übertragung von Krankheiten zu belegen. Auf Beispiele in der Gegenwart komme ich noch zu sprechen.

Die im Zusammenhang mit der Vogelgrippe wieder in Erinnerung gerufene Grippe Pandemie von 1918 als mittelbare Folge des „Ersten Weltkriegs" wäre ein anderes Beispiel.

5. Die internationale Reaktion hierauf

Wie reagierten die Behörden auf dieses Phänomen der „Globalisierung" von Gesundheitsproblemen?

Bereits ab 1348 haben die Mittelmeerhäfen, wie auch viele Städte in Europa aufgrund ihrer Erfahrung mit dem „Schwarzen Tod" „Quarantäne-Bestimmungen" unterschiedlicher Art eingeführt. 1710 wurde vor den Toren Berlins eine Auffangstation für Pest-verdächtige Reisende, die sog. Charité gegründet, ein Beispiel von vielen Bemühungen, sich der Seuchenausbreitung zu erwehren (Winau R. 1987).

Zwischen 1851 und 1907 wurden die ersten internationalen Sanitätskonventionen zur Harmonisierung der verschiedenen nationalen „Quarantänebestimmungen" einberufen. Eine weltweite Zusammenarbeit auf dem Gebiet der internationalen Seuchenbekämpfung, der

Quarantäne- und Impfbestimmungen wurde aber erst durch die Gründung der Gesundheitsorganisation im Rahmen des Völkerbundes 1921 möglich.

Es ist bemerkenswert, dass sich Deutschland trotz zahlreicher bedeutender wissenschaftlicher Beiträge auf dem Gebiet der Hygiene und Mikrobiologie, es sei nur an Robert Koch erinnert, an dieser internationalen Gremienarbeit nicht beteiligte. Deutschland ist auch heute trotz kräftiger finanzieller Beiträge personell in internationalen Gremien schwach vertreten.

Konkrete internationale Reaktionen auf globale Probleme, u. a. auch auf Gesundheitsprobleme gib es erst seit 50 Jahren:

Die Gründung der Vereinten Nationen nach 1945 und weiterer internationaler Organisationen, vor allen der Weltgesundheitsorganisation, markierten den ersten Schritt zur Erkennung und Übernahme einer globalen Verantwortung der Völkergemeinschaft für ihre kulturellen Leitungen, was immer man über die Effektivität dieser Organisationen sagen mag. Speziell für die Länder des „Südens" ist diese Form der globalen Verantwortung von kaum zu überschätzender Bedeutung und Chance.

Die Einführung international vereinbarter sozialer und ökologischer Mindeststandards, die gemeinsame Behandlung globaler Umweltprobleme, die Verbreitung sozialer und demokratischer Grundprinzipien und schließlich der weltweite kulturelle und Wissenschaftliche Austausch, der auch die Länder des „Südens" mit einbezieht, können ebenfalls positiv unter dem Stichwort Globalisierung aufgeführt werden.

Im Milleniums Bericht der Vereinten Nationen vom September 2000 wurde die Verantwortung der Völkergemeinschaft zur Armutsbekämpfung herausgestellt.

Der UNESCO-Welterbe Vortrag vom 3. Mai hat sehr deutlich die Wechselwirkung zwischen globalen, nationalen, regionalen und lokalen Interessen gezeigt.

Mit der Gründung der Weltgesundheitsorganisation 1948 (WHO 1990 op.cit S. 1) beginnt die moderne und heute äußerst aktuelle „Globalisierung" der Medizin und der Gesundheitspolitik.

Vier zentrale Ideen lagen der Vision von Gesundheit der WHO zugrunde:

Die Definition von Gesundheit als dem Zustand des kompletten physischen,
mentalen und sozialen Wohlbefindens und nicht nur die Abwesenheit von Krankheit und Gebrechlichkeit.
Die Erklärung dieser so definierten Gesundheit als Menschenrecht, Gesundheit wird
als übernationales Anliegen und Voraussetzung für globale Sicherheit und Frieden anzusehen; Anerkennung von Armut als eine der mittelbaren Hauptursachen von Krankheit. Mitbeteiligung einer informierten Gesellschaft als weitere Voraussetzung für verbesserte Gesundheit.

Schlüsselfunktionen der WHO:
Zunächst ging es in der WHO um die Eindämmung von Seuchen, weltweit, in Fortsetzung der Arbeiten der Gesundheitskommission des Völkerbundes. Ein weltumspannendes schnelles Informationsnetz, z. B. die laufende Bereitstellung von jeweils aktuellem Grippe-Impfstoff und die kompetente Reaktion auf den Ausbruch von SARS 2001 z. B. zeigen uns heute diese Funktion.
Bedeutung der WHO für die weltweite Verbreitung des damals noch im Wesentlichen in Europa und USA zentralisierten medizinischen Wissens konnte für die übrige Welt nicht hoch genug eingeschätzt werden. Auch heute, unter den akuten, die gesamte Menschheit bedrohen Gesundheitsgefahren ist eine funktionierende WHO von größter Wichtigkeit.
Dem Austausch und der Weitergabe von medizinischem Wissen, Entwicklung internationaler Standards wurde breiter Raum gegeben. Besondere Aufgabe der WHO wurde es, den Vier Fünfteln der Menschheit, die weitgehend von diesem Wissen und seiner Nutzung ausgeschlossen waren, Zugang hierzu zu verschaffen.
Auch bei den zahlreichen nationalen, lokalen und überregionalen vom Menschen oder der Natur verursachten Katastrophen – und ihrer gesundheitlichen Folgen ist internationale Kooperation und Solidarität als eine Form der „Globalisierung" gefordert.
Klassische andere Beispiele für internationale Reaktion auf grenzüberschreitende Gesundheitsprobleme sind die „Genfer Konvention" von 1863, die Gründung des Internationalen Komitees vom Roten Kreuz (IKRK) 1893 die UNRRA 1943 (United Nations Relief and Rehabilitation

Administration), die Vorläuferin des UN High Commissioner of Refugees (UNHCR), oder von UNICEF (1946) (Diesfeld HJ. A. Jahn 2006).

Die weltgesundheitspolitische Rolle der WHO bei der Konzeption, Planung und Organisation der Gesundheitsdienste, international und national und ihrer Umsetzung in den 60er-Jahren in den unabhängig gewordenen ehemaligen Kolonien bzw. dreißig Jahre später in den Nachfolgestaaten der Sowjetunion (auch eine Art der Entkolonialisierung) war und ist von unschätzbarem Wert und Ausdruck der „Globalisierung" von Gesundheit. Auch die deutsche Entwicklungspolitik hat sich mit der Auswirkung von Globalisierung auf Gesundheit befasst (BMZ 2000).

6. Chancen und Risiken der Globalisierung für die Gesundheit

Positive Auswirkungen des derzeit laufenden Prozesses der Globalisierung auf die Gesundheit sind mit Sicherheit das extrem beschleunigte Kommunikationssystem der WHO, das es ermöglicht, in wenigen Stunden auf neue Erkrankungen zu reagieren. Heute ist die Informationsübermittlung, ein funktionierendes Meldesystem vorausgesetzt, schneller, als die Ausbreitungsgeschwindigkeit von Krankheiten, wenn diese nicht mit dem Flugzeug transportiert werden, wie dies nachweislich bei Malaria, Tuberkulose, Influenza oder SARS passiert ist. Von diesem Frühwarnsystem profitiert auch Deutschland.

Die internationalen Organisationen, auch die Europäische Kommission ermöglichen es, Medikamente, medizinische Ausrüstung, wissenschaftliche Erkenntnisse auf schnellstem Weg dorthin zu bringen, wo sie dringend benötigt werden. Nicht nur die Naturkatastrophen des letzten Jahres haben dies gezeigt.

Neue Arzneimittel können heute mit Hilfe weltweiter multizentrischer Studien sehr viel rascher auf unerwünschte Wirkungen geprüft werden, als dies früher der Fall war, als jeder Arzt und jedes Land erst einmal lange Zeit auf seltene Nebenwirkungen warten musste, weil die Behandlungszahlen viel zu klein waren.

Globalisierung, auch der medizintechnischen und pharmazeutischen Produkte und Dienstleistungen wird meist als eine Gelegenheit der Integration und des Zugangs zu moderner Medizin gesehen. Doch wer hat letztlich Zugang?

Mit der Liberalisierung des Arbeitsmarkes nimmt allerdings der „braindrain" im medizinischen Dienstleistungsbereich zu. Ärzte wandern nicht nur aus den Neuen in die Alten Bundesländer, von da zu Tausenden pro Jahr nach Großbritannien, Norwegen, USA, Kanada oder Australien; sondern eben auch aus Afrika und Asien zu „grünen Weiden" nach Europa und in die USA.

Informationstechnologie hat den internationalen Wissens- und Erfahrungsaustausch enorm beschleunigt. On-line Seminare und Konferenzen sind möglich. Gerade Afrika profitiert auf dem IT Gebiet mehr, als auf vielen anderen Gebieten der Globalisierung. Selbst in Afrika wird die Kommunikation im Landesinneren immer besser und damit der Zugang der Patienten zu den Gesundheitsdiensten schneller. Ein persönlicher Nebeneffekt: Ich kann z. B. mit meinen afrikanischen Partnern in Echtzeit kommunizieren, wofür ich früher Wochen benötigte.

7. Negative Effekte der „Globalisierung"

Als global werden Gesundheitsprobleme bezeichnet, die für uns eine „Gefahr von außen" darstellen oder die von solch umfassender Bedeutung sind, dass sie ohne internationale Kooperation und Solidarität auf nationaler und lokaler Ebene alleine nicht zu lösen sind. Ihre Abgrenzung gegen Gesundheitsprobleme die in unmittelbarem Zusammenhang mit „Globalisierungsprozessen" stehen, ist nicht in allen Fällen möglich.

Hierzu gehören längst nicht mehr nur übertragene Infektionskrankheiten bzw. die großen Seuchen, deren wegen internationale Abkommen geschlossen wurden. Auch andere, nicht infektiöse Gesundheitsstörungen müssen in diesem Zusammenhang berücksichtigt werden.

Nicht sie selbst oder evtl. Erreger, sondern ihre mittelbaren Ursachen überschreiten Grenzen: Liberalisierung und Globalisierung von Handel, Warenverkehr, Kommunikation, Information, Migration und Tourismus führen weltweit zu Veränderungen von Wertevorstellungen, Verhaltensweisen und Gesundheitsbedürfnissen. „Verwestlichung" von Lebensstil, Urbanisierung und Industrialisierung werden in „nicht-westliche" Gesellschaften, alternative Lebensstile von dort werden in den „Westen" übertragen. Die weltweite Standardisierung von Eß- und Trinkgewohnheiten („Coca Colisierung" und „McDonaldisierung" als Stichworte), der internationale

Konsumdruck von Alkohol, Nikotin und anderen, harten Drogen führen zu einer Globalisierung der damit verbundenen gesundheitlichen Probleme. In den späten 70er Jahren kämpfte die WHO zusammen mit einigen Nicht-Regierungsorganisationen erfolgreich gegen die unlauteren Methoden der internationalen Nahrungsmittelindustrie (u. a. Nestlé, Danone), künstlich Säuglingsnahrung den Müttern in Entwicklungsländern als Statussymbol zu oktroyieren, mit tödlichen Folgen verschiedenster Ursachen.

Seit Jahrzehnten „beglückt" die Pharma-Industrie die Entwicklungsländer auch mit Arznei – und Stärkungsmitteln, deren Wirkung zweifelhaft bzw. die in Europa obsolet sind, oder die in Entwicklungsländern nutzlos sind. eine Sonderform von Müllexport, der ein Kapitel für sich Wert wäre. Das Problem ist vor allem, dass sich weder die Regierungen, noch die Bevölkerung nicht in der Lage sind, sich hier entsprechend dagegen zu wehren. Dies gilt vor allem für eine für diese Länder völlig inakzeptable Preispolitik. Auch hier stellt die WHO, wie auch verschiedene engagierte Gruppen wie etwa „Health Action International" oder „BUKO-Pharmakampagne" in Deutschland, erfolgreich Öffentlichkeit her und kämpft laufend gegen derartige Praktiken.

Die WHO versucht z. B. auch verzweifelt, gegen „Globalisierung der Tabak-Epidemie" (WHO 2003) der internationalen Tabakindustrie zu kämpfen (WHO 2003). Die Entwicklungsländer, in denen inzwischen die wichtigsten Absatzmärkte liegen, können sich kaum dieser Seuche erwehren. Dass die deutschen Gesundheits- und Verbraucherschutzminister jeglicher Couleur seit Jahren diesen Kampf unterlaufen, ist ein Skandal und zeigt nur einmal mehr die Abhängigkeit der Politik von der Industrie.

Die Saatgutkonzerne bestimmen nicht nur, welche Kartoffel wir essen wollen müssen. Saatgutverbesserung ist ein wichtiges Ziel zur Ernährungssicherung, vor allem auch der Entwicklungsländer. Sie schafft aber auch Abhängigkeiten und engt die Artenvielfalt ein. Die gesundheitlichen Effekte der gentechnologischen Saatgutmanipulation sind noch nicht abzusehen.

Die Bauern in Entwicklungsländern müssen teures Saatgut kaufen, gekoppelt an teure Pestizide und Dünger und sind somit fest im Griff der Saatgut Industrie.

Internationale, hochsubventionierte Fischereiflotten plündern küstennahe Fischgründe an der afrikanischen und pazifischen Küste, wobei nur die vermarktbaren Fische verwendet, aber 70–80 % des Fangs verklappt werden und damit verloren sind. Die traditionelle Küstenfischerei ist infolge dessen nicht mehr in der Lage, den Eiweißbedarf der wachsenden Küstenstädte zu decken. An dessen Stelle tritt das früher verschmähte „Bushmeat", ein Oberbegriff für Hunderte verschiedener Arten von wildlebenden Wirbeltieren, die in der Größenordnung von Tausenden von Tonnen pro Jahr gejagt und vermarktet werden. Diese Jagd geht einher mit der Kahlschlagmaschinerie europäischer und japanischer Holzkonzerne. Durch beide Praktiken wird ein intensiver Kontakt zwischen Wildtieren und den Menschen hergestellt. Dies begünstigt wiederum die Übertragung tierpathogener Erreger auf den Menschen. Die Folge hiervon sind z. B. die gefürchteten Ausbrüche von hämorrhagischem Lassa- und Ebola-Fieber, möglicherweise aber auch die Übertragung des HIV-Virus von Affen in die menschliche Population (Brashares J. et al 2004). Auch dies wieder ein Beispiel der mittelbaren Auswirkung der Globalisierungseffekte auf die Gesundheit.

Die Überschwemmung des Weltmarkts mit hochsubventionierten Agrarprodukten der USA und der Europäischen Union sind eines der größten Entwicklungshemmnisse der Entwicklungsländer und somit mittelbar für Armut und Krankheit verantwortlich. So gibt es zahlreiche „Kollateralschäden" der Globalisierung, die sich mittel- oder unmittelbar auf die Gesundheit auswirken, und zwar schon lange bevor der Begriff „Globalisierung" en vogue wurde. Offene oder geschützte Märkte, Subventionspolitik und Globalisierung, wer die Spielregeln bestimmt, ist längst keine Streitfrage mehr.

Auch der Technologietransfer, der Transfer von Produktion und Produktionsverfahren mit dem Ziel der Senkung der Produktionskosten ist ein zweischneidiges Schwert. Ohne die Übertragung der in Industrieländern gültigen gesetzlichen und technischen, sozial- und arbeitshygienischen Schutzvorkehrungen beinhaltet dies nachweislich erheblich gesundheitliche Gefahren (WHO 2005). Die Schaffung von Arbeitsplätzen im industriellen und handwerklichen Sektor als wichtiges Mittel der Armutsbekämpfung ist dringend gewünscht. Die niedrigen Produktionskosten, der primäre Anreiz der Unternehmer werden zu Lasten der Arbeits- und Sozialbedingungen erzielt. Zahlreiche Beispiele finden sich in allen Industrien, die auf billige Arbeitskräfte gestützt sind, vor allem in der

Textil- und Lederindustrie, aber auch in der Agro-Industrie und der Tierproduktion. Es hat sich eine Kaskade von Lohndumping von Industrie- zu Schwellenländern und zu immer noch ärmeren Ländern entwickelt. Diese Form der Globalisierung zur Profitmaximierung ist einer der schlimmsten Auswüchse der Globalisierung und ein wesentliches Argument der Globalisierungsgegner, einschließlich der Gewerkschaften, die hier eine Quelle unserer Arbeitslosigkeit sehen.

Eine segensreiche, wenn auch nur mühsam voranschreitende Funktion hat hier das Internationale Arbeitsamt, (ILO) das International Labour Office in Genf, das sich bereits seit 1919 für gesunde und sozial verträgliche Arbeitsbedingungen einsetzt, vor allem auch gegen Kinderarbeit kämpft und die Arbeitsbedingungen von Frauen, insbesondere von Schwangeren zu verbessern sucht.

Von der internationalen Rüstungsindustrie und militärischen Interventionen im Zusammenhang im Zuge der Globalisierung von wirtschaftlichen Interessen und ihrer Auswirkung auf die Gesundheit wollen wir hier gar nicht sprechen.

Die jüngste Ausbreitung der Vogelgrippe ist zunächst ein globales Gesundheitsproblem der Zugvögel und von Geflügel, – vor allem in der Massentierhaltung und nicht des Menschen. Ein möglicher Katalysator für eine solche Entwicklung wird in der industriellen Massentierhaltung in Asien gesehen, in der das Virus beste Verbreitungs- und Mutationsbedingungen vorfindet.

Ein Überspringen des aviären H5N1 Virus bzw. eine Mutation in eine menschenpathogene Variante und ihre Übertragung von Mensch zu Mensch steht als Menetekel einer neuen Influenza A Pandemie an der Wand Guangdong ist nicht nur das Zentrum der chinesischen Industrialisierung, dessen Produkte den Weltmarkt überschwemmen und deren sich die westlichen Industrien bedienen. Auch findet sich hier eine Kumulation von Massentierhaltung unvorstellbaren Ausmaßes. Hunderte von Millionen Geflügel werden unter Bedingungen gehalten, im Vergleich zu denen sich die europäischen Geflügelindustrien wie Sanatorien ausnehmen. Zu den Schlüsselparametern für das Auftreten der Geflügel-Influenza gehören nicht nur die Dichte der Tierpopulationen, sondern auch die Bevölkerungsdichte und der enge Mensch-Geflügel-Kontakt, wie man es uns in der Türkei demonstriert hat. Intensive Schweinehaltung, unter

Ausnutzung des Geflügelkots als Schweinefutter schließt die Kette, über die sich das Vogelgrippe-Virus eines Tages auch an den Menschen adaptieren könnte. Eine Übertragung und Verbreitung des ursprünglich aus wild lebenden Wasservögeln stammende Virus in kommerziellen Geflügelbestände ist zunächst ein wirtschaftliches Desaster, aber möglicherweise auch ein Krankheitsrisiko, wenn das Virus in geeignet adaptierter Form auf den Menschen überspringt und sich in der menschlichen Population, unabhängig vom Geflügel verbreitet. Bei den bisher weltweit bestätigten ca. 200 Fällen menschlicher Infektionen, die bei sehr engem Tier-Mensch Kontakt zustande gekommen waren, lag die Sterblichkeit immerhin bei 50 %. Während wir alle gesetzlichen, diagnostischen und veterinärhygienischen Maßnahmen ergreifen können, sind die Länder Afrikas, die inzwischen ebenfalls stark betroffen sind, diesem Problem gegenüber völlig hilflos ausgeliefert. Geflügel spielt ökonomisch und in der Ernährung eine ungeheuer große Rolle. Ob und in welchem Umfang illegaler Tierhandel als ökonomisches Globalisierungsphänomen hierbei eine Rolle spielt, ist noch nicht endgültig geklärt.

Ähnliche explosive Verhältnisse finden sich in Viet Nam, Thailand und Indonesien. Wenn es nicht die kompetenten Virologen in Hongkong und in der WHO gäbe, dann wäre diese Bombe vielleicht bereits explodiert (Davis M. 2005).

8. Ausblick: Globalisierung und Gesundheit

Wenn wir Globalisierung unter gesundheitlichen Aspekten betrachten, können wir feststellen, das Globalisierung weder ein neues Phänomen ist, noch ein rein ökonomisches. Globalisierung wird nicht nur durch das Tempo der Entwicklung und Verbreitung technologischer Neuerungen und durch die politisch gewollte Liberalisierung der Märkte ermöglicht. Globalisierung folgt in erster Linie wirtschaftlichen und geopolitischen Interessen. Globalisierung ist bis heute zutiefst geprägt durch die ökonomische und politische Dominanz des „Westens", nach dessen Spielregeln sie abläuft. Wie lange noch?

Während es sehr wohl in Bezug auf Gesundheit und Gesundheitssicherung eine Reihe von Vorteilen und positiven Beispielen der Globalisierung gibt, sind aber auch hier erhebliche negative Effekte zu erkennen, sowohl in der Vergangenheit, wie auch in der Gegenwart. Es ist bemerkenswert, wie sehr gerade die negativen gesundheitlichen Effekte als „Kollateralschäden" der wirtschaftlichen Effekte der Globalisierung vor allem für die Niedrig-Lohn-Länder bagatellisiert werden.

Dass diese eines Tages auch auf den „Westen" zurückschlagen können, lehrt uns vielleicht einmal die Vogelgrippe.

9. Literaturverzeichnis

Beckmann, G., I. Ewinkel, Ch. Keim, J. Möller (1987): Die Pest und ihre Auswirkungen, eine zeit der grossen Traurigkeit, Jonas verlöag, Martburg, S. 15 ff.

Brashares, J. et al. (2004). Bushmeat Hunting, Wildlife Decline and Fish Supply in West Africa, Science 306 (12th November 2004), S. 1180.

Bundesministerium für Wirtschaftliche Zusammenarbeit und Entwicklung. Stellungnahme des Wissenschaftlichen Beirats (2000): Gesundheit und Entwicklungszusammenarbeit am Beginn des 21. Jahrhunderts, BMZ Spezial Nr. 24.

Cipolla, CM (1998): Die Odyssee des spanischen Silbers, Wagenbach Verlag, Berlin

Davis, M. (2005): Vogelgrippe, zur gesellschaftlichen Produktion von Epidemien, Assoziation Verlag, Berlin.

Diamond, J (2003): op. cit., S. 233

Diamond, J (2003): op. cit., S. 245

Diamond, J (2003): Arm und Reich, die Schicksale menschlicher Gesellschaften, S. Fischer Verlag, Frankfurt, S. 233 ff.

Diesfeld, HJ (2006): Von Rudolf Virchow zu den Millenniums – Entwicklungszielen 2000. In: O. Razum, H. Zeeb, U. Laaser (Hrsg.) 2006, Handbuch Gesundheitswissenschaften: Globalisierung – Gerechtigkeit – Gesundheit, Einführung in International Public Health, Huber Verlag, Bern, S. 19 ff.

Diesfeld, HJ, A. Jahn (2006): Internationale Organisationen. In: K. Hurrelmann, U. Laaser, O. Razum (Hrsg.) Handbuch der Gesundheitswissenschaften, 4. Auflage, Juventa Verlag Weinheim, München, S. ##–##.

Evans, RJ (1990): Tod in Hamburg, Rowohlt Verlag Hamburg, S. 376.

Globalisation Guide: www.globalisationguide.org/01html

Globalization and Health: An online journal by BioMed Central www.globalizationandhealth.com

Kacowicz, AM (2001): The Dark Side of the Moon, Globalization and Poverty a Global Problem: ISA Hong Kong Convention, July 26–28, 2001 in www.isanet.org/archive/kacowiz.htm

Kickbusch, I. (2006): Globalisierung – Gerechtigkeit – Gesundheit, In: O. Razum, H. Zeeb, U. Laaser (Hrsg.) 2006, Handbuch Gesundheitswissenschaften: Globalisierung – Gerechtigkeit – Gesundheit, Einführung in International Public Health, Huber Verlag, Bern, S. 9.

Owen JW, O. Roberts (2005): Globalisation, health and foreign policy: emerging linkages, http://bmc.ub.potsdam.de/1744-8603-1-12/texr.htm

Razum O., Zeeb, H., Laaser U.(Hrsg.) 2006, Handbuch Gesund¬heitswissenschaften: Globalisierung – Gerechtigkeit – Gesundheit, Einführung in International Public Health, Huber, Verlag, Bern, S. 13.

Schmidt, H. (1999): Globalisierung, politische, Ökonomische und kulturelle Herausforderung, Stuttgart.

Scott, S.; Ch J. Duncan (2001): Biology of Plagues, Evidence from Historical Populations, Cambridge University Press, S. 5 ff.

UNDP 1992: op. cit., S. 4–5 ff.

UNDP 1992: Human Development Report, Oxford University Press New York, S. 7 ff.

Winau, R. (1987): Medizin in Berlin. W. de Gruyter Verlag, S. 76.

Windfuhr, M. (2002): Globalisierung. In: D. Nohlen(Hrsg.) Lexikon Dritte Welt. rororo, Hamburg, S. 332 ff.

World Health Organization (2005): Globalization, trade and health: www.who.int/trade/en

World Health Organization (2003): World Health Report, Geneva, S. 91.

World Health Organization (1991, 17th May): World Epidemiological Records, Geneva 66, 141–148).

World Health Organization (1990): Basic Documents, 38th Edition, Geneva, S. 1

World Health Organization (1990): op. cit., S. 1.

7.4. „Nord-Süd-Konflikt" in Bezug auf Ethik und Forschung:

Quelle: H. J. Diesfeld, 2001: IN: Ethisierung – Ethikferne, Wie viel Ethik braucht die Wissenschaft?

Hrsg. Katja Becker, Eva-Maria Engelen und Milos Vec, Arbeitsgruppe „Ethik in den Wissenschaften" der Jungen Akademie an der Berlin-Brandenburgischen Akademie der Wissenschaften und der Deutschen Akademie de Naturforscher Leopoldina,

Akademie Verlag 2003 S. 99–109 (Herausgeber einverstanden, Verlag nicht mehr existent).

1. Einleitung

Der erste Teil des Symposiums befaßte sich mit dem aktuellen Problem der ethischen Bewertung lebenswissenschaftlicher Forschung und ihre Relevanz für andere Wissenschaftsbereiche. Mir ist die Aufgabe zugefallen, zu untersuchen, wie sich diese Problematik auf die ethischen Grundsätze einer immer wichtiger werdenden „Nord-Süd"-Forschungskooperation auswirkt.

Bevor ich jedoch den „Nord-Süd-Konflikt" als einen eigenen geopolitischen Gliederungspunkt der übergeordneten Frage des Symposiums akzeptiere, muß ich folgende Frage stellen: Hat Ethik nicht, ähnlich der UN – Deklaration zu den allgemeinen Menschenrechten von 1945 universelle, oder wie wir heute sagen globale Gültigkeit?

Wenn ja, warum dann diese geo-politische Differenzierung? Einige Autoren argumentieren, dass transkulturell angelegte Forschung auch einer transkulturellen Forschungsethik bedarf? (Levine 1991; Stein 2001).

Ich habe festgestellt, nicht nur bei der das Symposium vorbereitenden Lektüre, sondern auch während meiner eignen Forschungserfahrung der letzten 35 Jahre, vornehmlich im „Süden" und im Diskurs mit „Südländern", daß diese Differenzierung keineswegs selbstverständlich ist und zunehmend hinterfragt wird.

Ich stelle also der Frage nach der „transkulturellen" Gültigkeit einer universellen, in unserem Fall medizinische Forschungsethik, die Forderung nach einer „lokalen", kulturspezifischen Ethik gegenüber (Diesfeld, 1987; 1998; Geertz 1973; Tangwa 2001; Fluer-Loban C. 1998). Auf der Suche nach Belegen stelle ich fest, dass es in allen Schriftkulturen analog zum „Hippokratischen Eid" eine allerdings sehr viel ältere ärztliche Berufs- oder Standesethik gibt. Das „Nil Nocere", als eine Art „Kant'scher Imperativ" des Arztes in Bezug auf seine Patienten, findet seine

Analogie in den traditionellen Schriften der chinesischen, wie der indischen Medizin (4).

Diese Kodizes stellen im Falle ihrer Befolgung auch eine Art berufsständische „Haftpflichtversicherung" und „Qualitätskontrolle" dar. Sie dienen somit mittelbar auch dem Schutz des Patienten und sie dürften sich in ihrer jeweiligen lokalen Ausprägung kultur-geografisch, wie auch diachron bis in unsere Tage der Globalisierung überall finden. Diese Information hilft uns allerdings nicht, das heute und hier anstehende Problem trans-kulturell zu beschreiben und zwar in zweierlei Hinsicht:

Das Konzept wissenschaftlich-experimenteller, auf Wissenszuwachs hin orientierter Forschung als Grundlage unserer zukunftsorientierten Medizin ist ausschließlich dem klassischen abendländischen Kulturkreis und seinem und konzeptionellen und geographischen Ausufern in die „Moderne" zu eigen.

Das zweite „handicap", das sich im Unterschied zu diesen traditionellen ärztlichen Ethiken aus der modernen Biomedizin – oder auch weiter gefasst – den Gesundheits- bzw. „Lebenswissenschaften" ergibt, ist die weit über die „ärztliche Verantwortung" hinausgehende Forschungsverantwortung anderer, nicht ärztlichen Wissenschaftsbereiche, wie Physik, Chemie, Biologie oder Sozialwissenschaften, die a priori nicht einem „ärztlichen Ethos" verpflichtet sind. Hierauf gründet der heute oft noch hochgehaltene Primat der Ärzteschaft gegenüber anderen Wissenschaftlern.

Erwin Chargaff ist der Auffassung, dass Bioethik ohnehin erst aufkam, als Ethik verletzt wurde, Bio-Ethik sei ein Ausweg, all das zuzulassen, was ethisch nicht erlaubt ist (Chargaff, 2001).

Zur Überbrückung dieser Kluft zwischen ärztlicher Handlungsethik und biomedizinischer Forschungsethik bietet der Weltärztebund seit 1964 in der *„Deklaration von Helsinki"*, zuletzt im Jahr 2000 revidiert, einen ärztlichen und medizinisch-wissenschaftlichen Verhaltenskodex an. (World Medical Association, 2001).

Diese Bemühung um eine Globalisierung ärztlicher und medizinisch-wissenschaftlicher Ethik hat allerdings nur standespolitischen Empfehlungscharakter. Die *„Deklaration von Helsinki"*, besitzt keine internationale oder nationale Gesetzeskraft. Da sie sich primär an Ärztinnen und Ärzte wendet, schließt sie nicht automatisch nicht-ärztliche biomedizinisch oder gesundheitswissenschaftlich tätige Forscherinnen und Forscher anderer Disziplinen mit ein (Stein, 2001).

Die Frage bleibt: Ist eine geo-politische Differenzierung einer a priori universell zu bewertenden Ethik der medizinischen Wissenschaften überhaupt gerechtfertigt?

Wenn ja, warum „Nord–Süd", einer der vielen politischen Euphemismen für den machtpolitischen, wirtschaftlichen, bildungs- und wissenschaftspolitischen oder „Teilhaber vs. Nicht-Teilhaber am Globalisierungsprozess" oder „Gläubiger–Schuldner" – Dualismus dieses Globus, – und nicht West–Ost (kulturpolitisch hochaktuell), oder USA–Europa, wo es nachweislich Dissonanzen auch in der Einschätzung von Ethik gibt?

Die Analyse dieser Differenzierung des Globus zeigt eigentlich schon, daß es neben einer globalen Ethik der bio-medizinischen Forschung eine „Sonder-Ethik" für die „Nord-Süd"-Forschungszusammenarbeit geben muß, mehr aus wissenschafts- und entwicklungspolitischen, weniger aus kulturanthropologischen Gründen, obwohl letzte häufig als Argumente angeboten werden. (Im Folgenden steht das synoptische Kürzel „Nord–Süd" für diesen Dualismus, es soll aber stets in seiner Komplexität verstanden werden).

Für die biomedizinische Forschung scheint die Differenzierung einfach zu sein. Seit dem Kommissionsbericht „Health Research – Essential Link to Equity in Development (The Commission on Health Research for Development 1990) unterscheidet die internationale biomedizinische Forschergemeinde zwischen „*Global Research*", das heißt Hochtechnologie-Forschung, die sich die Länder des Südens ohnehin nicht leisten können und „*Essential National Health Research*" (ENHR), angewandter Forschung, die die Prioritäten und Möglichkeiten der Länder des Südens berücksichtigt – wieder eine neue, diskriminierende Unterteilung zwischen Nord und Süd im wissenschaftlichen Globalisierungsprozess.

Die „*global players*" auf dem Gebiet der biomedizinischen Forschung sind andererseits längst nicht mehr nur die nordamerikanischen, europäischen, ostasiatischen und australischen Forschergruppen, sondern auch entsprechend potente Gruppen aus Lateinamerika, Asien und der Südafrikanischen Republik (World Health Organization 1996). So wie insgesamt wirtschaftspolitisch gibt es auch in der Welt der Forschung „*industrialised countries*", „*newly industrialised countries*", „*developing2* – und „*under-developed countries*".

Nicht vergessen werden darf in diesem Zusammenhang das oft extreme Entwicklungsgefälle innerhalb der jeweiligen Länder und Regionen.

"Nord-Süd-Konflikt" in Bezug auf Ethik und Forschung   161

In der biomedizinischen bzw. „*gesundheits-*" bzw. „*lebenswissenschaftlichen*" Forschungsethik geht es im Zusammenhang mit dem bisher skizzierten Forschungsumfeld und seiner Nord-Süd-Ausprägung um mehr, als die ethische Verantwortung gegenüber irgendwelchen „Versuchsobjekten". Von einer Reihe von Autoren in internationalen Ethiksymposien in Forschungsorganisationen, oder etwa bei der WHO, der EU oder in der „Helsinki-Deklaration 2000" und ihren Kommentatoren wird darauf hingewiesen, dass die Ethikdiskussion im Nord-Süd-Spannungsfeld vor einer Reihe weiterer Probleme steht, für die es, keine pauschale Lösung geben kann (Idänpään-Heikkila, 2001; Ijsselmuiden/ Faden 19992; Morales-Gomez, 1992).

Der erste Diskutant, der in der aktuellen Ethikdiskussion auf die Frage, welches „nach Überschreiten des (Winnacker'schen) Rubikon" die Forschungsprioritäten seien, eine bisher völlig außer Acht gelassene Antwort gab, war in seiner „Berliner Rede vom 18. Mai 2001" Bundespräsident Johannes Rau. Er wies als bisher Einziger auf die zahlreichen, „diesseits des Rubikon" liegenden Forschungsprioritäten von wirklich globaler Bedeutung hin (Rau, 2001).

Die Relevanz von Präimplantationsdiagnostik (PID) und allgemein der sogenannten „*Reproduktionsmedizin*" für eine wohlhabende Minorität, die sich eine in-vitro-Fertilisation und vielleicht auch noch andere Manipulationen leisten kann und für die Forschungsbedarf vordergründig formuliert wird, steht beispielsweise in keinem Verhältnis zu den Problemen der „reproduktiven Gesundheit" der übrigen Menschheit mit einer mehr als 100 fachen Mütter- und Säuglingssterblichkeit.

7 % aller Gesundheitsprobleme liegen in den Ländern des „Nordens", die hierfür 95 % der globalen Forschungsmittel aufwenden, während 93 % aller Gesundheitsproblemen 5 % aller globalen Forschungsmittel gegenüberstehen (Diesfeld, 1995).

Da vor allem aufgrund der unterschiedlichen wirtschaftlichen und wissenschaftlichen Kapazität und nicht so sehr aus historischen Gründen die Forschungsinitiative und die Finanzkraft vorwiegend vom Norden ausgeht, muss über die individuellen und gesellschaftlichen forschungsethischen Aspekte hinaus auch die Verhaltensweise der Forscherinnen und Forscher einer kritischen Wertung unterzogen werden. Für die Ethik-Diskussion gesundheits- bzw. lebenswissenschaftlicher Forschung im Nord-Süd-Spannungsfeld lassen sich daher folgende Problemfelder identifizieren:

A. Die Rechte und Interessen der in Forschung einbezogenen Individuen und Bevölkerungsgruppen, **insbesondere** die Berücksichtigung ihrer sozialen, kulturellen oder religiösen Normen,

Frage der Repräsentanz der Individuen und Gruppen durch wie immer legitimierte Vertreter bei der „informierten Zustimmung" („informed consent"),

Auswirkungen der Forschung und der Forschungsergebnisse auf Individuen und Gruppen innerhalb ihres eigenen sozio-politischen Umfelds, vor allem dann, wenn die Forscher abgezogen sind, nachdem sie Probleme losgetreten haben.

B. Die Interaktion von Forscherinnen und Forschern, Geldgebern, politischen und gesellschaftlichen Entscheidungsträgern und damit zusammenhängende forschungsethische Probleme, wie die Definition von Forschungsprioritäten,

Herstellung eines Konsens zwischen „eigennützigen" und „fremdnützigen" Forschungsinteressen,

Definition von Versuchs- und Kontrollgruppen und Placebo-Probleme im sozio-kulturellen Umfeld,

Interaktion zwischen lokalen und auswärtigen Forschern

Verfügung über Forschungsdaten und Ergebnissen (ownership) im Prestigewettstreit zwischen Nord und Süd und zwischen Forschern und Sponsoren.

C. Reaktion der „Scientific Community" auf die forschungsethischen Probleme im Nord-Süd-Spannungsfeld

Erarbeitung von funktionstauglichen ethischen Normen und Einrichtung von unabhängigen Ethik-Kommissionen in allen Ländern des Südens.

Die Rechte und Interessen der in Forschung einbezogenen Individuen und Bevölkerungsgruppen

Sofern Personen bzw. Patienten Ärzten oder Ärztinnen als Forschungsobjekte dienen, so sollten diese im Prinzip schon durch das ärztliche Berufsethos des „nil nocere" geschützt sein. In den, dem „Nürnberger Kodex" von 1947 folgenden Editionen der *„Helsinki Deklaration"* des Welt-Ärzte-Bundes wurde dies durch das „individuelle Recht auf Selbstbestimmung" ersetzt und es wird eine persönliche informierte Zustimmung (informed consent) verlangt (Manderson/Wilson 1998). Im Beitrag von Claudia Stellmach wird auf die Problematik der Rechtsverbindlichkeit der Europäischen Bio-Ethik-Konvention im Widerstreit von Ethik und gesellschaftlichen Interessen hingewiesen.

Wie im „Norden" das Problem mit nicht entscheidungsfähigen Versuchspersonen, so gibt es im „Süden" zusätzlich das Problem der sprachlichen und kulturellen Kommunikationsbarrieren unter Berücksichtigung des Bildungs- und Informationsgefälles zwischen Forscher und Bevölkerung.

Ausser in der klinischen Forschung tritt das Problem des „informed consent" auch im Zusammenhang mit Feldforschung zur Diagnose, Prävention und Bekämpfung von Krankheiten, in der „Gesundheitssystemforschung" oder bei sozialwissenschaftlichen, anthropologischen oder epidemiologischen Untersuchungen auf.

Die Frage, wer im „Süden" anstelle der Versuchspersonen legitimiert ist, die Zustimmung zu geben, wird von Forschern des „Norden" aber auch des „Süden" oft damit beantwortet, daß die Gruppe vor dem Individuum rangiert und daß es kulturspezifisch eine „Fremdbestimmung" des Individuums durch lokale traditionelle oder moderne Führer oder bei Frauen und Familienmitgliedern der Mann oder das männliche Familienoberhaupt das Problem löst und evtl. die Zustimmung über den Kopf der Familienmitglieder gibt. Dieses Argument wird mit zunehmender Emanzipation der Frau bzw. des Individuums und der Hinterfragung traditioneller Herrschaftsstrukturen als neo-kolonialistisch abgelehnt.

Es bleibt ein Dilemma, ebenso wie die in der *Helsinki Deklaration* diskutierte Frage der „Eigennützigkeit" vs. „Fremdnützigkeit" von Forschung, sei es bei klinischen, diagnostischen oder technischen Forschungsfragen.

Von Kritikern der „*Helsinki Deklaration*" wird bezweifelt, daß es wie in Abschnitt 22 bis 26 gefordert, unter diesen Umständen überhaupt eine wahrhaft „freiwillige" Zustimmung gibt. Nicht nur kulturelle oder sprachliche Barrieren und die lokalen Machtverhältnisse und die Rahmenbedingungen der Forschung, die gesundheitliche Infrastruktur und die Qualität der Informationsquellen und der Wissenstand der Betroffenen stehen einer sachgerechten Information als Grundlage für eine Zustimmung entgegen.

2. Die Interaktion von Forscherinnen und Forschern, Geldgebern, politischen und gesellschaftlichen Entscheidungsträgern in Bezug auf forschungsethische Probleme

Eine Reihe grundsätzlicher forschungs-ethische Probleme und Dilemmata ergibt sich aus dem Spannungsfeld zwischen Forschern aus dem „Norden" und aus dem „Süden", den Förderern und Auftraggebern von Forschung sowie den jeweiligen politischen und gesellschaftlichen Entscheidungsträgern.

Die Szenarien sind wohlbekannt und wurden in den letzten Monaten durch die Arzneimittelproblematik zur Behandlung von HIV/AIDS verdeutlicht.

Die Fragen verdichten sich auf wenige Aspekte, vor allem seit die *„Helsinki Deklaration"* und andere internationale und nationale Ethik-Kommissionen inzwischen sehr viel stärker auch in die Entscheidung über die Wahl des Forschungsgegenstandes eingreifen:

Wer definiert Forschungsprioritäten und wer stimmt diesen zu?

Forscher des „Nordens", von der Biomedizin bis zur Anthropologie, wollen aus, im günstigsten Fall legitimen wissenschaftlichen Interesse bestimmter Bevölkerungsgruppen untersuchen. Die Forderung in Sektion 19 der *„Helsinki Deklaration"*, „medizinische Forschung sei nur gerechtfertigt, wenn eine vernünftige Chance besteht, daß die „beforschte" Bevölkerung hiervon gesundheitlichen Nutzen hat", könnte durchaus sinnvolle Forschungsfragen obsolet werden lassen.

Die *„Helsinki Deklaration"* 2000 geht so weit, festzustellen daß Forschung nur gerechtfertigt sei, wenn sie sich aus lokalen Gesundheitsproblemen heraus ergibt. Viele „Grundlagenforscher" der „Global Research-Fraktion" werden hiermit ihre Probleme haben, während anwendungsorientierte Forscher der „ENHR-Fraktion" diese nicht so sehr tangiert.

Arzneimittelforschung durch internationale Pharmafirmen, selbst wenn sie in angeblicher Forschungspartnerschaft erfolgt, ist dann problematisch, wenn die Forschungsfrage aus Gründen der Opportunität, der geringeren Kosten oder auf Grund der geringeren Akzeptanz-Probleme in ein Land des Südens verlegt wird, ohne daß für dieses Land oder die Versuchspersonen ein gesundheitlicher Nutzen entsteht.

Die aktuelle HIV/AIDS – Forschung ist hierfür ein tragisches Beispiel (Martin 1993; The Lasncet, Editorial 1997; Varmus/Satscher 1997).

Obwohl der Forschungsbedarf enorm ist, dürften die Forschungsergebnisse kaum je den Patienten zur Verfügung stehen oder erschwinglich sein. Ist Forschung somit ethisch gerechtfertigt oder un-ethisch?
Im Zusammenhang mit der HIV/AIDS und Tuberkuloseforschung trat eine Forderung der *„Helsinki Deklaration"* (Sektion C29) verstärkt in den Vordergrund der wissenschaftlichen Diskussion, die besagt, daß ein neues Medikament oder eine neue Methode nur dann getestet werden darf, wenn ihr potentieller Nutzen gegen das bestmögliche aller verfügbaren Mittel oder Verfahren getestet wird (Angell 1997; Bobadilla et al. 1994; Lurie P/ S.M. Wolfe 1997).
So legitim, universell gültig und auch zum Schutz der Versuchspersonen berechtigt diese Forderung ist, würden doch hierdurch neue Medikament oder Methoden, die von besonderer Relevanz für den Süden wären, diesen Ländern vorenthalten, da der zum Vergleich herangezogene „bestmögliche Standard" für diese Länder auf absehbare Zeit unerreichbar ist. Ein besonderes Problem stellt die Anwendung von Placebos dar, vor allem, wenn das „Placebo" eine Null-Maßnahme wäre, weil dies unter den gegebenen Umständen der Regelfall wäre. Selbst die Verwendung der „bestmöglichen" Methode als Goldstandard wäre für die betreffende Kontrollgruppe inakzeptabel, weil nur für diesen besonderen Fall verfügbar.
Im Editorial des New England Journal of Medicine vom 13. September 2001 haben sich die Herausgeber von dreizehn namhaften wissenschaftlichen Zeitschriften dem hochaktuellen ethischen Problem der Autorenverantwortung bei Auftragsforschung durch die Pharma- und medizintechnische Industrie geäußert (New England Journal of Medicine, Editorial 2001). Sie berufen sich auf ein Dokument, das vom *International Committee of medical Journals Editors (ICMJE)* als Grundlage für zukünftige Herausgeberentscheidungen erarbeitet worden ist und welches im Anhang an dieses Editorial angeführt ist. Das Editorial kritisiert insbesondere, dass in zunehmendem Maße anstelle akademischer, theoretisch unabhängiger Forschung private, nicht akademische Forschergruppen (das heißt contract research organizations, (CRO's) für weniger Geld und mit viel weniger Skrupeln die Forschungslandschaft beherrschen. Diesen Gruppen seien im Jahr 2000 in den USA 60 % aller Forschungsmittel der Industrie zugeflossen. Für Forschung in Entwicklungsländern dürfte diese Entwicklung von besonderer und gefährlicher Relevanz sein.

Die Verfügbarkeit und Nutzung (ownership) von Forschungsergebnissen in Bezug auf Autorenschaft, akademische Meriten und den tatsächlichen Anteil der einzelnen lokalen und auswärtigen Forscher ist ein ständiger Streitpunkt, der meist zu Ungunsten der lokalen Forscher ausgeht. Da die Initiative und die finanzielle Ausstattung meist vom auswärtigen Forscherteam ausgeht, beansprucht dieses auch die Priorität der Autorenschaft, wohingegen ohne die Einbindung der lokalen Forscher Feldforschung heutzutage überhaupt nicht realisiert werden könnte. Da aber ohne Erstautorenschaft akademische Meriten nicht zu erwerben sind, sind die nachgeordneten lokalen Forscher immer im Nachteil. Dies entspricht überhaupt nicht der berechtigten Forderung und internationalen Bemühung um Aufbau von lokaler Forschungskapazität und ist somit im Sinne dieser erweiterten Forschungsethik un-ethisch.

Es gibt allerdings auch Nord-Süd-Forschungspartnerschaften, wie etwa im Arbeitskreis Tropenmedizinische Forschung und dem DFG-Forschungsschwerpunkt Tropische Infektionskrankheiten der Universität Heidelberg, oder in der Forschungspraxis der GTZ im Gesundheitsbereich, wo diese Fragen klar geregelt sind, weil explizit der Aufbau von Forschungskapazität Programm ist.

3 Die Reaktion der *„Scientific Community"* auf die forschungsethischen Probleme im Nord-Süd-Spannungsfeld

Wie bereits angedeutet, enthalten die letzten Editionen der *„Helsinki Deklaration"* des Weltärztebundes auch Abschnitte, die auf die Probleme im Nord-Süd-Forschungsverbund eingehen. Es wurde klar, und einige Kommentatoren haben dies in letzter Zeit deutlich gemacht, dass manche dieser Empfehlungen oder ethischen Normen für die Forschung im Süden „tödliche"-Annahmen sind und Forschung unmöglich machen, selbst wenn sie im wohlverstandenen Interesse der Länder wären (The Lancet, Editorial 1997).

Die Weltgesundheitsorganisation gibt seit mehreren Jahren Empfehlungen zur Forschungsethik generell, wie auch unter Berücksichtigung der spezifischen Belange der Länder des Südens heraus, ebenso wie die *International Epidemiological Association, European Group (Council for International Organizations of Medical Sciences 1991; World Health Organization 2000)*. Schon 1988 hat die WHO in Kooperation mit IDRC und dem *Royal Tropical Institute Amsterdam* für die

Gesundheitssystemforschung im südlichen Afrika Empfehlungen für ethische Normen erarbeitet und in Trainingsprogramme integriert.

Es wurde hierbei, wie auch im Konzept der Gesundheitssystemforschung der Abteilung für Tropenhygiene und öffentliches Gesundheitswesen der Universität Heidelberg enthalten ist, zu bedenken gegeben, daß Gesundheitssystemforschung implizit eine Intervention darstellt, deren Konsequenzen für die beforschte Gruppe und für die gesamte Gesellschaft oder politische Landschaft bedacht werden müssen (Diesfeld 1995).

Die *American Anthropological Association* hat 1998 unter Hinweis auf jahrzehntelange Vernachlässigung des Themas einen eigenen ethischen Kodex für (kultur)anthropologische, ethnologische und sozialwissenschaftliche Forschung herausgegeben, der sich sehr an die *Helsinki Deklaration* anlehnt, der aber bisherige Forschungsgepflogenheiten weitgehend unmöglich machen würde (American Anthropological Association 1998).

Forschungsethische Verantwortung wird nicht nur gegenüber den beforschten Menschen und Gruppen, sondern auch gegenüber Forschung und Wissenschaft und gegenüber der Öffentlichkeit eingefordert. Ein Thema, das die Biomedizin in Deutschland peinlich berührt.

Alle internationalen Forschungsförderer, wie das Tropical Disease Research and Training Programme (TDR) der WHO oder das Programm „Forschung im Dienste der Entwicklung" (INCO-DEV) der Generaldirektion XII der Europäischen Kommission verlangen grundsätzlich eine ethische Prüfung von Forschungsanträgen und eine entsprechende Prüfung und Freigabe des Antrags durch nationale oder institutionelle Ethikkommissionen.

Den jüngsten und sicher auch wichtigsten Beitrag hierzu leistete die erste Konferenz des „African Malaria Vaccine Testing Network (AMVTN) im April, die sich gezielt mit dem Thema Health Research Ethics in Africa befaßte (Rugemalila/Kilama 2001). Die Kritik der Konferenz richtete sich zunächst gegen bestehende internationale Empfehlungen und Kodizes, die die Problematik des Südens nicht ausreichend berücksichtigen und zu sehr auf die Bedürfnisse des Nordens abheben würden. Es wird festgestellt, daß die meisten afrikanischen Länder bezüglich der Erarbeitung eigener ethischer Normen oder der Einrichtung und Funktionsfähigkeit von Ethikkommissionen im Verzug sind.

Übereinstimmend wurde beklagt, daß ethische Unbedenklichkeit durch nicht-afrikanische Partnerinstitutionen einschließlich internationaler

Organisationen unzureichend sind, sondern durch lokale Ethikkommissionen bestätigt bzw. ergänzt werden muss.

Forschungsethische Verantwortung wird nicht nur gegenüber den beforschten Menschen und Gruppen, sondern auch gegenüber Forschung und Wissenschaft im Ganzen und gegenüber der Öffentlichkeit eingefordert. En Thema, das die Biomedizin in Deutschland peinlich berührt. Da Forschung auf der Grundlage von schlechter Wissenschaft für sich schon unethisch sei, müssten in Verbindung mit Ethikkommissionen auch wissenschaftliche Review Kommissionen tätig werden.

Für Ethikkommissionen wurde von der Konferenz des AMVTN eine Checkliste (Ebd. 9–10) erarbeitet um folgendes sicherzustellen:

- Capacity building of local researchers and institutions
- Community awareness and participation in the proposed research
- Sensitivity to local cultures and children's welfare
- Protection of populations vulnerable to abuse by health research
- Targeted dissemination and promotion of utilization of the results, particularly by the beneficiary population
- Agreement on ownership, use, and access to the research outputs by thiose in and outside the research partnership and medical profession
- Procedures for obtaining and documenting informed consent
- Compliance to the CIOMS WHO Guidelines and "Good Clinical Practices" (GCP) Guidelines.

4. Literaturverzeichnis

American Anthropological Association: (1998): Code of Ethics of the American Anthropological Association: Arlington. http//www.aaa.org/committee/ethics/htm

Angell, M. (1997) (Editorial) The Ethic of Clinical Research in the Third World. In: New England Journal of Medicine, 337: 847–849.

Bobadilla, J.-L., Cowley, P., Musgrove, P. Saxenian, H. (1994): Design, content and financing of an essential national package of health services. In: Bulletin of the World Health Organisation, 72: 653–662.

Chargaff, E. (2001): Es ist schon zu viel geschehen. Ein Interview mit Erwin Chargaff zur Bundestagsdebatte über Gentechnik und Biomedizin. In: Frankfurter Allgemeine Zeitung, 127: 41, 02.06.2001.

Christakis, N. A. (1992): Ethics are local: Engaging cross-cultural variation in the ethics for clinical research. In: Social Science and Medicine. 35: 1079–1091.

Council for International Organizations of Medical Sciences: (1991): International Guidelines for Ethical Review of Epidemiological Studies, CIOMS, Genf.

D'Alessandro, U., Boelawert, M. (2001): Editorial: The 5th Amendment of the Declaration of Helsinki: implications for medical research in developing countries. In: Tropical Medicine and International Health 6: 245–247.

Diesfeld, H. J. (1987): The Limitations of Cross-cultural Transfer of Science and the .Responsibility of the Scientist. In: Internationales Asienforum, 18: 7–14

Diesfeld, H. J. (1995): Action Research in Health Systems Research, some definitory and ethical considerations: In: TROPMEDEUROP: Technical Workshop on Health Systems Research, organised by The London School of Hygiene and Tropical Medicine and Swiss tropical Institute, Valbella Switzerland, 29.01.–01.02.1995, Annex 3, S. 1–9.

Diesfeld, H. J. (1998): Westliche Medizin in nicht-westlichen Kulturen. Beschreibung eines Prozesses professioneller und wissenschaftlicher Wahrnehmung von Realität. In: Axel W. Bauer (Hrsg.) Medizinische Ethik am Beginn des 21. Jahrhunderts. Theoretische Konzepte, klinische Probleme, ärztliches Handeln, Joh. Ambrosius barth, Heidelberg, Leipzig, S. 61–71.

Fluehr-Lobban, C. (1998): Ethics: In: Russel Bernard, H. (Hrsg.) Handbook of Methods in Cultural Anthropology, Alta Mira Press, Walnut Creek, London, New Delhi p. 173.

Geertz, C. (1973) Ideology as a Cultural System, In: The interpretation of Cultures, New York 1973, 194–233.

Idänpään-Heikkila, J. E. (2001: Editorial: Ethical principles for the guidance of physicians in medical research – the Declaration of Helsinki. In: Bulletin of the World Health Organization, 79: 279.

Ijsselmuiden, C. B; Faden, R.R (1992): Research and Informed <Consent in Africa – another look: In: The New England Journal of Medicine, 326, No. 12: 830–833.

Levine, R. J. (1991): Informed Consent: Some Challenges to the Universal Validity of the Western Model. In: Law, Medicine & Health Care, 19: 207–213.

Lurie, P./S.M. Wolfe (1997): Unethical Trials of Interventions to Reduce Perinatal Transmission of the Human Immunodeficiency Virus in Developing Countries. In: New England Journal of Medicine, 337: 853–856.

Manderson, L./R. P. Wilson (1998): Negotiating with Communities: The Politics and Ethics of Research. In: Human Organization, 57: 215–217.

Martin, J. (1993): Would Machiavelli now be a better guide for doctors than Hippocrates? In: Round Table on Ethics in Health Care. In: World Health Forum, 14: 105–131.

Morales-Gómez, D. (1992): Issues of Ethics in International Development: Dilemmas in Social Science Research. In: Canadian Development Studies, 8: 197–217.

New England Journal of Medicine (2001): Editorial: Sponsorship, Authorship and Accountability, N. Engl. J. Med. 345, (2001), 825–826.

Rau, J.: Der Mensch ist jetzt Mitspieler der Evolution geworden. In. Berliner Rede, 18. Mai 2001. In Frankfurter Allgemeine, 116: 45, 19.05.2001.

Rugemalila, J. B. / Kilama, W.L. (2001): Health Research Ethics in Africa. Proceedings of the Seminar on Health Research Ethics in Africa, In: Acta Tropica, 78: S 1–126, p. 32.

Stein, R. (2001): Ethische Prinzipien mit Dekor? Bericht über den 2. Kongress „Medizin und Gewissen", Erlangen, Mai 2001, In: Frankfurter Allgemeine Zeitung 129, N2, 06.06.2001.

Tangwa, G. B. (2001): Traditional African Perception of a Person: Implications on Health Research Ethics. In: Rugemalila/Kilama (2001) Health Research Ethics in Africa. Proceedings of the Seminar on Health Research Ethics in Africa, in: Acta Tropica, 78: S 1–126, p. 32.

The Commission on Health Research for Development (1990): Health Research – Essential Link to Equity in Development. Oxford University Press.

The Lancet, Editorial: (1997): The Ethics industry, In: The Lancet, 350, No. 9082, Sept. 27: 897.

Varmus, H./ Satcher, D. (1997): Ethical Complexities of Conducting Research in Developing Countries In: N. Engl. J. Med. 337: 1003–1005

World Health Organization (1996): Investing in Health Research and Development. Report of the Ad Hoc Committee on Health Research Relating to Future Intervention Options: World Health Organization, Genf.

World Health Organization (2000): Operational Guidelines for Ethics Committees That Review Biomedical Research. World Health Organization, Genf.

World Medical Association (2001): Declaration of Helsinki. Ethical Principles for Medical research Involving Human Subjects In: Bulletin of the World Health Organization, 79: 373–376.

7.5 25 Jahre Ethnomedizin an der Abteilung für Tropenhygiene und Öffentliches Gesundheitswesen, Universität Heidelberg, 1973-1997*

*Vortrag im Institut für Ethnologie der Universität Heidelberg im Rahmen der Diskussionsabende der AG Medical Anthropology Heidelberg am 17. Februar 2003.

Hans-Jochen Diesfeld

Quelle: Curare 28 (2005)1: 99–104 (VWB – Verlag für Wissenschaft und Bildung, Berlin hat Abdruckgenehmigung erteilt),

1. Einleitung: autobiographische Notizen eines Arztes

Bis SS 1997 war ich Ärztlicher Leiter der Abteilung „Tropenhygiene und Öffentliches Gesundheitswesen" des Hygiene Instituts des Klinikums der Universität Heidelberg.

Ethnomedizinische Überlegungen haben mich mein ganzes Berufsleben als Arzt begleitet. Zunächst sehr undeutlich, unbestimmt in den Jahren 1957 bis 1965, während meiner landärztlichen und klinischen Praxis im Städtischen Krankenhaus Ansbach mit einem weiten bäuerlichen Hinterland und anschließend von 1963 bis 1965 in Äthiopien. Ich merkte sehr bald, dass Arzt und Patient oft aneinander vorbeiredeten, schon in Deutschland und noch sehr viel mehr in Äthiopien.

In ethnomedizinischer Terminologie würde ich heute sagen: wir hatten unterschiedliche *„explanatory models"* (vgl. Kleinman 1980). Der Umgang mit der *„therapy managing group"* (vgl. Janzen 1978) und das Problem des *„healer shopping"* und der *„medizinische Pluralismus"* gehörte schon damals zu meinem medizinischen Alltag, nur fehlte mir noch der theoretische Unterbau. Ich will hier keine Anekdoten aus alten Zeiten vermitteln, sondern nur darauf hinweisen, dass dies ein Phänomen, nicht nur in der ethnomedizinischen Exotik, sondern wenn man sich ehrlich ist, auch in der täglichen ärztlichen Praxis bei uns ist.

Eine erste Reflexion dieser Seite meiner ärztlichen Berufserfahrung aus zwei Kulturkreisen wurde mir während eines Studienaufenthaltes in London 1965/1966 ermöglicht. Im Rahmen eines damals noch weitgehend epidemiologisch orientierten „Tropical Public Health" – Studienganges wurde uns zu unserem großen Erstaunen der Klassiker „*Health, Culture and Community*" von Benjamin D. Paul (1955) zur Lektüre empfohlen. Er führte zu intensiven Diskussionen im Kreis der Kursteilnehmer aus aller Welt. Seither hat mich diese Facette der Medizin nie mehr losgelassen. Als ich nach meinem Londoner Jahr 1966 an die Abteilung für Tropenhygiene und öffentliches Gesundheitswesen der Universität Heidelberg kam, habe ich versucht, dieses Thema in mein Arbeitskonzept einzubauen. Es dauerte allerdings eine Weile, diesem exotischen Feld eines ohnehin exotischen Faches in einer konservativen deutschen Universitäts- und Medizinischen Fakultätslandschaft Gestalt zu verleihen.

Dass dies überhaupt gelungen ist, ist nicht zuletzt der Tatsache zu verdanken gewesen, dass die von meinem damaligen Chef und Amtsvorgänger, Professor Jusatz, neu geschaffene Abteilung aus dem Hygieneinstitut aus- und in das 1962 gegründete Südasien Institut eingegliedert wurde.

2. Aufbau einer „Arbeitsgruppe Ethnomedizin" an der Abteilung für Tropenhygiene und Öffentliches Gesundheitswesen des Südasien Instituts (SAI)

In diesem multidisziplinären Terrain konnte der kulturspezifische Aspekt meines Fachs der Medizin sehr viel besser diskutiert werden, als in einem rein naturwissenschaftlich geprägten Mediziner-Umfeld. Dem SAI gehörten wir bis 1995 an. Diese Jahre waren sehr stimulierend, teilweise sehr schwierig – eine Geschichte für sich – doch in diesem Milieu konnte unsere Idee von „Ethnomedizin als Teil eines multidisziplinären Abteilungskonzepts" wachsen.

Aus einer sehr praktischen Notwendigkeit heraus haben wir einen theoretischen Rahmen für „Ethnomedizin" entwickelt ohne die seinerzeitige Diskussion in den 80er Jahren um die Definition von Ethnomedizin vs. Medizinethnologie, im Vergleich zu Medical Anthropology oder

25 Jahre Ethnomedizin an der Abteilung für Tropenhygiene 173

Anthropologie médicale, Medizin-Soziologie oder Soziologie der Medizin zu berücksichtigen. Wir einigten uns letztlich auf den Arbeitsbegriff „Kulturvergleichende Medizinische Anthropologie".

Anfang der 70-er Jahre planten wir einen Vorbereitungskurs für Ärztinnen und Ärzte, um sie auf ihren Einsatz in der Entwicklungszusammenarbeit vorzubereiten. Er sollte den in Deutschland ausgebildeten und beruflich sozialisierten Kolleginnen und Kollegen, neben der Vermittlung von tropenmedizinischem Fachwissen, die Möglichkeit der Orientierung und Sensibilisierung für das neue Arbeitsumfeld und die Klientel in einem fremden Kulturkreis geben. Dies war nicht nur mein Anliegen, sondern auch das anderer Kollegen mit ähnlichen Erfahrungen in Entwicklungsländern, die am Aufbau und an der Begleitung dieses Kurses seit 1974 Teil hatten, wie Aart van Soest vom DIFÄM, Tübingen, Arnold Radtke von Misereor Aachen oder Ekkehard Schröder, der sich damals als Student und später als Mitarbeiter sehr für die Vermittlung dieser Aspekte, auch in studentischen Seminaren in den „wilden 70-er Jahren" einsetzte (Schröder 1992).

Immer wenn man auf der Suche nach neuen Wegen ist, versucht man von Fachtagungen zu profitieren: 1973 gab uns die damalige „Deutsche Stiftung für Internationale Zusammenarbeit" (DSE, Berlin) die Möglichkeit, eine Fachtagung mit einer großen Zahl von Fach – und Führungskräften aus Süd-Ost-Asien mit dem Thema: „Community Health and Health Motivation in South East Asia" zu organisieren und durchzuführen. Hierzu konnten wir uns auch Fachreferenten aus der internationalen Szene, wie James A. McGilvrey, Francis. M. Shattock oder J. Haken Hellberg einladen, die uns für den geplanten Kurs hilfreich sein sollten – wohl gemerkt, 5 Jahre vor der Alma Ata Konferenz zur *Primary Health Care*, die 1978 zum Wendepunkt internationaler Gesundheitspolitik wurde (Diesfeld & Kröger 1974).

Zu dieser Zeit formierte sich in Heidelberg unter Ekkehard Schröder und Gerhard Rudnitzki die neue „Arbeitsgemeinschaft Ethnomedizin" (AGEM) als südlicher Antipode zu der Arbeitsstelle Ethnomedizin unter Joachim Sterly in Hamburg.

Im November 1974 fand unter der Schirmherrschaft des SAI mit dem Ethnologen Professor Karl Jettmar (+) und mir als den Schirmherren das 2. Rundgespräch der AGEM unter dem Thema „Faktoren des Gesundwerdens in Gruppen und Ethnien" statt, wo wiederum eine Reihe auch internationaler Referenten zum Thema „Ethnomedizin" referierten und uns weitere Anregungen gaben (siehe Schröder 1977). Zwischen der Arbeitsgemeinschaft Ethnomedizin und der Abteilung bestand immer eine sehr enge Verbindung.

Von da an bis Ende der 90-er Jahre bestand an der Abteilung für Tropenhygiene und öffentliches Gesundheitswesen ein wichtiges Forum für „Ethnomedizin". Weg und Ziel empirischer Feldforschung und wissenschaftstheoretischer Überlegungen hierzu war die Anwendung dieser Forschungsergebnisse in der Lehre und der Gesundheitssystemforschung in Entwicklungsländern. In diesen Jahren waren es an der Abteilung für Tropenhygiene neben Ekkehard Schröder noch in den 70-ern dann Axel Kroeger und Dorothea Sich und aus der Abteilung Ethnologie des SAI Beatrix Pfleiderer, die diese Entwicklung maßgeblich prägten. Hinzu kamen in zunehmendem Maß interessierte Studenten und Doktoranden, wie Gerhard Heller (1985), Thomas Lux (1990), Ruth Schumacher (1993, 1994) oder Sabine Gies (1994) und zu guter Letzt Olaf Lemelsen 2004), der mit summa cum laude promovierte, die mit ihrem Engagement und ihren empirischen Feldstudien das Material zur Ausgestaltung unseres Konzepts beitrugen und die Unterrichtsthemen bereicherten.

Das Abteilungskonzept umfasste ab den 80er Jahren neben der *Gesundheits-System-Forschung* medizinische und experimentelle Parasitologie, Tropenhygiene und die tropenmedizinische Ambulanz. *Gesundheits-System-Forschung* umfasst das medizinische Versorgungssystem in seiner Wechselwirkung mit der Bevölkerung, den Patienten und den lokalen medizinischen Traditionen. Hierin hatten „Ethnomedizin" aus der Sicht der Medizin und „Medizinethnologie" aus der Sicht der Ethnologie ihren festen Platz. Beide haben als gemeinsames Ziel die Beschreibung und Erforschung, das Verstehen medizinischer Systeme als Teil und Produkt einer Kultur (Landy 1977), wobei in Heidelberg unser eigenes medizinisches System immer schon miteingeschlossen wurde. So wie Religion, Sprache oder Verwandtschaftssysteme als kulturelle Systeme zu verstehen sind, so haben wir gelernt, auch Medizin als kulturelles System, als System auch symbolischer Bedeutungen (vgl. Kleinman 1980) zu verstehen. Wichtig ist auch die Erkennung der darin enthaltenen Dynamik über Raum und Zeit. Die medizinischen Systeme sind wiederum nur Teil eines gesundheits-orientierten Wertesystems, das wie die Gesellschaft, einem ständigen Wandel unterliegt.

3. Definition und Begründung von „kulturvergleichende medizinische Anthropologie" (KMA)

In diesem transkulturell vergleichenden Bemühen wurde in Anlehnung an die anglo-amerikanische „medical anthropology" von <u>Dorothea Sich</u> der Begriff „kulturvergleichende medizinische Anthropologie" eingeführt und definiert.

Krankheit wird sowohl in der Ethnomedizin, in der Medizinethnologie, der Medical Anthropology wie auch in der *Psychosomatik* nicht nur als ein körperlicher Prozess, eine individuelle Erfahrung oder ein gesellschaftliches Phänomen betrachtet, sondern Krankheit hat eine kulturelle Metaebene und ist ein kulturelles Bedeutungssystem.

Die auf dieser Ebene enthaltenen Symbole und Metaphern, die für Krankheit stehen, mit denen Krankheiten benannt werden und die sich in Krankheit manifestieren, sind kulturspezifisch und von Trägern anderer Kulturen nicht ohne weiteres verständlich und nachvollziehbar, auch in der ethnomedizinischen Forschung. Dieses Phänomen kommt insbesondere in der medizinischen Versorgung von Migranten, Menschen in der Fremde, d. h. hier bei uns, zum Tragen (<u>Wiezoreck & Diesfeld</u> 1997). Daher „kultur-vergleichend" eine „Medical Anthropology at home".

Gesundheit umfasst alle Sektoren des privaten und öffentlichen Lebens, weshalb es so absurd ist, wenn die Medizin einen Monopolanspruch auf Gesundheit erhebt, zumal sie sich weitgehend nur mit der Behandlung von Krankheiten befasst.

Wenn wir mit Dorothea Sich von „kulturvergleichender Medizinischer Anthropologie sprechen, betrachten wir unser eigenes wissenschaftliches Medizinsystem nicht als „Goldstandard", sondern – aus der Sicht der Bevölkerung – als eine, wie auch immer gewertete Option in einem medizinischen Pluralismus.

Für die kulturvergleichende Forschung und für kulturelles Verstehen von Patienten in der praktischen Arbeit in einer anderen Kultur ist es unabdingbare Voraussetzung, dass auch moderne „Biomedizin" als von einer Kultur abhängige Variable begriffen wird, in der sie entstanden ist. „Biomedizin" basiert zwar zum großen Teil auf naturwissenschaftlichen und somit als allgemeingültig betrachteten und international akzeptierten Grundlagen, ihre Anwendung findet jedoch immer in einem kulturellen Raum nach den dort geltenden Vorstellungen und Konzepten von Gesundheit und Krankheit statt. Kranke und ihre Angehörigen sind in der Regel „biomedizinische Laien", die von einer Flut von oft widersprüchlichen

Informationen überhäuft werden. Aber auch die professionellen „Biomediziner" sind keineswegs in ihren Konzepten einheitlich, sondern durchaus widersprüchlich, vor allem im „Kulturvergleich".

Das Problem ist, dass die moderne „Biomedizin" Anspruch auf globale Gültigkeit erhebt, weil ihre naturwissenschaftlichen Grundlagen als allgemeingültig betrachtet werden, dass sie aber immer, auch in der Kultur ihres Ursprungsraumes, auf unterschiedliche kulturelle und ökonomische Rahmenbedingungen und Fähigkeiten zur Krankheitsbewältigung trifft. Somit wird auch „Biomedizin" jeweils unterschiedlich praktiziert, perzipiert oder akzeptiert. Hinzu kommt noch die unterschiedliche Verfügbarkeit der modernen Medizin in den einzelnen Ländern und deren unterschiedliche gesundheitspolitische Haltung gegenüber der von außen oktroyierten „internationalen Medizin" wie auch gegenüber dem medizinischen Pluralismus im eigenen Land. Dies gilt allemal auch innerhalb Europas.

Borlinghaus (1993) hat sehr richtig darauf hingewiesen, dass diese transkulturelle Betrachtungsweise in ein methodologisches Dilemma führen muss. Medizin auf der Grundlage der Naturwissenschaften ist gewohnt, Fragen zu stellen, auf die die Natur im Experiment oder quasi-Experiment, d. h. auch mit Hilfe von Diagnose und Therapie zu antworten genötigt wird. Wenn die Antworten auf diese Fragen reproduzierbar sind, wird hieraus Allgemeingültigkeit, d. h. auch der Anspruch auf Wahrheit abgeleitet. Dieses Vorgehen ist aber gebunden an die Kultur, die dieses Vorgehen hervorgebracht hat und wird von entsprechend „akkulturierten" Vertretern der Medizin weltweit übernommen.

Im Falle der Betrachtung der Medizin einer anderen Kultur ist zunächst „Zuhören" gefragt, was die fremde Kultur zu „erzählen" hat, ohne dass dies sich zunächst am biomedizinischen System messen und überprüfen lässt.

Das Problem wird noch dadurch verschärft, als die Art unseres Fragens und Hörens bereits durch unsere eigene Kultur, Sichtweise und fachliche Voreingenommenheit geprägt ist. Wie aus der Physik bekannt, wird der Untersuchungsgegenstand, in unserem Fall die fremde Medizin, das Krankheitskonzept, oder das, was der Patient uns erzählt, durch den Untersucher im Sinne seines eigenen Fachverständnisses und kulturellen Hintergrunds verändert und interpretiert. Dies führt zu einer vermeintlichen Objektivität, wie sie auch im Konstruktivismus schon seit langem diskutiert wird (s. z. B. Watzlawik 1976).

In einer „westlich-wissenschaftlich" orientierten KMA können also Krankheitskonzepte und -phänomene oder Heilmethoden nicht wertfrei, sondern immer nur durch die westlich –wissenschaftliche Brille betrachtet werden. Dies gilt für jegliche eurozentrisch geprägte Kulturwissenschaft. Jeder Ethnologe sieht die fremde Kultur durch seine Brille und interpretiert nur ein virtuelles Bild einer letztlich unergründbaren Realität. Borlinghaus fordert daher, dass jeder ernsthafte Versuch in dieser Richtung die Fähigkeit voraussetzen sollte, zunächst einmal das eigene Wissen, die eigenen Denkgewohnheiten und Maßstäbe außer Kraft zu setzen.

Für einen westlichen Arzt, der nicht mit besserwisserischem Missionseifer an seine Aufgabe geht, setzt dies voraus, dass er sich zunächst auf die besondere kulturelle und soziale Realität des Gastlandes einlässt, ohne sich allerdings anbiedernd scheinbar mit ihr zu identifizieren. „In der Fremde ist (und bleibt) der Fremde fremd" (Karl Valentin).

Die beiden Strömungen, die amerikanische *Medical Anthropology* und in Deutschland die *Psychosomatik* waren ohne gegenseitige Kenntnisnahme nebeneinander entstanden (von Uexküll T 1979; von Uexküll T/ W, Wesiak 1988). Es war das Verdienst von Dorothea Sich (1988), diese beiden in der „kulturvergleichenden medizinischen Anthropologie" zusammenzuführen und damit eine Brücke zwischen dem Selbstverständnis der modernen Medizin und Medizinsystemen anderer Kulturen zu bauen. Sie hat zusammen mit dem Arbeitskreis KMA des Instituts, an dem Mediziner/innen und Ethnologen/innen teilnehmen, ein praktikables Kurrikulum zur Sensibilisierung von Medizinern und Ethnologen geschaffen, in dem das Konzept des Kulturvergleichs in der Medizin systematisch ausgebaut wurde. Sie folgte hierbei dem Konzept von John Bryant (1969) und ergänzte dessen Problemanalyse (Community Diagnosis) explizit um die ethnographische Komponente. Gesundheitssystemforschung, wie sie hier verstanden wird, impliziert aufgrund des gemeinsamen Arbeitens an diesen Fragen den KMA-Ansatz. Dies kommt auch in einer jüngsten Analyse der Europäischen Kommission, Generaldirektion für Forschung und Internationale Wissenschaftliche Kooperation, zum Ausdruck, die auf dem 8. Global Forum for Health Research Ministerial Summit in Mexico City im November 2004 vorgestellt wurde (European Commission 2004).

4. „Ethnomedizin" bzw. kulturvergleichende Medizinische Anthropologie in der Lehre

Der praktische Ausgangspunkt für die konkrete Beschäftigung mit Ethnomedizin war die Notwendigkeit, sowohl erstausreisende Ärzte für einen Einsatz in der Entwicklungszusammenarbeit wie auch Medizinstudenten zu sensibilisieren. So ist Ethnomedizin in verschiedenen Ausprägungen seit 1974 Bestandteil der Heidelberger Vorbereitungskurse. Neben Mitgliedern der Arbeitsgemeinschaft Ethnomedizin (AGEM) wurden systematisch auswärtige Dozent/innen zugezogen.

Das in diesem Zusammenhang 1978 mit Ekkehard Schröder erstmals herausgegebene Handbuch *Medizin in Entwicklungsländern* mit studienbegleitenden Texten enthält in den jeweiligen Auflagen von verschiedenen internen oder externen Autoren gestaltete Kapitel zum Thema „Ethnomedizin", kulturvergleichende medizinische Anthropologie", „Bedingungen von Gesundheit und Krankheit", oder „Konzepte von Gesundheit und Krankheit". Dieses Handbuch erschien zuletzt in 2001 bei Springer (Diesfeld, HJ, et al. 2001).

Seit SS 1978 und WS 78/9 gab es strukturell über zwei Semester gegliedert, eine *Einführung in die Ethnomedizin*, die zunächst erstmalig von Ekkehard Schröder, dann von Bruni Ludwig, Axel Kroeger und Beatrix Pfleiderer, aber auch von geladenen Dozenten veranstaltet wurde. Ab 1980 übernahm Dorothea Sich den Aufbau einer 4-semestrigen Unterrichtseinheit, die auch von Studentinnen und Studenten der Ethnologie angenommen und vom Seminar für Ethnologie des SAI als „scheinfähig" anerkannt wurde. Hieraus ging die Propädeutik „Medizin und Kultur" hervor, die 1993 in erster und 1995 in zweiter Auflage im Peter Lang Verlag erschien (Sich et al. 1993). Diese Lehrveranstaltung konnte nach dem Ausscheiden von Dorothea Sich 1993 leider nicht weitergeführt werden. Studentische Initiative hat jedoch die Thematik „auf eigene Faust" noch eine Zeit lang weitergeführt. Ich nehme an, dass Ethnomedizin inzwischen gut in der Abteilung Ethnologie des SAI integriert ist.

Für die im Laufe der Jahre weiter eingerichteten postgraduierten Studiengänge, wie von 1980 bis 2005 das *Ärzteprogramm* für Medizinstudenten und Mediziner aus Entwicklungsländern, die in Deutschland ihr Medizinstudium absolviert haben und seit 1989 besonders der einjährige internationale englischsprachige M. Sc. Studiengang *Community Health and Health Management* ist Ethnomedizin / kulturvergleichender Medizinischer Anthropologie in verschiedenen Ausprägungen und Themenschwerpunkten vertreten.

5. Dissertationen:

Von Anfang an wurden interessierte Studentinnen und Studenten, aber auch noch nicht promovierte Ärztinnen und Ärzte, die aus dem

Entwicklungsdienst zurückkamen, ermutigt, sich dieser Thematik anzunehmen. Einige von ihnen haben nachhaltig die Entwicklung des Institutskonzepts der Ethnomedizin/KMA mitbestimmt und geprägt, wie Angelika Deigner 1993, Gerhard Heller (op.cit.), Thomas Lux (op.cit), Ruth Schumacher (op.cit) oder Sabine Gies (op.cit). Eine Möglichkeit, derartige Arbeiten als Monographien zu publizieren, wurde 1979 durch die von mir im Peter Lang Verlag herausgegebene Schriftenreihe *Medizin in Entwicklungsländern* geschaffen. Seither sind 15 (30 %) der bisher erschienen 49 Titel ethnomedizinischen Inhalts. Die Hälfte hiervon stammt aus der Abteilung.

6. Monographien zu KMA und „Krankheit und Kultur" aus der ATHÖG

Die Nachfrage von Seiten der Studenten nach Texten und Bibliographien zum Thema Krankheit und Kultur nahm immer mehr zu. Als Reaktion hierauf entstand in der Abteilung durch die Autoren Beatrix Pfleiderer und Wolfgang Bichmann (1985) eine Einführung in die Ethnomedizin: „Krankheit und Kultur", die in der Reihe „Ethnologische Paperbacks" bei Dietrich Reimer in Berlin erschien. Eine zweite, vollständig überarbeitete Neuauflage von „Krankheit und Kultur" erschien im gleichen Verlag 1995 unter dem Titel „Ritual und Heilung" unter der Autorenschaft von Beatrix Pfleiderer, Katarina Greifeld und Wolfgang Bichmann (1995). Beatrix Pfleiderer war inzwischen nicht mehr in Heidelberg und Katarina Greifeld war neu ans Institut gekommen. Während in der ersten Auflage das Hauptgewicht der Quellen die 60-er und 70-er Jahre und speziell Afrika und Asien umfasste, war in der zweiten Auflage durch den Beitrag von Katarina Greifeld Lateinamerika hinzugekommen. Der Stand der Literaturauswertung reichte nun bis in die Mitte der 90-er Jahre.

1993 (mit einem Nachdruck 1995) erschien die Propädeutik „Medizin und Kultur" von Dorothea Sich, H. J. Diesfeld, Angelika Deigner und Monika Habermann im Peter Lang Verlag, Frankfurt, Basel etc. die aus dem 4-semestrigen Lehrangebot der damaligen Zeit entstanden war und sich ebenfalls großen Zuspruchs erfreut.

Da es in Deutschland nach wie vor keinen Lehrstuhl bzw. eine offizielle Anerkennung des Fachs Ethnomedizin oder wie immer man dieses Fach benennt, gibt, sind diese Propädeutika die nahezu einzigen deutschsprachigen Quellen, wenn man von der Zeitschrift *Curare* der AGEM und den *Curare*-Sonderbänden und einigen Verlagsreihen mit Dissertationen absieht.

Bibliographie

Borlinghaus R. 1993. *Methodologische Überlegungen zu KMA*. In Sich D. et al. (Hg), a.a.O.: 27–39.

Bryant J. 1969. *Health in the Developing World*. Ithaca: Cornell University Press

Deigner A. 1993. *Katharsis als Wirkfaktor im symbolischen Heilen*. In Sich D. et al. (Hg), a.a.O.: 126–134.

Diesfeld H. J. & Kröger E. (Eds) 1974. *Community Health and Health Motivation in South East Asia*. (Beiträger zur Südasien Forschung, Südasien Institut Universität Heidelberg Bd. 4). Wiesbaden: Franz Steiner.

Diesfeld H. J. & Sich D. 1993. *Kulturvergleichende Medizinische Anthropologie: Aufgaben für Medizin und Gesundheitsforschung in Entwicklungsländern*. In Sich D. et al. (Hg), a.a.O.: 7–15.

Diesfeld H. J. & Sich. D. 1987. The Role of "Ethnomedizin" in Health Planning in Developing Countries. Preliminary Considerations for a Concept. *Curare* 10, 1: 28–32 (Reprint *Curare* 25, 1+2(2002) 173–177).

Diesfeld H. J., Falkenhorst G., Razum O., & Hampel D. (Hrsg.) 2001. Gesundheitsversorgung in Entwicklungsländern, 2. Auflage, Springer 2001.

European Commission. 2004: North South Partnership for Health Systems Research: 20 Years of Experience of European Commission Support, A report to the European Commission by independent experts: Van Damme, W., HJ Diesfeld, A. Green, M. Koivusalo, S. Nitayarumphong, G. Tomson, European Commission DG for Research, International Scientific Cooperation Policy.

Gies S. 1994. *Diagnose und Therapie des Säuglingsdurchfalls bei den Mossi von Ouahigouya, Burkina Faso*. Inauguraldissertation Univ. Heidelberg

Habermann M. 1993. *Unterricht in Kulturvergleichender Medizinischer Anthropologie am Institut für Tropenhygiene und Öffentliches Gesundheitswesen in Heidelberg*. In Sich D. et al. (Hg.), a.a.O.: 40–46.

Habermann M. (1993) *Das Kulturgebundene Syndrom. Einige Überlegungen zu theoretischen und praxisbezogenen Implikationen des Begriffes*. In Sich D. et al. (Hg.), a.a.O.: 95–106.

Heller G. 1977. Die kulturspezifische Organisation körperlicher Störungen bei den Tamang von Cautara / Nepal. Eine empirische Untersuchung über die Hintergründe kulturbedingter Barrieren zwischen Patient und Arzt. In Rudnitzki G., Schiefenhövel W. & Schröder E. (Hg). *Ethnomedizin. Beiträge zu einem Dialog zwischen Heilkunst und Völkerkunde.* Ethnologische Abhandlungen Nr. 1. Barmstedt: Detlev Kurth: 37–52 (vgl. Reprint in *Curare* 25(2002)18–28).

Heller G. 1985. *Krankheitskonzepte und Krankheitssymptome.* (Medizin in Entwicklungsländern Bd. 18). Frankfurt: Peter Lang.

Janzen J. 1978. *The Quest for Therapy in Lower Zaire.* Berkeley: University of California Press.

Kleinman A. 1980. *Patients and Healers in the Context of Culture.* Berkeley: University of California Press.

Landy D. (Ed) 1977. *Culture, Disease and Healing. Studies in Medical Anthropology.* New York: Collier-Macmillan.

Lemelsen O, (2004) Concepts of Illness and health seeking behaviour in sexually transmitted Diseases among Migrant Workers of the Kathmandu Valley, Nepal (Dissertation, Universität Heidelberg)

Lux T. 1990. *Gespräche mit afrikanischen Krankenpflegern und Heilern. Bilder von Krankheit im Mikrokosmos von Malanville.* (Medizin in Entwicklungsländern, Bd. 30). Frankfurt: Peter Lang.

Pfleiderer B. & Bichmann W. (Hg.) 1985. *Krankheit und Kultur: Eine Einführung in die Ethnomedizin.* Berlin: Dietrich Reimer.

Pfleiderer B., Greifeld K. & Bichmann W. (Hg.) 1995. *Ritual und Heilung. Eine Einführung in die Ethnomedizin* (2. vollständig überarbeitete Auflage von „Krankheit und Kultur" 1985). Berlin: Dietrich Reimer.

Schröder E. (Hg.) 1977. *Faktoren des Gesundwerdens in Gruppen und Ethnien.* Verhandlungen des 2. Rundgesprächs „Ethnomedizin" in Heidelberg vom 29. und 30. November 1974. (Beiträger zur Südasien Forschung, Südasien Institut Universität Heidelberg, Bd. 30). Wiesbaden: Franz Steiner.

Schröder E. 1992. Gegeneinander – nebeneinander – miteinander. Wie man in Heidelberg interdisziplinär laufen lernt. In Bichmann W. (Gasteditor). Querbezüge und Bedeutung der Ethnomedizin in einem holistischen Gesundheitsverständnis. Festschrift zum 60. Geburtstag von Hans-Jochen Diesfeld. *Curare* 15,1+2: 121–130

Schumacher R. 1993. Qu'est-ce que « mara »? Une approche ethnomédicale au Bélédougou. In Brunet-Jailly (Ed): *Se soigner au Mali.* Paris: Karthala-ORSTOM: 49–81.

Schumacher R., Diesfeld H. J. & Balique H. 1994. Onchozerkose-Kontrolle in Mali – Darstellung eines Kommunikationsdefizits und seine Entwicklung. In *Österr. Ges. Tropenmedizin. Parasitologie* Bd. 6: 133–140.

Sich D. 1980. *Mutterschaft und Geburt im Kulturwandel.* (Medizin in Entwicklungsländern, Bd. 13). Frankfurt: Peter Lang.

Sich D., Diesfeld H. J, Deigner A., Habermann M. (Hg.) 1993. *Medizin und Kultur. Eine Propädeutik.* (Medizin in Entwicklungsländern, Bd. 34). Frankfurt: Peter Lang.

Uexküll T. von. 1979. *Psychosomatische Medizin.* München: Urban und Schwarzenberg.

Uexküll T. v. & Wesiak W. 1988. *Theorie der Humanmedizin.* München, Urban und Schwarzenberg.

Watzlawick P. 1976. *Wie wirklich ist die Wirklichkeit.* München: Pieper.

Wiezoreck M. & Diesfeld H. J. 1998. Kulturelle Einflüsse auf Erkrankungen von Immigranten. In Burchard G. D. (Hg.). *Krankheiten bei Immigranten.* Jena: G. Fischer: 32–52.

7.6 Von Rudolf Virchow zu den Millennium-Entwicklungszielen 2000

Quelle: Globalisierung – Gerechtigkeit – Gesundheit, Einführung in International Public Health, Kapitel 1.1 Das Recht auf Gesundheit: Razum, O, H. Zeeb, U. Laaser, (Hrsg.) 2006 Verlag Hans Huber, Bern, 1. Aufl. 2006, S. 19–26 (Abdruckgenehmigung erteilt)

Von Rudolf Virchow zu den Millenniums-Entwicklungszielen 2000
Hans Jochen Diesfeld

1. Rudolf Virchow und der Ursprung von Public Health im 19. Jahrhundert.

Am 8. September des Jahres 2000 proklamierte die Vollversammlung der Vereinten Nationen, die Gunst des Jahrtausendwechsels, oder bescheidener, des Jahrhundertwechsels nutzend, acht Millenniums-Entwicklungsziele im Kampf gegen Armut, Hunger und Krankheit. Aus der Sicht von „Public Health" war dies von der Sache her keineswegs ein Jahrhundertereignis. Das Bemerkenswerte daran war eher die hohe politische Ebene, auf der das *Recht auf Gesundheit* und ihre Wechselwirkung mit Entwicklung diskutiert wurde.

Diese Proklamation hat eine 150-jährige Vorgeschichte. Im Jahr 2005, in dem die Vereinten Nationen 60 Jahre Bemühung um Menschenrechte feiern und in dem in Deutschland Public Health immer noch ein Fremdwort ist, ist es vielleicht angemessen, diese Vorgeschichte kurz zu skizzieren. Der Begriff „Menschenrechte" stammt aus der aufgeklärten Naturrechtslehre des 18. Jahrhunderts und bezeichnet die dem Menschen aufgrund seiner Würde zustehenden unverletzlichen und unveräußerlichen Rechte (Nohlen, 2002, 554). Unter diesem Einfluss hat Rudolf Virchow (1821–1902) 1848 das konstitutionelle Recht des Bürgers, ein gesundes Leben zu führen, postuliert (Virchow 1848). Mitte des 19. Jahrhunderts. hat er systematisch die Problematik der Wechselwirkung von Armut, Krankheit und Unterentwicklung untersucht, erkannt, Lösungen aufzeigt und diese politisch gegen erhebliche Widerstände durchgesetzt. Noch vor der Ära der Mikrobiologie wurde von ihm der Zusammenhang zwischen Armut und Krankheit präzise beschrieben. Bekannt sind heute vor allem noch seine Berichte über die Fleckfieberepidemie in Oberschlesien im Auftrag der preußischen Regierung 1848 (Virchow 1849) und über die „Hungertyphus"-Epidemie im Spessart im Auftrag der Bayerischen Regierung

1852 (Virchow 1852). Er stand als Medizinalreformer allerdings in der damals sehr autoritären politischen Landschaft in Deutschland in dem Dilemma, einerseits die Verantwortung des Staates zu fordern, während er andererseits als „Liberaler" die Rolle des Staates nur als notweniges Übel betrachtete. Wegen seiner „liberalen Gesinnung" und seiner Beteiligung an den Straßenkämpfen 1848 in Berlin bekam er Lehrverbot an der Charité, weshalb er 1849 an die Universität Würzburg in bayerische „Ausland" wechselte. 1856 kehrte er nach Berlin zurück. Von ihm stammt der Begriff „*Öffentliche Gesundheitspflege*", den wir heute mit dem Begriff Public Health umschreiben müssen. In der zusammen mit Leubuscher herausgegeben Zeitschrift „Die Medicinische Reform" 1848/1849 hat er diese Problematik in mehreren Beiträgen diskutiert (Virchow & Leubuscher 1848). Von ihm stammen die Feststellungen: *Die Ärzte sind die natürlichen Anwälte der Armen und die soziale Frage fällt zu einem erheblichen Teil in ihre Jurisdiktion.*" sowie „*Medizin ist eine soziale Wissenschaft und die Politik ist weiter nichts als Medizin im Großen*" (Virchow 1849, zit. bei AE Ackerknecht, 1957, 36). Medizingeschichtlich gilt Rudolf Virchow nicht nur als Begründer von Public Health sondern vor allem der Zellularpathologie (Virchow 1858). Bis 1868 war er überzeugter „Antikontagionist. Seine klinischen und pathologisch-anatomischen Beobachtungen kennzeichnen jedoch den Beginn moderner naturwissenschaftlicher Medizin noch vor Beginn der Ära der Bakteriologie, die mit den Namen Robert Koch und Louis Pasteur eingeleitet wird. Mit Koch lag er in heftigem Streit. So lehnte er noch 1885 Kochs Entdeckung der bakteriologischen Ursache der Tuberkulose strikt ab. Die Entwicklung der Bakteriologie ging über ihn hinweg. Gleichwohl ist seine Bedeutung am Anfang der modernen naturwissenschaftlichen Medizin nicht hoch genug einzuschätzen.

Die epidemiologische Situation in Europa, in Deutschland in Berlin oder auf dem Land war Ende des 19. Jh. mindestens so verheerend, wie in den Entwicklungsländern in den 60er Jahren des 20. Jh. oder wie in einigen least developed countries immer noch zu Beginn des 21. Jahrhunderts 1870 betrug die Säuglingssterblichkeit in Deutschland 250/1.000. Sie war damit doppelt so hoch wie in Afrika südlich der Sahara 100 Jahre später. 1901 207/1.000, 1930: 85/1.000. Erst nach 1970 fiel sie unter 20/1.000 und lag 2001 bei 4/1.000 (Flügge 1915, UNICEF 1999, UNDP 2004). Virchow fand, dass die Sterblichkeit in Berlin mitzunehmender Industrialisierung anstieg. Die saisonalen Gipfel der Säuglingssterblichkeit, ausgelöst durch die berüchtigte „Sommerdiarrhoe" waren ihm ebenso bekannt, wie die Tatsache, dass künstlich ernährte Säuglinge eine höhere Sterberate hatte als Brustmilch-Ernährte und dass sich dies vorwiegend in den Arbeitervierteln Berlins fand. 1901 waren von 7.823 Todesfällen von Säuglingen 90 % mit Tiermilch ernährt. 66 % der Säuglinge in Arbeitervierteln waren Flaschenernährt. In armen Wohnvierteln lag die Säuglingssterblichkeit 50 mal höher als in wohlhabenden (Flügge 1915 op. cit.). Virchow vergleicht seine Zahlen mit denen Englands und Frankreichs und findet dort die Situation deutlich besser. Dort sind es vor allem philanthropische Vereine, die sich in großem Stil der Problematik angenommen haben (Virchow, op. cit.; Göckenjahn, 1985) und nicht der Staat. Virchow, der als Liberaler die philanthropen Bemühungen des Bürgertums Englands und Frankreichs schätzte, war trotzdem sehr dafür, dass der Staat in seine Verantwortung genommen wird. Ein Thema das heute erneut diskutiert wird. Der beispiellose Aufschwung der naturwissenschaftlichen Medizin, der experimentellen Hygiene und Bakteriologie führte einerseits zu einem raschen Erkenntniszuwachs und spezifischer Bekämpfungsmaßnahmen in Form von Diphtherie-Antiserum- und Impfstoffen, drängte jedoch das Konzept der „öffentlichen Gesundheitspflege", die ja von „Antikontagionisten" stammte, in den Hintergrund (Eckart, 1994, 256). Trotz deren falschen Konzepts waren ihre Beobachtungen und Erklärungs- und Vermeidungsmodelle richtig. Die Forderung Virchow und zunehmend weiterer reformbemühter Ärzte nach einer staatlich organisierten Gesundheitspflege, selbst Flügge fordert dies noch 1915 (Flügge 1915, op. cit., S. 381 ff.) findet erst nach dem 1. Weltkrieg Gehör. So kam es erst ab Mitte der 20er Jahre des 20. Jh. zu einem merklichen Abfall der Säuglings- und Kindersterblichkeit (Gärtner & Reploh 1969, S. 381 ff.).

Gründung der WHO, 1948 Es bedurfte der Erfahrungen zweier verheerender Weltkriege und ihrer Folgen, bis 100 Jahre nach Virchow erneut Gesundheit als Menschenrecht definierte wurde. Während der Gründungskonferenz der Vereinten Nationen 1945 in San Francisco wurde unter dem Schock des Zweiten Weltkriegs und seiner Folgen für die Gesundheit der Völker und in einer internationalen Aufbruchsstimmung der Gedanke einer „Welt-Gesundheits-Organisation" vorgetragen, 1946 wurde ihre Konstitution erarbeitet und am 7. April 1948 wurde sie als World Health Organization, (WHO) formell als „Specialized Agency" des Systems der Vereinten Nationen gegründet. In der Präambel zur Verfassung wird in

Übereinstimmung mit der Charta der Vereinten Nationen *die Erreichung des höchstmöglichen gesundheitlichen Niveaus aller Völker* als ihr Ziel proklamiert (Artikel 1).

Vier zentrale Prinzipien liegen dieser Vision persönlicher, nationaler und globaler Gesundheit zugrunde: Präambel der WHO (WHO 1990):

1. Gesundheit als dem Zustand des kompletten physischen, mentalen und sozialen Wohlbefindens und nicht nur die Abwesenheit von Krankheit und Gebrechlichkeit, wird.
2. als Menschenrecht definiert.
3. Fortschritt und Chancengleichheit in Gesundheit werden als übernationales Anliegen und Voraussetzung für globale Sicherheit und Frieden angesehen, Armut wird als eine mittelbare Ursachen von Krankheit erkannt
4. Als weitere Voraussetzung für verbesserte Gesundheit wird die Ausweitung des Nutzens medizinischer und entsprechender Kenntnisse auf alle Menschen und die Mitbeteiligung einer informierten Gesellschaft gesehen.

2. Das Konzept von Primary Health Care 1978

Nachdem die WHO sich in den ersten 20 Jahren mehr technischen Fragen der Krankheits- und Seuchenbekämpfung gewidmet hat, nahm sie sich Mitte der 70er Jahre auch ihres weiter gefassten gesundheitspolitischen Mandats an. Die internationale Diskussion um Chancengleichheit im Entwicklungsprozess ließen auch in der Weltgesundheits-Versammlung und ihren nachgeordneten Behörden die Erkenntnis reifen, dass es, entsprechend der in der Präambel festgeschriebenen Ziele, ihre Aufgabe auch sein sollte, Gesundheitsversorgungssysteme in ihrem sozialpolitischen Kontext zu berücksichtigen und gesundheitspolitische Konzepte und Normen zu entwickeln und den Mitgliedsländern nahe zu legen. Ein neues Paradigma von Gesundheit wurde international in die Diskussion eingebracht, auf dem Ende der 70er Jahre das **Konzept von Primary Health Care** aufbaute. Im Prinzip finden sich die Grundlagen hierfür bereits in der Präambel zur Konstitution der WHO von 1948.

1977 beschloss die Weltgesundheitsversammlung, dass das wichtigste soziale Ziel aller Regierungen und der WHO in den kommenden Dekaden sein sollte, *„ein Gesundheitsniveau zu erreichen, dass es allen Bürgern der Erde erlauben sollte, ein sozial und ökonomisch produktives Leben* *zu führen*" („Gesundheit für Alle bis zum Jahr 2000: HfA/2000)". Dieser Prozess fand seinen Höhepunkt mit der Internationalen Konferenz zu Primary Health Care, in Alma Ata 1978 (vormals Kasachische Sowjetrepublik). Delegierte von 134 Ländern und 67 UN-Organisationen und Nicht-Regierungsorganisationen unterzeichneten diese weltgesundheitspolitisch historische „Deklaration von Alma Ata" (WHO 1978).

Von hier aus entwickelte sich in den 80er Jahren, mit großen Hoffnungen beladen und gegen große Widerstände, eine neue Weltgesundheitspolitik, die vor allem für die Entwicklungsländer von entscheidender Bedeutung wurde. In den seither vergangenen nahezu 30 Jahren ist das Konzept heftig kritisiert und hinterfragt worden und es hat zahlose Modifikationen, Kompromisse und konzeptionelle Ausdünnungen erfahren. Die Kernaussagen dieser erstmaligen Weltgesundheitspolitik sind jedoch auch heute noch gültig, gerade im Zusammenhang mit den „Millennium Development Goals" der UN (WHO 2003):

Die Definition von **Primary Health Care** (PHC) in der Alma Ata Deklaration lautet wie folgt (deutsche Übersetzung des Autors):

Primäre Gesundheitspflege, gegründet auf praktischen, wissenschaftlich soliden und sozial annehmbaren Methoden und Techniken, ist wesentliche Gesundheitspflege, allgemein zugänglich für Individuen und Familien der Gemeinschaft durch ihre Teilhabe und zu Kosten, die das Gemeinwesen und das Land auf Dauer und zu jeglichem Stadium seiner Entwicklung im Geiste von Selbstvertrauen und Selbstbestimmung zu tragen im Stand ist. Primäre Gesundheitspflege ist integraler Bestandteil des Gesundheitssystems des Landes, es bildet dessen Schwerpunkt, ist aber auch Bestandteil der gesamten sozialen und wirtschaftlichen Entwicklung.

Sieben Prinzipien, als praktische Grundlage für Demokratisierungsprozesse im Gesundheitswesen, bilden die Grundlage des PHC-Konzepts:

– Primäre Gesundheitspflege soll an den Lebensgewohnheiten und Bedürfnissen der Bevölkerung, orientiert sein,
– Primäre Gesundheitspflege soll integraler Bestandteil des nationalen Gesundheitssystem sein,
– Primäre Gesundheitspflege soll integriert sein in Sektoren, die mit der Entwicklung des Gemeinwesens befasst sind (Landwirtschaft, Erziehung und Ausbildung, öffentliche Dienste, Integrierter Ansatz);
– Die Bevölkerung soll sowohl an der Formulierung der Aufgaben als auch an der Problemlösung aktiv beteiligt werden, (Partizipation);

- Gesundheitsdienste sollen größtmöglichen Gebrauch von den im jeweiligen Gemeinwesen vorhandenen Ressourcen machen,
- Primäre Gesundheitspflege soll präventive, kurative und rehabilitative Maßnahmen im Blick auf Individuum, Familie und Gemeinwesen integriert anbieten (Integration);
- Gesundheit fördernde Interventionen sollen soweit wie möglich an die Bevölkerung herangetragen werden (Dezentralisation).

Acht wesentliche Elemente, Selbstverständlichkeiten aus dem Blickwinkel der Öffentlichen Gesundheitspflege seit Virchow' wurden als Minimalforderung für PHC formuliert:

1. Erziehung zur Erkennung, Vorbeugung und Bekämpfung der örtlichen Gesundheitsprobleme,
2. Nahrungsmittelversorgung und Sicherung der Ernährung,
3. Trinkwasserversorgung und sanitäre Maßnahmen,
4. Mutter- und Kind-Gesundheitsversorgung einschließlich Familienplanung,
5. Impfungen gegen die vorherrschenden Infektionskrankheiten,
6. Verhütung und Bekämpfung der örtlichen endemischen Krankheiten,
7. Behandlung gewöhnlicher Erkrankungen und Verletzungen in angemessener Form,
8. Versorgung mit essentiellen Medikamenten.

Diese Prinzipien und Elemente haben für die einzelnen Länder und ihre sozio-ökonomischen Entwicklungsstadien unterschiedliche Inhalte und Ausprägungen. Sie können auf die Gesundheitsprobleme der Industrieländer ebenso angewendet werden, wie auf die der Entwicklungsländer. Obwohl durch Unterschrift auf der Alma Ata Konferenz besiegelt, hat die „westliche Welt" dieses Konzept erst Mitte der 80er Jahre und dann auch nur sehr sporadisch aufgegriffen.

Die praktische Seite der Umsetzung dieses Konzepts reduzierte sich auf zwei Ebenen:

A. *PHC als gesundheitsorientiertes Entwicklungskonzept,* dessen zentrale Forderungen Teilhabe der Bevölkerung und soziale Gerechtigkeit (*participation* und *equity*) sind und das weitere gesundheitsrelevante Bereiche, wie Bildung, Wirtschaft, Infrastruktur, Verwaltung und Politik ebenso umfasst, wie den Bereich des Gesundheitswesens.

B. PHC als Reformprozess der Gesundheitsdienste, weg von einer damals einseitig kurativ und Krankenhaus-orientierten Medizin und andererseits staatlicher Krankheitsbekämpfungsprogramme.

In Ländern, denen das PHC Konzept eine gesundheitspolitische Leitlinie bedeutet hat, war festzustellen, dass PHC auf drei Ebenen, auf der politisch-administrativen, der Ebene der Distriktgesundheitsdienste und auf Gemeindeebene. akzeptiert und gelebt werden kann. Es hat sich aber auch, im Gegensatz zur ursprünglichen Idee erwiesen, dass PHC in der Realität des politischen Alltags bisher nicht als gesamtgesellschaftliches Entwicklungskonzept mit dem Ziel Gesundheit verwirklicht werden kann, sondern dass es innerhalb des Gesundheitssektors angesiedelt blieb und bestenfalls auf Distrikt- oder kommunalen Ebene Chancen intersektorale Zusammenarbeit besteht. Ein wesentliches Handicap, unabhängig vom konzeptionellen und ideologischen Streit um PHC, war in der „verlorenen Entwicklungsdekade" der 80er Jahren, die weltwirtschaftliche Gesamtlage, der wirtschaftliche und in vielen Entwicklungsländern auch der politische Niedergang. Als das neue gesundheitspolitische Paradigma einsetzen sollte, war an eine Verwirklichung von PHC aus eigenen Kräften nicht mehr zu denken. Nicht nur das Konzept kam für die meisten Länder von außen, auch an eine Umsetzung war nur mit finanzieller Unterstützung von außen zu denken. Die eigentlichen Ziele von PHC, Unabhängigkeit, soziale Gerechtigkeit und Selbstverantwortlichkeit wurden hierdurch grundsätzlich in Frage gestellt.

In seiner Abschlussrede von Alma Ata hatte der Generaldirektor der WHO, Halfdan Mahler eindeutig darauf hingewiesen, dass der Erfolg des PHC Konzepts im Wesentlichen vom politischen Willen der Staaten abhängt, ob man bereit sei, die entsprechenden Reformen des Gesundheitswesens durchzusetzen und die gesamte Entwicklungspolitik darauf auszurichten. Gesundheit müsse als wesentlicher Bestandteil sozio-ökonomischer Entwicklung verstanden werden.

Heute, fast 30 Jahre später kann man feststellen, dass sich sehr viele Ideen und Komponenten von PHC in den verschiedenen Gesundheitsdiensten wiederfinden, derart, dass man gar nicht mehr von PHC spricht. Dass das übergeordnete entwicklungspolitische Konzept von PHC sich jedoch nicht durchsetze, lag vor allem daran, dass die einzelnen Staaten die politischen Voraussetzungen nicht erfüllt haben, die Halfdan Mahler so deutlich aufgezeigt hat. Ein wesentlicher Punkt dürfte sein, dass es damals die WHO und die nationalen Gesundheitsminister waren, die in Alma Ata zusammensaßen. Bei dem notorisch schwachen politischen Gewicht sowohl der Gesundheitsminister, wie in den Geberländern der Entwicklungsminister konnte man auch keinen sektorübergreifenden Durchbruch des Konzepts erwarten.

3. Die 8 „Millennium-Ziele der Vereinten Nationen (MDGs)

Als die Vollversammlung der Vereinten Nationen im September 2000 acht Ziele der Armutsbekämpfung als Voraussetzung für Gesundheit und Entwicklung (Millennium Development Goals) proklamierte, war man an Rudolf Virchows Forderungen von vor 130 Jahren ebenso erinnert, wie an die Präambel der WHO 1948 oder an das Konzept von PHC 1978. Die Hoffnung, die sich mit den MDGs verband, war die hohe staatspolitische Ebene, auf der das *Recht auf Gesundheit* und der Kampf gegen und Unterentwicklung ausgerufen wurde.

Die 8 „Millennium-Ziele der Vereinten Nationen (MDGs)

1. Beseitigung der extremen Armut

2. Verwirklichung der Primarschulbildung

3. Förderung der Gleichstellung der Geschlechter und Stärkung der Rolle der Frauen

4. Senkung der Kindersterblichkeit

5. Verbesserung der Gesundheit von Müttern

6. Bekämpfung von HIV/AIDS, Malaria und anderen Krankheiten

7. Sicherung der ökologischen Nachhaltigkeit

8. Aufbau einer weltweiten Entwicklungspartnerschaft

Das Entscheidende und das Neue an der Liste der Ziele waren die detaillierten und relevanten Unterziele und dass mit Ziel 8 nachdrücklich die „weltweite Entwicklungspartnerschaft" eingefordert wird (UNDP 2003), die zu leisten sich die reichen Nationen der Welt bereits in den 70er Jahren bereit erklärt hatten, wovon die meisten jedoch immer noch weit entfernt sind. Die OECD gab hierfür gerade für ihre Mitglieder sehr klare Richtlinien heraus (OECD 2001).In Ergänzung zu dieser Deklaration der Staats- und Regierungschefs legte die WHO im Dezember 2001 einen Bericht zu „Macro-Economics and Health (MEH) vor, in dem die Wechselwirkung von Armut und Krankheit noch einmal epidemiologisch und jetzt zum ersten Mal in seinen ökonomischen Konsequenzen für Familie-, Gemeinde- und nationalere Ebene dargelegt wurde (WHO 2001). Zwar brachte diese

Analyse für sach- und regionalkundige Public Health Fachleute nichts, was nicht bei näherer Betrachtung bereits Mitte der 60er Jahre, zu Beginn der entwicklungspolitischen Diskussion um Gesundheit als Grundbedürfnis in Ansätzen erkennbar war. Man wird wieder an Virchow und seine Zeitgenossen erinnert. Bemerkenswert war jedoch, dass die Analyse von Public Health Fachleuten zusammen mit Ökonomen unter Leitung des Star-Ökonomen Jeffrey Sachs erstellt worden war. Die vorgestellten Empfehlungen als Konsequenz aus dieser Studie waren allerdings wenig ermutigend. „more of the same", was bedeuten sollte eine Verdoppelung der finanziellen Anstrengungen, die ohnehin noch nie voll erfüllt wurden. Zur Operationalisierung einer verbesserten Gesundheitsversorgung wurde das alte „PHC" Konzept unter einem neuen Namen: „CTC: close to client" bemüht. Vorausgegangen waren in den 90er Jahren Analysen, der Weltbank, die feststellten, dass nach wie vor und vielleicht deutlicher als bisher – hierzu hat die HIV/AIDS-Pandemie beigetragen – ein Grossteil der Weltbevölkerung immer noch unter Armut, Hunger und Krankheit leidet, obwohl durchaus alle Mittel und Möglichkeiten vorhanden wären, diesem Übelstand zu begegnen (WB, 1993). Der Begriff „10/90 gap" wurde eingeführt (WHO 1996) der ausdrückt, dass 10 % der Weltbevölkerung über 90 % der Ressourcen verfügen bzw. 90 % der Weltbevölkerung sich mit 10 % der Ressourcen zufrieden geben müssen.

Sehr bald, nach Verkündigung der MDG's wurden Zweifel angemeldet, ob es in dem gegebenen Zeitrahmen, insbesondere in Afrika möglich sein würde, diese Ziele zu erreichen. In den Länder Asiens, insbesondere Indien und China, die ohnehin nicht mehr von sog. Entwicklungshilfe abhängig sind, sind diese Ziele in greifbare Nähe gerückt, ebenso in einigen Ländern Latein Amerikas. Der Grund für die offensichtliche Unerreichbarkeit der Ziele bis zum Jahr 2015 in Afrika seien nicht nur die in vielen Ländern schwachen oder gar zerrütteten politischen und wirtschaftlichen Strukturen, sondern auch die mangelnde Bereitschaft der G8-Länder, ihr finanzielles Engagement zu erhöhen. Dies sei unter dem MDG-Ziel Nr. 8, „globale Partnerschaft" zu verstehen. Lediglich die skandinavischen Länder, Niederland und Luxemburg erfüllen diese Zusagen deutlich und zwar schon seit Jahren und unaufgefordert über 0,7 % des BSP. Die großen Volkswirtschaften, insbesondere die USA und Deutschland haben sich dieses Ziel nie zu eigen gemacht. Eine Verdoppelung des finanziellen Engagements der G8 sei hingegen die Voraussetzung für die Erreichung der 7 MDGs für Afrika (Haines & Cassels, 2004,

Sachs & McArthur, 2005 und FAZ vom 14.09.2005, Nr. 214, S. 7). Die Kritik an der Proklamation der MDG's richtet sich nicht so sehr gegen die Ziele, sondern vor allem gegen den geforderten Zeithorizont. Bei der unklaren Ausgangsdatenlage und einer fehlenden Methode zur Datenerfassung könne man nicht politisch Ziele vorgeben, deren Erreichung die Fachebene nicht messen könne. (Attaran, 2005; McArthur, Sachs & Schmidt-Traube, 2005).

Die Problematik der Wechselwirkung von Armut, Krankheit und Unterentwicklung wird also weiterhin, wie seit über 150 Jahren, dem Beginn der Gesundheitswissenschaften der Neuzeit, diskutiert werden und die Betroffenen werden weiter warten müssen. Wir müssen heute feststellen, dass sich sowohl die Begründungen für die Millenniumsziele der UN des Jahres 2000, wie auch die für das Konzept von Primary Health Care der WHO des Jahres 1978 wie auch die Prinzipien der Weltgesundheitsorganisation in ihrer Präambel aus dem Jahr 1948 inhaltlich bereits in den Schriften von Rudolf Virchow und einigen seiner deutschen, französischen und englischen Zeitgenossen finden. All die Phänomene, die wir seit 30 Jahren in Entwicklungsländern beobachten, fanden sich in Europa im Zeitalter des explosionsartigen Wachstums der Städte, der Frühindustrialisierung, der Landflucht, der Massenmigration und all ihrer Begleiterscheinungen. Der gravierende und nicht zu entschuldigende Unterschied ist jedoch, dass damals, Mitte und Ende des 19. Jh. die wissenschaftlichen, sozialpolitischen und ökonomischen Voraussetzungen zur Bewältigung dieser Probleme erst Schritt für Schritt geschaffen werden mussten, während wir trotz der enormen wissenschaftlichen, wirtschaftlichen und auch politischen Voraussetzungen, die man unter dem Stickwort „Globalisierung" auch einmal positiv interpretieren könnte, heute nicht bereit sind, diese Errungenschaften so einzusetzen, wie es heute benötigt wäre. Hieran haben alle globalen Absichtserklärungen und Programme der letzten 30 Jahre wenig geändert.

Im Gegenteil: Wir sehen, dass nicht nur die „alten" Krankheiten als „unfinished agenda" auf der Tagesordnung bleiben, sondern dass neue hinzukommen. Nicht nur neue übertragbare Krankheiten, wie die HIV/AIDS Pandemie als größte Herausforderung, sondern auch nicht übertragbare Krankheiten, wie Herz-Kreislauf Erkrankungen, Diabetes, maligne Tumoren und mentale Krankheiten und Zivilisationsseuchen, wie Nikotin, Drogen und Alkohol-Abusus. kommen in unabschätzbarem Umfang hinzu. Aufgrund der unzureichenden Gesundheits- und

Krankenversorgungssystemen steht ihnen die Gesellschaft der Entwicklungsländer völlig hilflos gegenüber. Das Recht auf Gesundheit, so sehr seit 150 Jahren gefordert, bleibt somit nach wie vor trotz aller internationaler Rhetorik, Programme und Projekte für einen Grossteil der Menschheit weiterhin Utopie, wie die Erkenntnis des „10/90-gaps" deutlich zum Ausdruck bringt.

Bibliographie:

Attaran, A. (13 September 2005): An immeasurable Crisis? A Criticism of the Millennium Development Goals and why they cannot be measured. In Public Library of Science, open access Vol. 2, 10 October 2005 (http://medicine.plosjournals.org)

Eckart, WU. (1994): Geschichte der Medizin, Stuttgart, S. 256

Flügge, C. Grundriss der Hygiene Leipzig 1915: S. 438 ff.

Frankfurter Allgemeine Zeitung (2005): 60 Jahre Vereinte Nationen – Millenniumsziele und Reformpläne: FAZ: Nr. 214, S. 7–8

Gärtner, H.; H. Reploh (1969) Lehrbuch der Hygiene, Präventive Medizin, Stuttgart, S. 381 ff.

Göckenjahn, G. (1985) Suhrkamp: Kurieren und Staat machen. Gesundheit und Medizin in der bürgerlichen Welt, S. 110

Haines, A, A. Cassells (2004): Can the Millennium Development Goals be attained. In: Brit. med. J., Vol. 329, August 2004, 394–397

McArthur, JM, J. Sachs, G. Schmidt-Traub: (13 September 2005). Millennium Development Goals "not doomed to fail". In response to Attaran (http://medicine.plosjournals.org)

Nohlen D. (Hrsg), 2002: Menschenrechte In: Lexikon der Dritten Welt, rororo61468, S. 554

OECD (2001): The DAC Guidelines-Poverty Reduction, Paris

Sachs, JD, JW McArthur (2005): The Millennium Project: a plan for meeting the Millennium Development Goals. In: The Lancet, Vol. 365, 347–353, January, 2005

UNDP (2003): Human Development Report 2003, New York,

UNDP (2004): Human Development Report 2004, New York, S. 170

UNICEF (1999): The State of the World's Children 1999, Basic Indicators, S. 94

Virchow, R. (1848): Der Armenarzt. Die Medizinische Reform 18, 135–127

Virchow, R. (1849): Mitteilung über die in Oberschlesien herrschende Typhus-Epidemie. Archiv path. Anat. Physiol. u. klin. Medizin Bd.2: 143–322.

Virchow, R. (1852): Die Not im Spessart. Verhandlungen der Physikalisch-medizinischen Gesellschaft in Würzburg, Bd. III, Würzburg.

Virchow, R. (1858): Cellularpathologie in ihrer Begründung auf physiologische und pathologische Gewebelehre, Leipzig

Virchow, R., R. Leubuscher (1848): Die öffentliche Gesundheitspflege. In: Die medicinische Reform, eine Wochenschrift, Nr. 5, 4. August 1848 Hrsg. von Virchow R., R. Leubuscher. Nachdruck Georg Olms Verlag Hildesheim-New York, 1975

World Bank (1993): World Development Report 1993: Investing in Health, Oxford University Press, New York

World Health Organization (1978): Primary Health Care: A joint WHO-UNICEF Report, Genf,

World Health Organization (1990): Basic Documents, 38th Edition, Genf

World Health Organization (2001): Macro Economics and Health, Genf

World Health Organization (2003): Millennium Health Goals, path to the future: The World Health Report 2003, Genf 2003, pp. 25–39

7.7 Control of "Neglected Infectious Diseases" from a Public Health Perspective

International Conference on Neglected Infectious Diseases

Brussels, 8–9 November 2006

How to meet the challenge for Europe's international research cooperation in the field of Neglected Infectious Diseases Panel B health systems research

H. J. Diesfeld, Heidelberg
(keine Verlagsverpflichtung)

1. Summary

„Neglected infectious diseases", their control and respective research needs are being defined in a public health perspective. The questions addressed why diseases are neglected and how they compare strategically to non-neglected diseases, privileged by ample political, public and financial support.

The Public Health perspective emphasizes the fact that it is not only the disease which is neglected in terms of control and research needs, it is the affected people and the health care system as such which is neglected; a fact which has to be taken into account when addressing research priorities on NIDs in the 7th framework program (FP7)

It is noted that the neglect or the privileged emphasis of certain diseases is not a new phenomenon, although becoming more pronounced with the advent of the Global Fund and other funding initiatives. Concern is raised that lessons learnt from the debate on comprehensive versus selective primary health care (PHC) decades ago are not being taken into due consideration.

2. Definition of terms

"Neglected infectious diseases" is a rather new and ill-defined term in the health management and health research terminology. Though being more specific compared to the term "orphan diseases" or "neglected diseases", we all know what we want to express by this term, and we also know that there are quite a number of "neglected diseases", infectious as well as non-infectious, around the world, not only in so called " low income countries" – another ill-defined term. The list of such diseases is rather arbitrary, shorter or longer, depending on what we want to get across and to whom.

The most important "Neglected Infectious Diseases" as actually defined by the European Commission, as described yesterday, and listed in the Bowis Report (Bowis 2005) are:

- childhood diseases, such as diarrhoeal diseases, pneumonias and meningitis,
- helminthic infections such as schistosomiasis, filariasis and echinococcosis,
- leishmaniasis, sleeping sickness and Chagas disease,
- viral infections such as Dengue and other hemorrhagic fevers.
- quite a long and ambitious list.

But what means "**neglected**"? Neglected in which respect and by whom? "by:

- governments, politicians and health policy makers, by
- national and international health organisations and funding agencies, or by the
- research community and pharmaceutical industries.
- influencing each other in their process of priority setting.

The burden of disease resulting from neglected infectious, in particular tropical diseases is huge, in as much as they almost exclusively affect the poor and the powerless in rural and impoverished urban areas of low income countries. By some estimates, neglected so called "tropical" diseases are second only to HIV/AIDS as a cause of disease burden. They represent the fourth most important group of communicable diseases worldwide, behind lower respiratory infections, HIV/AIDS, and diarrheal diseases There is growing evidence that co-infections with neglected tropical diseases also adversely affect the natural history and progression of HIV/AIDS and Tuberculosis (Molyneux et al. 2005; Hortez et al. 2006). Neglected diseases means to neglect even further people who are already neglected. The problem of multi-pathology is never addressed.

"**Public Health Perspective**" means: looking at a health problem from a "public" and a more "holistic" point of view, health as a human right and "public good". Public Health Perspective means: to see a specific health problem or a specific biologically defined disease in a wider, multi-sectorial and multi-disciplinary context. To take into consideration the natural and man-made de-naturated environment, the socio-economic as well as the political environment in which a disease thrives or persists. This is a view which we share with our Public Health forefathers, such as Rudolf Virchow or Edwin Chatwick, 150 years ago. They already stressed the importance of public health services and the responsibility of politics in health.

Today we still see that whatever good ideas and programs we have in terms of disease control, without a functioning health service they cannot effectively be implemented.

Virchows credo you can find almost literally in the text of the preamble to the constitution of the World Health Organization, 1948, in the principles of the primary health Care concept of 1978, and in the arguments leading to the definition of the "Millennium Development Goals 2000 of the United Nations.

To look at a disease from the Public Health perspective, or to declare a disease to be of "public health relevance" entails a political responsibility; means that it should be put into a high priority category and should not, by definition, be neglected. It bears a serious ethical dilemma to categorize diseases. It is at the same time a "triage" of people, to neglect or not to neglect a patient.

Neglected or not, infective or not: A disease of major importance from an epidemiological, clinical, socio-economic point of view, warrants public concern.

But "Neglected Infectious Diseases" seem to be neglected for a number of reasons:

In a situation of scarce resources a certain order of priority has been established and some diseases get a high priority other a lower one.

If those diseases are not on a health policy priority list they will not receive the necessary attention in terms of research, case management, or drug provision if there are any,

drug development is not of interest because there is no attractive market for the pharmaceutical industry,

a disease which does not receive the necessary attention will not be on a priority list for necessary research, either clinical, or public health and health systems research.

"Disease Control", from a Public Health perspective must lead to the question whether or not, and to what extent a disease is vulnerable to a specific vertical approach, e. g. a specific vaccination program, or to a more horizontal, integrated approach, committing society and community as a whole, or both in a certain balance or sequence. This question leads us back to the almost classical discussion of Primary Health Care (PHC) vs. Selective Primary Health Care (SPHC), 30 years ago – almost a historical dimension –, taken up again in the definition of Millennium Development Goals, targets and objectives, albeit without mentioning PHC at all.

Today, the same issue comes up again with the unprecedented and overwhelming flow of private funds for disease control and health or rather disease research, scarcely supplemented by public funds.

The example of the three diseases benefiting from the Global Fund to fight Malaria HIV/AIDS and Tuberculosis (GFATM) is a case in point. Those three diseases receive for very good reasons an unprecedented high priority, with the side-effect that other diseases also of Public Health relevance and high priority are the "losers". Money, earmarked by the Global Fund, by definition is not meant to be used for other diseases. The same holds true for other funds addressing those three diseases. Such as TB Alliance, International AIDS Vaccine Initiative (IAVI), European Malaria Vaccine Initiative (EMVI); Medicine for Malaria Venture (MMV), Roll Back Malaria (RBM) and others. With this demonstrable philanthropic effort – or whatever motive –, donors will not easily spend money on diseases which are not on their priority list.

Today there are over hundred malaria initiatives and programs, and what do they achieve so far?

Neglected Infectious Diseases' implies that there are non-neglected-privileged diseases as it were. What makes the difference?

Although AIDS, Tuberculosis and Malaria account for 20–30 % of overall mortality in low- and middle income countries, many other diseases and health problems of similar importance in terms of frequency, severity or research needs are more or less neglected. (Laxmi narayan et al., 2006).

Many voices are being raised in this respect in recent times:

> Is it justified to spend so much money on just three, though certainly very important conditions, when there is, in contrast, still a great number of diseases of high public health relevance which ought to

receive similar attention in certain regions or populations or in the field of research (Easterly, 2006; Birn, 2006; Flessa, 1997)

NIDs so far had no lobby at the level of the decision makers. Funding organizations for disease control or health research do not favour such diseases. EC and other initiatives, hopefully will remedy this.

3. One example is drug development:

Drug development for most parasitic diseases is seriously lagging behind, or even nonexistent for a number, mainly economic reasons. Some of the drugs, such as Dapson, Suramin or Pentamidine; or Quinine and Chloroquin, Diethylcarbamazine or Antimony date back to colonial times. Today, they never would pass FDA screening. Or they are derived from veterinary drug, quickly adapted *"ad usum humanum"*, like anthelminthics such as Ivermectin or Albendazol. Less than 1 % of the 1,393 new drugs placed on the market between 1975 and 1999 were developed for infectious, tropical diseases, about 10 in 25 years!. Since then the situation has remained virtually unchanged, although a number of organizations and initiatives are now working on it. European and Developing Countries Clinical Trial Partnership (EDCTP) e.g. is asked to include more neglected diseases into their program (Bowis, 2005). Médecins sans frontiers (MSF) started, a new initiative on research and development on neglected diseases (DNDi) in 1999 which by now is supported modestly by a number of governments, the European Commission and WHO (Lancet, 2006; Medical News Today 2006; Sevcsik; 2006).

4. Neglected Infectious Diseases in the past:

The history of public health, in particular the history of international health and health organizations, over the past 50 years of "global health concerns", is full of examples where disease are being put high on the agenda or neglected, where health program priorities come and go.

Suddenly diseases or conditions of ill health are recognized by influential people who find influential donors, who, on good scientific evidence or not or on philanthropic or political reasons give them high priority, to either start a control program, or invest especially in necessary research. The **Onchocerciasis Control Program**, set up in 1974, is such an example, where fundamental, epidemiological and drug research has been the basis of success, while enormous strategic and logistic efforts were necessary to implement the control strategies (Samba, 1994).

The up and down and the coming and going of such initiatives is often ephemeral and incidental: Lack of funds, lack of interest, change in politics or of persons in charge, lack of success, new scientific evidence. The most optimistic outcome would be that a certain public health problem is solved, like small pox or polio (hopefully) or Dracontiasis (?).

We all know from research or from practical management and clinical experience how difficult it is to score such rare successes.

The more complex a transmission cycles, the more the "human factor" is involved, the more difficult it is to develop a control strategy and to be successful. Not only the "disease" has to be considered, we have to take "the people" into account.

Prioritising or neglect of a diseases of high public health relevance is not new and precedes the Global Fund for decennia.

We find in the early 80s a highly privileged vertical disease approach like GOBIFFF, (Growth monitoring – Oral rehydration – Breast feeding – Immunization – Family planning – additional Feeding –Female education), the "revolution to save children's life, as it was called at the time. It was a heavily funded vertical disease centered approach neglecting the cultural, socio-economic and political context of health problems while neglecting maternal health or "reproductive health", as it is called comprehensively since Cairo 1994.

From time to time, "Neglected Infectious Diseases", as they were, have got due attention, as awareness was raised. The best example, dating back to 1975 is the UNDP/ World Bank/ WHO Special Program for Research and Training in Tropical Diseases (UNDP et al. 1995; British Medical Journal 2002).

Considerable successes have been scored over the years in terms of basic and applied research, and, in collaboration with WHO's Infectious Disease Control Programs on the control of leprosy, Chagas Disease, Lymphatic Filariasis, Onchocerciasis, Dracontiasis, African Trypanosomiasis, Leihmaniasis and even Malaria, once most seriously neglected diseases (Molyneux, 2004).

We must not forget: 10 years ago, Malaria was a rather "neglected disease", too, in spite of 50 years of national and international control efforts.

10 years ago, Malaria was a rather "neglected disease", too, in spite

It was the International Conference on Malaria in Africa in Dakar, Senegal in January 1997, sponsored by NIH, USA, Institut Pasteur, France, MRC UK, WHO, the Commission of The European Communities, and others who triggered malaria research and control initiatives in an unprecedented effort (Nature, 1997), whose fruits we harvest to day. It took long time until Tuberculosis, which at least in the North was thought to be almost eliminated, came into focus again in its unfortunate connection with the HI-Virus.

5. Disease Control versus Strengthening Health Services

The history of health care development in low income countries tells us that vertical disease control programs, heavily funded from outside sources, use to absorb local capacity weakening scarce local health infrastructures even more. Dramatically shrinking human resources are being drawn from their daily duties.

The concepts under the new initiatives assume commitment of politicians, but hardly mention the problem of local health policies, and do not take account of the weak health infrastructure and the precarious human resource development. How shall the "big push" (Jeffrey Sachs) with injecting large amounts of money solve the problem of low quality of health services or even reduce poverty? They even will not be able to effectively absorb the amount of money given to specific programs rather than to support the national health system. Or, is most of the money spend in "Northern" research institutions and, at best, jointly with their "Southern" partners?

HIV/AIDS and STD contributed most to the growth of the health sector funding, rising faster than other key health sub-sectors and reaching 21 % of health funding in 2004, up from 8 % in 2000. Funding for basic health infrastructure, medical education and training, and development of health personnel, the three sub-sectors that most directly support capacity building, amounted to only 2 % of funding in 2004 against 3 % in 2000 (Kates et al. 2006).

Even the control of non – neglected diseases such as Malaria or HIV/AIDS, where during the past 10 years enormous scientific achievements have been made, has great problems when it comes to the implementation of research results or control strategies and programs at national or local level. There is growing evidence that accepted Malaria control programs, such as recommended treatment schedules (D'Allesandro et al.

2005; Greenwood et al. 2005) Impregnated Bed nets (ITN) (Bryce et al. 2006; Müller et al. 2006) are far from success. The initiative to make antiretroviral therapy available to 3 million people by the year 2005 ("3 by 5") or to prevent maternal-foetal transmission of HI virus, with all the impetus and money they receive (WHO 2004) leave very much to be desired, leave alone the implicit ethical dilemma.

On the other hand, there are examples where health related Millennium Development Goals could be achieved, if the primary care level was strengthened (Loevingsohn et al. 2005).

The problem of sustainability, once the blessings of this golden initiatives come to an end, is not addressed. If one looks at the disappointingly weak response of the international community, as well as of the national governments concerned, which are called in under the MDG No. 8, one wonders, how achievements will be implemented and sustained. – Just recently the G 8 summit in St. Petersburg did not even take up this issue, although it was on the agenda (Lancet, 2006).

Health Systems Research or Public Health Research is centered around the people. We have to talk to and about people, neglected people, not only about neglected diseases and we have to talk about neglected health systems who actually are in charge of "disease management" – another modern misnomer – which ignores the sufferer from the disease.

Even the pharmaceutical industry calls for a "comprehensive approach combining education, fighting stigma, prevention, testing, distribution, treatment and surveillance – or in other words, implementing key elements of successful health care systems (IFPMA, 2003).

The origin of the **European Commission's International Research Cooperation (INCO)** in the field of "Neglected Infectious Diseases" dates back to 1983, when the European Parliament took up concerns by some European Tropical Institutes about the neglect of tropical health and diseases, particularly in the field of basic and applied research. "Neglected research" needs was a selection criteria.

Apart from specific infectious, mainly so-called "tropical diseases" and their microbiological and epidemiological basis it has been the concern of the Commission to give nutrition, public health, health systems, including the health policy frame, maternal and child health, reproductive health, the socio-economic and anthropological aspects of health and health care due attention and a growing share in the funding policy.

Between 1983 and 2002 within six Framework Programs the INCO research budget for Health Systems Research has gradually been growing. It is of paramount importance to emphasize EC's policy to use this program to bring together not only European research institutions and groups, but also to encourage and fund international research cooperation, to foster partnership between European and ACP- and associated countries and to strengthen international and multilateral research cooperation (European Commission, 2004).

The new challenge for Europe's international research cooperation is the field of "Neglected Infectious Diseases", in contrast to the "privileged diseases" which get so much attention by many international public, private and philanthropic organizations.

We shall be aware that even if NID's get a chance for more funds for basic biomedical or clinical research and drug development from European Commission's research funds there is still the need for health systems and public health research on NID's to be funded. To have a new effective and hopefully affordable drug is not enough. We all know the slope down from 100 % efficacy of a drug or vaccine to something like 5 to 10 % efficacy left at the patients or community level. The various steps and loopholes of drug delivery towards the sick have to be investigated and means developed to get the most out of it. Drugs alone do not solve the problem, as history of medicine tells us once and again. The health care system as such and the social, economic and political environment which greatly influences the history of a disease in a given community need to be taken equally into account.

It can only be hoped, and it must be stressed at all levels of decision making, at EC-level, as well as at the level of potential applicants, Health Systems Research must not be ignored, if we want research results be of use to the sick!. We have to get positive research results as close as possible to the decision making and policy level. Translating research into policy and practice (GRIPP) is of paramount importance, if we want research to help reach the Neglected (in this case people). Prerequisite for that is the continuation of North South research partnership, as carefully developed over the past twenty years.

References:

Birn, Anne-Emanuelle: The downside of $ Billions. Toronto Star 16 August 2006.

Bowis, John: Report on the Major and Neglected Diseases in Developing Countries European Parliament, Committee on Development Final: A6-0215/2005, 22.06.2005.

British Medical Journal: Editorial: The world's most neglected diseases: BMJ 2002; 325:176–177 (27 July).

Bryce J., Terri N., Victoria C. G., et al. Countdown to 2015: tracking intervention coverage for child survival. Lancet 2006; 368: 1067–1076.

D'Alessandro U., Talisuna A., Boelaert M.: Should artemisinin-based combination treatment be used in a home-based management of malaria?, Trop Med Int Health 2005; 10: 1–2.

Easterly, William, 2006: The white man's burden. Why the West's efforts to aid the rest have done so much ill and so little good, The Penguin Press, New York.

European Commission 2004: North South Partnership for Health Systems Research, 20 years of experience of European Commission Support: European Commission, Directorate-General for Research – INCO http://europa.eu.int/comm/research/iscp/index_en.cfm?page=Publicati ons&type=other

Flessa Steffen: Mehr Heilung für das Geld! In: Der Überblick 3/2006, p. 98–101

Greenwood BM, Bojang K, Whitty CJM, Tagett GAT: Malaria. Lancet 2005; 365: 1487–1498.

Hotez, Peter, David H. Molyneux, Alan Fenwick, Eric Ottesen, Sonia Ehrlich Sachs, Jeffrey D. Sachs (2006): Incorporating a Rapid-Impact Package for neglected Tropical Diseases with Programs for HIV/ AIDS, Tuberculosis, and Malaria: PLoSMedicine, Vol. 3, Issue 5, May, 1–18, 2006,

International Federation of Pharmaceutical Manufacturers Association (2003): Neglected Diseases and the Pharmaceutical Industry: WHO-IFPMA Round Tabel, working paper on priority infectious diseases requiring additional R&D, July 2001, Summary report 2003, 6 p.

Kates, Jennifer, J. Stephen Morrison, Eric Lief: Global health funding: a glass half full?. Comment, Lancet Vol. 368 July 15, 2006.

Lancet: Science and medicine Feature: Stimulating research in the most neglected diseases: Lancet, Vol. 350, March 23, 2002

Lancet: Making health a G8 priority, editorial, Vol. 368, July 22, 2006.

Laxmanarayan, Ramanan, Anne Mills, Joel G. Berman, Antony R. Measham, George Alleyne, Mariam Claeson, Probhat Jho, Philip Musgrove, Jeffrey Chow, Shahid Salles, Dean Jamison (2006): Advancement of global health: Key messages from the Disease Control Priorities Project, Lancet 2006, 367, 1193–1208.

Loevinsohn B., Harding A.: Buying results? Contracting for health services delivery in developing countries: The Lancet 2005, 366: 676–681.

Medicine News Today: Greater EU Leadership Needed to Further Critical Research on Neglected Diseases: http://www.medicalnewstoday.com/medicalnews/php?newsid=37407

Molyneux David H., 2004: "Neglected" diseases – but unrecognised successes – challenges and opportunities for infectious disease control, The Lancet 2004: 364: 380–383.

Molyneux David H., Peter J. Hotez, Alan Fenwick, 2005: „Rapid-Impact Interventions": How a Policy of Integrated Control for Africa's neglected Tropical Diseases Could Benefit the Poor, PLoS Medicine, November 2005, Vol. 2, Issue 11, e336, p. 1064–1070.

Müller, O., Traoré C., Kouyatè B., Yé Y., Frey C., Coulibaly B., Becher H.: Effects of insecticide treated bed net protection during early infancy in an African area of intense malaria transmission: randomised control trial: Bull World Health Org. 2006; 84: 120–126.

Nature: Briefing malaria: Time to put malaria control on the agenda: Nature, Vol. 386, 10 April 1997, p. 535–541.

Samba, EM 1994: The Onchocersiasis Control Programme in West Africa, an example of effective public health management, WHO, Geneva, 1994.

Sevcsik, Ann-Marie: 30-09-2006, DNDi Alert: Governments Wake Up at 59th World Health Assembly by Passing Resolution to Boost Research on Neglected Diseases. Ip-health: http://lists.essential.org/pipermail/ip-health/2006-May/009646.html

UNDP/ World Bank/ WHO Special Program for Research and Training in Tropical Diseases (TDR), 1995: Twelfth Programme Report World Health organization, Geneva 1995.

WHO: A global emergency: a combined response: World Health Report 2004: 1–16.

7.8 Access to safe drugs for neglected diseases – an ethical and human right issue

H. J. Diesfeld Heidelberg University

TGPSH International Symposium on the
HUMAN RIGHT TO HEALTH

Ministry of Health and Social Welfare, Muhimbilii University of Health and Allied Sciences and Tanzanian German Program to Support Health

Dar es Salaam, 4th of May 2010 (Keine Verlagsverpflichtung)

My most recent contact to this topic was in 2006, when the European Commission invited an **International Conference on Neglected Infectious Diseases** with the aim to enhance Europe's international research cooperation in this field (European Commission, 2006).

Two areas were discussed: In Section A: **Disease specific research needs** and in Section B: **Health Systems specific research needs:**

This means: Diseases neglected by the research community in contrast to diseases neglected by the Health System. The two areas are closely interlinked by policy options and political decisions.

To my mind, it is not enough to focus on Neglected infectious diseases (NIDs), there are many neglected non-infectious diseases (N-nID's). The two groups have one question in common: why **neglected?**

The term became popular after 2002 when the "Big Three" diseases HIV/ADS, TB and Malaria, became **"privileged diseases"** in the field of political attention, research priority, drug development and program support; privileged by international funds, such as the Global Fund and others.

In contrast, many other infectious and non-infectious diseases were the loosers, comparatively neglected, even more neglected than before. Tropical Institutes saw research funding challenged for socalled tropical parasitic diseases; and they mobilized their lobby, e.g. R&D at the EC level in Brussels.

Looking more closely into the problem, it became clear that ND's is a complex issue: Neglected: who?, where?, why? how? by whom? – are the typical epidemiological questions we have to ask.

We talk about neglected, poverty related mass-diseases as well as relatively rare and almost forgotten so-called "orphan diseases" but with serious consequences for the sick and the community. [I am not bothering you with disease burden statistics and their quality; you know them better than me].

From a public health perspective, this disease centered approach is too narrow.

I rather prefer to talk of **neglected sick people, communities,** deprived of effective health services, specific research and development needs and political attention, e.g. in contrast to the "BIG THREE".

This discrepancy has at least opened a door for a better understanding of this problem. Advocacy has been mobilized for this complex.

Here we come to the issue of ethical and human rights in the context of access to safe drugs and drug development for ND.

Access to safer drugs is one pre-requisite for controlling NDs, but there is an important immaterial dimension – ethical and human rights.

Diseases may be "neglected" for a variety of reasons, scarce resources, and low political profile of communities most affected, lack of appropriate, effective, affordable drugs, no interest in drug research and development, no purchasing power to buy medicines.

As the conference has shown, much of this disease burden lies upon developing countries, but investment in drug research and development has been utterly inadequate. The often-cited "90/10 gap" demonstrates the imbalance: Just 10 % of global investment in health research is directed towards diseases that account for 90 % of the global disease burden (The Commission on Health Research for Development 1990).

1. Drug development:

Pharmaceutical industry by definition is not a philanthropic enterprise. Usually as a private, limited company its main objective is to satisfy shareholders. Drug research and development is a means to this end. Drug demand from the market is the motor. When there is no profitable market, there will be no drug development.

2. Thus research priorities are market-oriented not problem-oriented.

Between 1975 and 2004 1,556 new drugs were developed. Only three new compounds were for TB and 18 for tropical diseases incl. malaria (Silverstein K. 1999).

Some drugs for NIDs are archaic and toxic; no further development has been taken place over the past 50 years. No drugs against some orphan diseases, such as Buruli ulcer or rabies.

New and effective compounds or treatment schemes are too expensive to be affordable for those affected, such as Eflornithin against sleeping sickness. Only when is was found that Eflornithin is a highly successful depilatory cream the company took up the production and agreed to make the formula available at no cost to treat sleeping sickness (Schirmer H. 2003).

A particular alarming situation pertains to the **chronic non-infectious diseases** such as diabetes, hypertension, coronary heart diseases, and cancer – diseases of great public health importance. Industrialized countries spend large sums of money but with relatively little effect in respect to their control. Health services in low-income-countries are unable to cope with those diseases, except, may be in the private care sector. Modern drugs for non-IND are costly and practically not available. The health system is still geared towards infectious diseases, and not in the position to cope with this growing problem related to behavioral and demographic change.

3. Access to drugs:

Access means financial, logistic and cultural accessibility – a complex with a huge managerial and political dimension.

The actual price of drugs the consumer has to pay has nothing to do with the cost of the drug. This is a compound problem pertaining to actual cost of development and production, marketing, patenting, licensing, logistics, mark-up at various levels. An important homemade factor is import taxes and tariffs where the Exchequer makes his money at the expense of the poor

The actual cost of drug production is "peanuts" in comparison to the various other cost factors. In 2002 only 17 % of the budget of the ten largest pharmaceutical industries go into research and development while almost 40 % go into marketing and management, 30 % is production cost (Public Citizen 2006:6)

What about un-safe drugs, fake drugs, ineffective, useless drugs which only pull money out of the pocket of the poor into the trader and producer of such stuff.

International pharmaceutical industry has quite a bad track record (BUKO Pharma-Kampagne 2004).

National drug legislation and quality control needs urgent strengthening, so far it is too weak to pass and enforce the necessary laws.

There are many attempts to control this – I would say criminal energy. There are a number of NGO's like Health Action International or BUKO-Pharma campaign who over the past 25 years have scored quite some success in this field. This is a wide area of concern, but beyond the scope of this paper.

As early as in the mid-1960s NGOs and WHO started to attack this problem. Essential drug lists and propagation of generic medicines has helped a lot even if in some instances the political will was not very much in favour.

4. Ethical issues – human rights

Ethics is a moral category and human rights are a legal category.

We must not mix up the two. Ethical guidelines may be transformed into a legal framework.

Medical ethics goes back to the Hippocratic Oath; it pertains to medical care and has been further developed until today; while **biomedical research ethics** is not older than 60 years. It has its origin in the Nürnberg Codex of 1947 in consequence of the trials against German criminal physicians doing so called medical experiments on victims in concentration camps. Ethical Committees of the World Medical Association took up this Codex from 1952 onwards, leading to the Helsinki Declaration of 1964 with its latest version of 2008 (*World Medical Association* 2001).

While **research ethics** have evolved gradually into ethical standards, obligatory at least for public funded health research. "**Distribution ethics**", ethical standards on market issues the topic of today, so far is a blind alley. Their enforcement is still beyond reality. Some Codes of ethics have been quite successful, e.g. WHO's code of ethics agreed upon in the late 70s with the food industry for the marketing of infant feed in low-income countries

Human rights as a conception have a long history, too, starting in Europe in the 17th century with general human rights against the sovereign or the State until the "Declaration of Human Rights of the United Nations 1948 (*New England Journal of Medicine* (2001), The Preamble to the Constitution of WHO of 1948 (Rugemalila J; B. Kilama (Ed.) 2001) declares

Health as a Human Right: the right of everyone to the enjoyment of the highest attainable standard of physical and mental health – in short "**Right to Health**". This is a primary responsibility of a State. In relation to access to medicines its duties are relatively clear, while in relation to drug research and development by private companies it is not clear at all.

Right to health has been taken up in the UN Millennium Development Declaration. Goal No. 8 International Partnership expressis verbis includes pharmaceutical industry (UNDP 2003).

5. Solutions and recommendations

The Problem of safe drugs for neglected diseases is part of an interacting complex of different players, where at the one end is the producer of medicines at the other end the beneficiary. In between are the Ministry of Health and the providers of health care, public or private. Globalization, liberalization of markets and services has improved access to medicines, but certainly not for those who are at the end of the economic scale, countries as well as patients.

Many attempts have been tried and are still being developed to ease this dilemma.

The one by the Human Rights Council was successful in theory but failed in practice.

Looking at the problem from the Human Rights point of view, the former UN high commissioner for human rights (1997–2002) Mary Robinson's view of the progress in human rights was not sanguine. Human rights have fallen far short of the commitments made, she said in a recent speech at Stanford (Stanford Report 2010) where she extensively criticized the shortcomings in the political as well as in the private sector (Harvard School of Public Health www.hsph.harvard.edu/bioethics).

Pharmaceutical industries worldwide in particular in Europe and US are trying to undermine systematically the efforts to make medicines more affordable through the production of generics. The EU supports these attempts to introduce patent rights beyond WTO regulations. By making themselves the lackey of the pharma-lobby and protecting European economic interests, they are undermining the MDGs, which they have underwritten, too (Diesfeld HJ 2004).

However, there are a growing number of international non-governmental initiatives to respond to the distribution- and research-ethical challenges, particularly in respect to neglected diseases,

2000: Ecumenical Advocacy Alliance against AIDS (www.e-allia nce/ch/en/s/hivaids,

2003: Drug for Neglected Diseases Initiative (MsF, www.dnd ina.org/)

2006: Philadelphia Consensus: Universities Allied for Essential Medicines (UAEM) http://consensus.essentialmedicine.org/.

2006: Access to Essential Medicines (Médecins sans frontière, Msf, www.medecins.sans.frontière.org

2008: Global Health Technologies Coalition (www.ghtcoalition.org)

2009: Equitable Licensing Germany (BUKO/Charité/ZERP, www.med4all.org)

But are they politically too weak to make the difference?

In consequence the **UN Commission on Human Rights** – (later Human Rights Council) attempted to get some ground into this problem. The mandate of the Special Rapporteur (Commission on Human Rights resolution 2002/2031) identifies the following tasks (UN General Assembly; Human Rights Council 11th session, 2009):

- gather, request, receive and exchange right to health information from all relevant sources;
- dialogue and discuss possible areas of cooperation with all relevant actors, including Governments, relevant United Nations bodies, specialized agencies and programs, in particular the World Health Organization (WHO) and the Joint United Nations Program on HIV/AIDS (UNAIDS), as well as non-governmental organizations (NGOs) and international financial institutions;
- report on the status, throughout the world, of the right to health, including laws, policies, good practices and obstacles;
- make recommendations on appropriate measures that promote and protect the right to health.

In 2008 the special Rapporteur presented:

"Human Rights Guidelines for Pharmaceutical Companies in relation to Access to Medicines"

The end product so far were laudable guidelines (World Health Organization 1990). Under 9 headlines there were 32 guidelines covering all aspects from

Disadvantaged individuals, communities and populations, to
Transparency,
Management, Monitoring and Accountability,
Corruption
Public policy influence, advocacy and lobbying,
Quality,
Clinical Trials,
neglected diseases, to
patents and licensing.

But: the pharmaceutical industry could not care less. "The company's patents are its crown jewels – patents are immensely valuable" was the remark of one CEO in the discussion with the Rapporteur (UNDP 2003). This shows the profound misunderstanding of the role of an innovator drug company that develops a life-saving medicine. Such a company should have at least to a certain degree a social, medical and public health responsibility, too, is the opinion of the UN Council (UN, 2006).

There is still an ongoing discussion on Human Rights at the level of the United Nation and allied bodies. Although the UN is an international-global institution there is still a debate as to what extent this idea of Human Rights, originating in the Western hemisphere is relevant in other cultural environments.

But there is a more practical problem: how to get the private sector in the boat of the public sector in respect to Human Rights and social responsibility.

Until this will happen, we still have to depend on advocacy by NGOs and other bodies trying to gain ground, as it was successful in the Essential Drug List debate over the past 40 years.

Bibliographie

Access to essential medecins: Médecins sans frontières; www.medecins.sans.frontière.org

BUKO Pharma-Kampagne 2004: Daten und Fakten: Deutsche Medikamente in der Dritten Welt, Bielefeld 2004, 56 S.

Diesfeld HJ (2004), Ethics for international health research and the North-South dilemma In: Medical Mission Dialogue, Würzburg, 28th February 2004, p. 11–23.

Drugs for neglected diseases initiative (DNDi); www.dndina.org/

Ecumenical Advocacy Alliance against AIDS; www.e-alliance/ch/en/s/hivaids

European Commission: International Conference on Neglected Infectious Diseases, Brussels, Belgium 8–9 November 2006: http://ec.europaeu/research/research-eu

Global Health Technology Coalition: www.ghtcoalition.org/

Harvard School of Public Health: Ethical Issues in International Health Research: www.hsph.harvard.edu/bioethics

HAI/Oxfam (October 2009): trading away access to medicines: How the European Union's trade agenda has taken the wrong turn, www.oxfam.org

Medical Research: Science in the public interest, „Equitable licences for the results of public sponsored medical research; www.med4all.org

New England Journal of Medicine,: (2001), Editorial: Sponsorship, Authorship and Accountability, N. Engl. J. Med., Vol. 345, No. 11, Sept 13, 2001.

Philadelphia Consensus: Universities Allied for Essential Medicines (UAEM); http://consensus.essentialmedicine.org/.

Public Citizen (2006): 6) cited at Wagner-Ahlfs Ch: Arzneimittel für Entwicklungsländer. Die Verantwortung der öffentlichen Forschung. Freiburg Dez. 2008.

Rugemalila, J.; B. Kilama (Ed.) (2001) Health Research Ethics in Africa. Proceedings of the Seminar on Health Research Ethics in Africa, In: Acta Tropica, 78: S 1–126, p. 32.

Schirmer H. (2003): Moral und Verteilungsethik des medizinischen Fortschritts. In: Ethisierung – Ethikferne. Wie viel Ethik braucht die Wissenschaft? Hrsg. K. Becker, EM Engelen, M Vec Akademie Verlag Berlin 2003, p. 123–130.

Silverstein K. (1999): Millions for viagra, pennies for diseases of the poor. Research money goes to profitable lifestyle drugs; The Nation, July 19, pp. 14–19.

Stanford Report, April 13, 2010: The world needs a shared view of human rights, Mary Robinson.

The Commission on Health Research for Development 1990: Health Research – Essential Link to Equity in Development, Oxford University Press, 1990.

The Lancet (2002): Global Forum on Bioethics Report, The Lancet, 350, No. 9310, p. 956.

UNDP (2003): Human Development Report 2003.

UN- General Assembly (2006): 61st session: The right of everyone to the enjoyment of the highest attainable standard of physical and mental health, A/61/3387, 13 September 2006, http://www.essex.ac.uk/human_rights_centre/research/rth/docs/GA2006pdf

UN General Assembly (2009); Human Rights Council 11th session, Agenda item 3: Promotion and protection of all human rights, civil, political, economic, social and cultural rights, including the right to development, A/HRC/11/12/Add.2; 5th May 2009; http://essex.ac.uk/human_rights_centre/research/rth/UN%20right%20to%health%%20report%20on%GSK%20as%20published%20May%202009.pdf

UN-General Assembly: 61st session: The right of everyone to the enjoyment of the highest attainable standard of physical and mental health, A/61/3387, 13 September 2006, http://www.essex.ac.uk/human_rights_centre/research/rth/docs/GA2006pdf

UN-General Assembly, 63rd session Item 67(b) The right to health Report of the Special Rapporteur A/63/263; http://www.essex.ac.uk/human_rights_centre/research/RTH/docs/GA2008.pdf

University of Essex, Human Rights Centre: Human rights guidelines for pharmaceutical companies in relation to access to medicines http://www.essex.ac.uk/human_rights_centre/research/rth/docs/Final_pharma_for_website.pdf see (13) p. 25.

World Health Organization(1990) Basic Documents. 38th Edition, Geneva.

World Medical Association (2001): Declaration of Helsinki. Ethical principles for medical research involving human subjects In: Bulletin World Health Organization, 79: 373–376.

7.9 Warum reden wir heute noch von Tropenkrankheiten

Abschiedsvorlesung von Professor Dr. H. J. Diesfeld
Quelle: Arbeitskreis Tropenmedizin Heidelberg
(keine Verlagsverpflichtung)

Ruprecht-Karls-Universität-Heidelberg
Forschungsschwerpunkt Tropenmedizin Heidelberg
Ringvorlesung Sommersemester 1998
"Die Großen Tropenkrankheiten"

Dienstag, 28. April 1998, 18.15–19.45 Uhr
Hörsaal 14 der Neuen Universität

1. Einführung

Warum reden wir heute noch von Tropenkrankheiten?

1. Tropenmedizin vor 100 Jahren
   Die auffallenden Seuchen dieser Zeit
   Koloniale Medizin und Ärztliche Mission
2. 50 Jahre internationales Gesundheitswesen
   Die Gründung der WHO 1948
   Die entwicklungspolitische Dimension
3. Was hat das Jahrhundert der kolonialen und postkolonialen „Tropenmedizin" gebracht?
4. Biographische Bemerkung
   Warum und wie wir heute von Tropenmedizin reden

Diese Abschiedsvorlesung gibt mir Gelegenheit, 35 Jahre „Tropenmedizin", wie ich sie wahrgenommen und versucht habe zu praktizieren, kritisch Revue passieren zu lassen und vor dem entwicklungs- und hochschulpolitischen Hintergrund zu rechtfertigen und eine Zukunftsvision zu wagen.

Ich will einen Bogen spannen: 100 Jahre Tropenmedizin, aus der kolonialen in die postkoloniale Epoche bis zur Mitte des Jahrhunderts, als die WHO gegründet wurde und Gesundheit eine internationale Dimension bekam.

An die Frage, was das Jahrhundert gebracht hat, knüpft sich die Antwort, die wir hier in Heidelberg in den letzten 25 Jahren versucht haben zu geben.

Wenn ich diesen Bogen spanne, kann ich dies nur andeutungsweise tun. Die Belege hierfür muß ich schuldig bleiben.

Zunächst muss ich fragen, was wir heute, etwa im Vergleich zu gestern, unter Tropenkrankheiten verstehen. Dann erst können wir fragen, warum wir uns mit Tropenkrankheiten beschäftigen und was wir und die Universität Heidelberg etwa zur Bekämpfung von Tropenkrankheiten beitragen können.

Tropenmedizin vor 100 Jahren, das waren die auffallenden Tropen-Seuchen dieser Zeit

1998 ist eine denkwürdige Jahreszahl im Zusammenhang mit dem Thema dieser Ringvorlesung. Vor 100 Jahren, 1898 hat Patrick Manson mit der Herausgabe seines Lehrbuchs auf der Grundlage einer 1897 gehaltenen Vorlesungsreihe „tropical medicine" den Begriff Tropenmedizin eingeführt.

Manson's Tropical Diseases: A Manual of the Diseases of Warm Climates hat 1996 seine 20. Auflage erlebt.

Es waren die Jahrzehnte der großen mikrobiologischen und parasitologischen Entdeckungen. Es war die Zeit der Entwicklung der Hygiene als Wissenschaft, die Gründerzeit der Hygiene-Institute. Die Anfänge des Hygiene-Instituts in Heidelberg gehen auf das Jahr 1887 zurück.

Die großen Hygieniker und Mikrobiologen haben der späteren Tropenmedizin wesentliche Impulse gegeben. Es sei nur an Robert Koch oder Louis Pasteur und ihre Schüler erinnert.

Es waren aber auch die Jahrzehnte des kolonialen Imperialismus. Er rief die sich rasch entwickelnde naturwissenschaftliche Medizin auf den Plan. „Tropenmedizin" als neue organisierte Disziplin war die Antwort auf die Bedrohung der europäischen Invasoren durch damals unbekannte Krankheiten, die die Tropen zum "Grab des weißen Mannes (und auch der Frauen und Kinder) werden ließ.

Während meines jüngsten Aufenthalts in Malawi kam mir die Geschichte der Medizin in Malawi in die Hand, und es war erschütternd zu lesen, welche Opfer die Missionsarbeit forderte. In den Jahren von 1850 bis etwa zum 1. Weltkrieg starben trotz der Livingstone'schen Empfehlung der Chininprophylaxe 25 Missionare oder ihre Familienangehörigen an Malaria. Fast jeder zweite Missionar, der überlebte musste mit schweren gesundheitlichen Schäden vorzeitig das Land verlassen.

In Indien z. B., wo Ronald Ross 1897 die Rolle der Anopheles-Mücke bei der Übertragung der MALARIA nachwies, starben zu seiner Zeit von 200 Millionen Einwohnern jährlich etwa eine Million an Malaria.

1896 wurde die PEST aus Hongkong nach Bombay per Schiff eingeschleppt. In den folgenden 20 Jahren starben in Indien hieran sieben Millionen Menschen.

Die alle fünf Jahre auftretenden POCKEN-Epidemien kosteten jeweils einer halben Million Menschen das Leben.

Um die Jahrhundertwende brach aus dem indischen Raum die vierte CHOLERA-Pandemie auf, die 1892 zum letzten Mal in Deutschland zu dem berühmten Ausbruch in Hamburg führte, an dem innerhalb von drei Monaten die Hälfte von 16.000 Erkrankten starb.

Die SCHLAFKRANKHEIT in West- und Ostafrika entvölkerte zu dieser Zeit durch Tod, Siechtum und Umsiedlungsaktionen ganze Landstriche. ELEPHANTIASIS, SCHISTOSOMIASIS, DRAKUNKULOSE, oder FRAMBOESIE, GELBFIEBER und DENGUEFIEBER gehörten zu den „Geißeln der Tropen".

Pocken, Pest, Cholera, aber auch Lepra und die *Malaria tertiana*, die wir heute als „Tropenkrankheiten" klassifizieren, waren zu dieser Zeit auch in Europa seit langem gefürchtete Geißeln der Menschheit. Auch viele andere infektiöse Ursachen der Frühsterblichkeit, wie etwa Säuglingsdysenterie, bei uns *„Cholera nostras"* im Gegensatz zur *„Cholera asiatica"*, Diphtherie, Masern oder Keuchhusten waren zu dieser Zeit weltweit verbreitet. Die Müttersterblichkeit war damals in Deutschland höher als heute in vielen afrikanischen Ländern.

Deshalb meinte Manson im Vorwort zu seinem Lehrbuch auch, dass zur Beschreibung der „Tropenkrankheiten" nur ein paar Seiten nötig seien, dass man aber zur Beschreibung aller in den Tropen vorkommenden wichtigen Krankheiten das gesamte Spektrum der Medizin berücksichtigen müsste. Tropen waren für ihn mehr eine klimatologische und nicht so sehr geographische Abgrenzung.

Nach dieser klassischen Definition waren **Tropenkrankheiten Krankheiten, deren Erreger oder Überträger an tropische Klimate und Biotope gebunden sind.**

Koloniale Medizin

Tropen waren aber nicht nur klimatologisch, sondern in erster Linie geopolitisch definiert.

In dem Maß, wie die europäischen Kolonialmächte, die USA und auch Russland expandierten, wurden Tropenmedizin, Tropenhygiene und auch Geomedizin zu militärmedizinischen Disziplinen. Auch die damals vergleichsweise wenigen zivilen Kolonisatoren, Farmer, Händler und vor allem die zahlreichen Missionare sollten hiervon profitieren.

Es kann nicht von der Hand gewiesen werden, dass die Entwicklung der epidemiologischen Situation um die Jahrhundertwende auch erheblich von den Folgen der kolonialen Machtausbreitung, dem intensivierten trans- und interkontinentalen Handelsverkehr und der Verschiebung großer Menschenmengen beeinflusst war. (*Globalisierung heißt das heute*). In Einzelfällen lässt sich dies gut nachweisen.

Um die Jahrhundertwende (vom 19. zum 20. Jahrhundert) wurden deshalb von den Kolonialmächten „Tropeninstitute" gegründet, so z. B. 1898 in Liverpool, 1899 in London und Hamburg, die Tropeninstitute in Amsterdam, Antwerpen, Lissabon oder Marseille. Auch Moskau bekam sein Tropeninstitut nach Hamburger Vorbild, denn die zaristischen und folgenden Expansionen in den Kaukasus und in den südasiatischen Raum brachten die Konfrontation auch mit Tropenkrankheiten, die den Russen fremd waren.

Es war die politische, ökonomische und militärische Interessengemeinschaft der Kolonialmächte, die „Tropenmedizin" als eine eigene Disziplin förderte. Es muss daher nicht verwundern, dass es Tropeninstitute nur außerhalb der Tropen gibt.

Auch durch die beiden Weltkriege mit ihren tropischen Kriegsschauplätzen vor allem im südasiatischen und pazifischen Raum haben Tropenmedizin und tropenmedizinische Forschung stimuliert.

Bis heute hat sich im Prinzip hieran nicht viel geändert. Die Kriege der letzten 50 Jahre und die damit im Zusammenhang stehenden „Friedenstruppen", organisiert durch die Vereinten Nationen mit vorwiegender Unterstützung der USA, Großbritanniens und Frankreichs haben in die gleiche Richtung gewirkt, allerdings mit dem wesentlichen Schwerpunkt des Schutzes der Truppen selbst. Hier liegt auch heute noch der stärkste Motor tropenmedizinischer Forschung.

Ärztliche Mission

Parallel und eng verzahnt mit der Ausbreitung der europäischen Mächte wurde seit dem Beginn der Neuzeit das Christentum in den „Tropen" verbreitet. Eine unheilvolle Allianz von Macht und Kirche.

Ab Mitte des 19. Jahrhunderts entwickelte sich vor allem im angelsächsischen Raum die „ärztliche Mission". Zwischen 1850 und 1950 wurden wenigstens 1.500 Ärzte und ebenso viele Krankenschwestern alleine aus Großbritannien in die Missionen entsandt. In dieser Zeit wurden in Europa viele kommunale Kolonialvereine und Missionsgesellschaften, auch Vereine ärztlicher Missionen gegründet.

1898 wurde in Stuttgart der Verein für Ärztliche Mission gegründet, heute als Deutsches Institut für Ärztliche Mission (DIFÄM) in Tübingen ansässig. Dort wurde 1916 das „Tropengenesungsheim", das heutige Paul-Lechler-Krankenhaus, eingerichtet. 1922 folgte das Missionsärztliche Institut Würzburg auf katholischer Seite. Mit beiden Institutionen verbinden uns viele ärztliche und entwicklungspolitische Grundsätze.

Kirchliche Gesundheitseinrichtungen stellen in vielen Ländern die Hälfte aller medizinischen Dienste. Sie zeichnen sich in der Regel durch eine hohe fachliche Qualität aus.

Kirchliche Initiativen haben mit Hilfe nördlicher Partnerkirchen wesentliche internationale gesundheitspolitische Entscheidungen durch Modelle vorbereitet, wie etwa das Konzept von Primary Health Care oder Community Based Care.

Sowohl konzeptionell und inhaltlich, wie auch gesundheits- und entwicklungspolitisch waren und sind die Interessenfelder staatlicher und kirchlicher Arbeit in diesen Ländern nicht konfliktfrei.

50 Jahre internationales Gesundheitswesen
Die Gründung der WHO vor 50 Jahren
Mit der Gründung der Vereinten Nationen und der Weltgesundheitsorganisation (WHO) vor 50 Jahren hat Gesundheitspolitik erstmal eine globale Dimension erhalten. Die Medizin im Allgemeinen und die Tropenmedizin im engeren Sinn erhielten starke internationale Impulse. Die ressourcenreichen Länder mit hoher Forschungskapazität waren aufgerufen, mit den Entwicklungsländern zu kooperieren und entsprechende Beiträge zu leisten.

Im medizinischen Bereich war es die Antibiotika-, Impfstoff- und Insektizid-Entwicklung im „Norden", die für den „Süden" entscheidende Veränderungen von Morbidität und Letalität im Bereich Infektionskrankheiten brachte.

Die ersten großen Erfolge waren die Bekämpfung der Framboesie und der Syphilis mit dem inzwischen verfügbaren Penicillin.

Die Bekämpfung der Lepra und der Tuberkulose wurde auf eine neue, chemotherapeutische Basis gestellt.

Die weltweite Ausrottung der Pocken zwischen 1966 und 1973, nach früheren vergeblichen Versuchen, durch ein wissenschaftlich, technisch und finanziell abgesichertes Programm war der bisher einzige nachhaltige Höhepunkt der modernen Seuchenbekämpfung der WHO.

DDT ab 1945 zur Vernichtung der Überträgermücken und Chloroquin zur Prophylaxe und Therapie haben die Bekämpfung der Malaria revolutioniert.

Neue Anthelmintika, meist aus dem Bereich der Veterinärmedizin, ermöglichten die Behandlung von Parasitosen wie etwa der Schistosomiasis, der Onchozerkose oder der Filariose und vieler Darmhelminthen.

Nach anfänglichen Erfolgen stellte sich jedoch heraus, dass die isolierte Bekämpfung einzelner Erkrankungen oder ihrer Überträger ohne Stärkung der medizinischen Infrastruktur und ohne Armutsbekämpfung nicht nachhaltig ist.

Anfang der 70er Jahre, 10 Jahre nach Erlangung der Unabhängigkeit der meisten Tropenländer, wurde zudem deutlich, dass es noch erheblicher Forschungs- und Ausbildungsanstrengungen bedürfte, um Nachhaltigkeit zu erzielen.

1975 wurde daher ein international finanziertes UNDP/Weltbank/WHO-Programm zur Unterstützung der Forschung und Entwicklung von Konzepten zur Bekämpfung von Tropenkrankheiten – das TDR-Programm – eingerichtet. Es hat auch das Ziel, die Forschungskapazität und -kompetenz in den Tropen selbst zu stärken.

Wenn auch die Mittel hierfür oft nur als Ermunterung zur Einwerbung weiterer Forschungsmittel zu verstehen sind, so hat das Programm doch systematisch die Probleme der Tropenkrankheiten identifiziert und geholfen, die richtigen Forschungsfragen zu stellen und Prioritäten zu setzen.

Es hat vor allem auch die Forschungskapazitäten in den Entwicklungsländern gefördert. In Asien, Lateinamerika und bisher nur zu einem geringen Maß in Afrika sind inzwischen exzellente Forschungseinrichtungen geschaffen worden, die wesentliche Beiträge leisten.

Auch die europäischen und US-amerikanischen Forschungseinrichtungen haben hiervon kräftig profitiert, wenn sie selbst nur die richtigen Prioritäten geschaffen haben und sich innerhalb ihres eigenen Systems durchsetzen konnten.

Als Beispiel seien nur die USA genannt, die alleine für Malariaforschung, aus welchen Gründen auch immer, im Haushaltsjahr 1996/1997 28,5 Mio. US$ ausgegeben haben, während die WHO hierfür nur acht Mio. zu Verfügung hatte.

Gekoppelt wurde TDR mit den Aktivitäten der *Division of Control of Tropical Diseases (CTD)*, die heute die Endemiegebiete bei der

Bekämpfung der Tropenkrankheiten wie Malaria, Dracunculiasis, Chagas Krankheit, Schistosomiasis, Onchozerkose, Filariasis, Leishmaniasis, Denguefieber und Schlafkrankheit unterstützt.

In der Bekämpfung der Lepra, der Chagas Krankheit, der lymphatischen Filariose und insbesondere der Onchozerkose sind erhebliche Erfolge zu verzeichnen, während bei Schlafkrankheit, Leishmaniasis oder auch der Schistosomiasis trotz exzellenter biologischer Grundlagenforschung und einiger guter Medikamente in der Bekämpfung keine wesentlichen Fortschritte zu erkennen sind.

Erschwert wird die Situation für die Tropenkrankheiten und ihre Bekämpfung durch die Tatsache, dass Anzahl und Ausmaß der übrigen Gesundheitsprobleme in den tropischen und den übrigen ökonomisch benachteiligten Ländern derart zunehmen, dass die Lobby für Tropenkrankheiten sich in einer schlechter werdenden Position befindet.

Die Entwicklungsländer haben heute eine immer breiter werdende Problempalette zu bewältigen. Dies verschiebt auch die Prioritäten der Geberländer- und Organisationen weg von Tropenkrankheiten.

Eine klare Abgrenzung der Tropenkrankheiten von Krankheiten in den Tropen war nie und ist auch heute nicht möglich, denn auch die klassischen Tropenkrankheiten bedürfen mehr als des tropischen Biotops, um zu einem öffentlichen Gesundheitsproblem zu werden.

Es ist wie immer eine politische Entscheidung, welcher Stellenwert einem Problem zugemessen wird. Deshalb wird auch der Begriff *Tropenmedizin* jetzt gern ergänzt, um den Begriff „*Internationale Gesundheit*" (z. B. DTG oder European Journal of Tropical Medicine & International Health, J.T M & I H.).

1993 hat die Weltbank auf der Basis von im Prinzip fragwürdigen Daten die Krankheitsbürde von Bevölkerungen (disease burden) anhand eines gewichteten Katalogs von Krankheiten und ihrer Morbidität, Morbidität und ihrem Invalidisierungsgrad (DALY, disability adjusted life years-lost) erstellt. Hierdurch wird selbst für Tropenregionen das Gewicht der Tropenkrankheiten mit Ausnahme der Malaria geringer eingeschätzt. Da die Datenlage für Tropenkrankheiten ohnehin nicht sehr gut ist, wird sie durch den Vergleich mit großen Krankheitskollektiven anderer Natur noch schlechter.

Die auf diese Weise geschätzte Krankheitsbürde der übertragbaren Krankheiten liegt in Entwicklungsländern für Infektionskrankheiten mit 1.479 DALY-lost pro 1.000 Einwohner 13-mal höher als in Industrieländern. Aber auch die Krankheitsbürde infolge nicht übertragbarer

Krankheiten ist keineswegs mehr geringer als in Industrieländern. Sie liegt mit 111,2 etwa in er gleichen Größenordnung, wie in Industrieländern mit 92,2 DALY/1.000 E.

90 % der Sterblichkeit und der Krankheitsbürde, gemessen in verlorenen Lebensjahren (DALY) infolge Infektionskrankheiten liegen nach Weltbank- und WHO-Berichten bei den Entwicklungsländern.

Nicht nur die „newly emerging diseases", auch die newly re-emerging diseases und die gesundheitlichen Folgen der politischen und ökonomischen Katastrophen in diesen Ländern drängen das Problem der Tropenkrankheiten in den Hintergrund.

Die entwicklungspolitische Dimension

Für den klimatologischen und geopolitischen Begriff der Tropen hatten sich Begriffe wie „Entwicklungsländer" oder „Dritte Welt" eingebürgert. Diese, wie auch alle anderen analogen Bezeichnungen, sind eine euphemistische Umschreibung der Tatsache der wirtschaftspolitischen Benachteiligung mit all ihren Ursachen und Folgen.

Man umschreibt sie heute mit neuen Worten, wie „wirtschaftlich benachteiligte Länder" oder wie die Weltbank (wenigstens) zu sagen beliebt „demographisch sich entwickelnde Länder".

Analog hat in den vergangenen 20 Jahren der Begriff „Tropenkrankheiten" immer mehr dem Begriff „Krankheiten in den Tropen" oder „Krankheiten der Armut" weichen müssen.

Welchen man auch wählt, es sind ursachenbezogene Definitionen von Krankheiten. Krankheitsursachen innerhalb der Tropen bzw. der Entwicklungsländer sind in weiten Teilen anders als außerhalb.

Wenn Tropen klimatologisch und geopolitisch definiert sind, so werden Entwicklungsländer ökonomisch und soziologisch, aber auch geopolitisch definiert, ob innerhalb oder außerhalb der Tropenzonen.

Ob Entwicklung oder Unterentwicklung als Zustand, Stadium oder als Prozess verstanden wird, ist ebenso umstritten, wie der Anteil endogener und exogener verursachender Faktoren. Gesundheit und Krankheit sind ebenso wie etwa das Niveau der Gesundheitsdienste Folge wie auch Ursache eines Entwicklungszustands oder -prozesses, ob Entwicklungsland oder nicht. Der klimatologische Aspekt der „Tropen" kommt in vielen, nicht nur Entwicklungsländern, hinzu.

Die Bewältigung der ökonomischen, sozialen und politischen Folgen des Zusammenbruchs des Ost-West-Spannungsverhältnisses, der Friedenspolitik und Globalisierung der Märkte und der Produktion stehen heute im Vordergrund.

Die G7 bis 8 Mächte, d. h. die früheren Kolonialmächte müssen mit den stärker werdenden Staaten des „Südens" ökonomische und politische Allianzen eingehen, wobei „Schwarzafrika" bisher der große Verlierer war.

„Entwicklungspolitik" ist hierbei der im Prinzip akzeptierte, aber im Detail meist ungeliebte, jedoch keineswegs altruistische Versuch, die Folgen der anhaltenden ökonomischen Dominanz durch den „Westen" und die Unterentwicklung des „Südens" mit vergleichsweise sparsamen Mitteln zu kompensieren oder zu vertuschen.

Der Bericht der UNDP von 1992 schätzte, dass der Protektionismus der globalen Märkte und die sich hieraus ergebende Chancenungleichheit die Entwicklungsländer jährlich 500 Milliarden US$ kostet, während sie etwa nur ein Zehntel dessen an Entwicklungshilfe erhalten.

Warum hole ich so weit aus?

„Tropenmedizin" kann nicht außerhalb dieses Kontexts „wertfrei" gesehen werden. Sie muss auch unter dem Aspekt der „Medizin der Entwicklungsländer" oder „Medizin der Armut" verstanden werden. Heute sind zwar manche tropischen Länder Asiens und Lateinamerikas keine Entwicklungsländer mehr, beherbergen aber dennoch klassische Tropenkrankheiten und Krankheiten der Armut.

Manche der früheren geopolitisch als „2. Welt" bezeichneten Länder werden heute als „Entwicklungsländer" eingestuft, und sie befinden sich keineswegs in den Tropen.

Die unter dem allgemeinen Begriff der „Krankheiten in den Tropen" subsummierten Armutskrankheiten kommen heute in den sozialen Randgruppen der reichen Länder des „Nordens" ebenfalls vermehrt vor, während sie in den besser gestellten sozialen Schichten der Länder des „Südens" rückläufig sind. Dort nehmen aber die Krankheiten der unkontrollierten Industrialisierung und Urbanisierung sowie des Überflusses und der Drogen zu.

Die Weltbank hat daher 1993 die Welt neu in acht Entwicklungsregionen aufgeteilt und ihnen charakteristische „Krankheitsbürden" zugeordnet.

Bei Betrachtung der globalen Krankheitsbürde, wie sie sich aus den durchaus fragwürdigen Statistiken abschätzen lässt, kommen abgesehen von Malaria die klassischen Tropenkrankheiten nur in sehr nachgeordneter Position vor, selbst in den früher als „Entwicklungsländern" charakterisierten Regionen. Dies hat ihre allgemein niedrige Wahrnehmbarkeit noch weiter reduziert.

Was hat dieses Jahrhundert kolonialer und postkolonialer „Tropenmedizin" gebracht?

Eine ganz außerordentliche Zunahme an Information und Verstehen der grundlegenden *Biologie von Krankheiten* in Entwicklungsländern und dies vor allem in den letzten zwei Jahrzehnten.

Eine, wenn auch noch reichlich lückenhafte Verbesserung unserer Fähigkeiten *zur Intervention auf biomedizinischem Gebiet,* mit der Folge einer gestiegenen Lebenserwartung bei vergleichsweise geringer Fähigkeit, die großen tropischen Infektionen zu beherrschen und eine noch schwächere Leistung auf dem Gebiet der Verbesserung der Lebensqualität der Mehrzahl der Bewohner der Entwicklungsländer. Um es deutlicher zu sagen, das Krankheitsmuster hat sich im vergangenen Jahrhundert regional, aber keineswegs weltweit wesentlich zum Positiven verändert. Die jeweiligen gesundheitspolitischen Paradigmen haben mehrfach und in rascher Folge gewechselt, mit entsprechenden Auswirkungen auf die Art und Weise, wie Gesundheitsprobleme in den Tropen, und nicht nur dort, politisch und technisch eingeschätzt und angegangen werden.

Es ist auch deutlich geworden, dass die Benennung von sogenannten „Tropenkrankheiten" manchmal wie ein Vermeidungszauber wirkt, ein Problem beschreibt, das uns fernliegt. Erst langsam wird es auch bei uns deutlich, dass wir uns, in Bezug auf eine Mitverantwortung wie auch in Bezug auf eine unmittelbare Bedrohung, von den globalen Gesundheitsproblemen nicht abschotten können, ja, dass sie auch die unseren sind.

Die Globalisierungsdiskussion beginnt auch unser eigenes Gesundheitsdenken zu erfassen. Wir müssen uns deshalb auch die Frage stellen, nach der Berechtigung heute immer noch von Tropenkrankheiten zu sprechen, als ob dies etwas Exotisches sei und was wir heute darunter zu verstehen haben.

So, wie wir erkennen müssen, dass Entwicklungsländer mehr Geber- als Empfängerländer sind, so haben Entwicklungsländer, jetzt speziell die „Tropen", uns den Anreiz neuer biologischer Grundlagenforschung eröffnet, aber auch Alternativen medizinischer Versorgung und des Umgangs mit Kranken gelehrt, wie jeder zurückkehrende Entwicklungshelfer bestätigen kann. Sie haben uns auch eine Methodologie der Gesundheits-Systemforschung und der medizinischen Anthropologie eröffnet, zu der wir anders wohl kaum Zugang gefunden hätten. Ich kann hier nur für mich selbst sprechen.

Biographische Bemerkung,
Warum wir heute von Tropenkrankheiten reden
Während unserer dreijährigen Tätigkeit in Äthiopien und seit unserer Rückkehr von dort im Jahr 1965, d. h. seit der längsten Zeit meines Berufslebens haben meine Frau und ich uns mit der Frage auseinandergesetzt, was uns berechtigt oder was uns veranlasst, hier, außerhalb der Tropen, Tropenmedizin als Disziplin zu vertreten bzw. sich mit Krankheiten der Tropen und mit Armutskrankheiten zu befassen.

Dass meine Frau mich auf diesem 35-jährigen Weg nicht nur begleitet, sondern auch stets aktiv und kritisch unterstützt hat, soll hier und bei dieser Gelegenheit endlich einmal auch von mir öffentlich und mit großer Dankbarkeit erwähnt werden.

Die Frage, die mir Frau Becker-Brandenburg anlässlich ihrer Einführung in die Ringvorlesung gestellt hat, wird auch international mit dem 100-jährigen Bestehen dieser Begrifflichkeit „Tropenmedizin" heute nachdrücklich gestellt.

Welches Erbe haben wir angetreten und welches ist die Rolle Europas, des Westens oder einer Universität wie Heidelberg in Bezug auf Tropenkrankheiten oder auf die Gesundheitsprobleme der ökonomisch benachteiligten Länder?

Nachdem ich mir 1966 die Weihen des Londoner Mekka der Tropenhygiene geholt hatte und nach Heidelberg kam, stellte sich für mich folgende Frage:

Welche zukünftige Aufgabe hat eine Abteilung für Tropenhygiene und öffentliches Gesundheitswesen, 1962 gegründet auf der Basis der Rodenwaldtschen Tradition, als Direktor des Hygiene-Instituts bis 1950 und seiner von Jusatz bis 1980 geleiteten Geomedizinischen Forschungsstelle.

In welcher Form könnte sich die Universität bzw. die Medizinische Fakultät mit dieser Problematik befassen. Mir schwebte immer das Vorbild London vor, das ich erleben durfte und ebenso auch nach mir viele unserer Mitarbeiterinnen und Mitarbeiter dort oder an analogen Lehreinrichtungen.

Von 1976 an konnte ich als Nachfolger von Professor Jusatz die mit dieser Frage verbundenen Herausforderungen in Forschung, Lehre und in praktischer Arbeit in den Tropen während der vergangenen 22 Jahre aufgreifen.

Auf diese Weise kam es zu dem, was die Abteilung heute darstellt und was auch von Seiten vieler Kolleginnen und Kollegen anderer Einrichtungen der Universität mit aufgegriffen wurde. Für deren Einsatz und Geduld in diesem gemeinsamen Ringen mit der Materie möchte ich mich ebenfalls an dieser Stelle bedanken.

Während unserer gemeinsamen Zeit in Heidelberg habe ich versucht, eine Antwort auf diese Fragen zu finden. Wir alle, die seither an der konzeptionellen Entwicklung und an den hierbei selbst gestellten Aufgaben gearbeitet haben und daran auch gewachsen sind, haben, glaube ich, im Rahmen unserer Möglichkeiten vernünftige, wenn auch nie völlig befriedigende Antworten gefunden. Hierfür möchte ich allen, die mich in diesen 35 Jahren unterstützt haben und von denen auch ich immer wieder sehr viel gelernt habe, danken.

Ich glaube, das Produkt kann sich heute sehen lassen und es ist nun an all denen, die jetzt die Arbeit weitertragen, an meinen Nachfolger Rainer Sauerborn und an der nachfolgenden Generation, diese Frage immer wieder kritisch zu stellen und die hierauf gefundene Antwort in die Tat umzusetzen.

Auf der Tagung der Deutschen Gesellschaft für Tropenmedizin und Internationale Gesundheit zum Thema „**Zukunft der Tropenmedizin in Deutschland**" in Heidelberg, vom 24. bis 27. September 1997, konnte über diese Entwicklung, die in einem

2. Forschungsschwerpunkt TROPENMEDIZIN HEIDELBRG

mündete, berichtet werden.

Auf der Suche nach einer Möglichkeit, die Kluft zwischen modernen Wissenschaften und „Tropenmedizin" zu schließen und beide auch relevant für die gesundheitlichen Probleme jenseits unseres reichen „Westfünftels" zu machen, vereint seit 1987 der Arbeitskreis interessierte Forschergruppen der Universität über Disziplin- und Fakultätsgrenzen hinweg in dem Versuch „tropenmedizinische Forschung" mit neuen Inhalten und Perspektiven zu versehen und sie aus ihrer „exotischen" Isolation herauszuführen.

Folgende Überlegungen leiteten alle Beteiligten:

„Tropenmedizinische Forschung", über unsere eurozentrische Perspektive hinaus betrachtet, umfasst heute alle Bereiche der Medizin und Gesundheitswissenschaften in tropischen, in den meisten Fällen ökonomisch und entwicklungspolitisch benachteiligten Ländern.

„Tropenmedizinische Forschung" muss daher alle gesundheitswissenschaftlich relevanten Disziplinen, naturwissenschaftliche Grundlagenfächer, klinische Disziplinen, bevölkerungsbezogene

kultur- und sozialwissenschaftliche Fächer ansprechen, wenn sie diesem Anspruch gerecht werden soll.
Bei zunehmender Spezialisierung, vor allem in den naturwissenschaftlichen Grundlagenfächern, bedeutet dies für die „Tropenmedizin" eine bessere <u>Nutzung vorhandener wissenschaftlicher und technischer Ressourcen</u>.
Ein weiteres Ziel ist es, die Universität mit ihrem universalen Anspruch in Forschung und Lehre auch mit den Gesundheitsproblemen zu befassen, denen sich die große Mehrheit der Menschen im ausgehenden 20. Jahrhundert immer noch ausgesetzt sieht, und die weitgehend den Lebensbedingungen in den „tropischen Entwicklungsländern" entspringen.
Dies bedeutet für die „Tropenmedizinische Forschung" außerhalb der Tropen dreierlei:

Interdisziplinarität gesundheitsrelevanter Forschung
Partnerschaft mit Forschergruppen und
Stärkung der Forschungskapazität in Entwicklungsländern durch Ausbildung und Transfer von Forschungsmethoden.

Für die Universität Heidelberg ergab sich hieraus die Entwicklung von Forschungspartnerschaften mit Wissenschaftlern und Forschungseinrichtungen in diesen tropischen Regionen.
Die Basis dieses Arbeitskreises „Tropenmedizin Heidelberg" stellte ursprünglich drei universitäre Einrichtungen dar, die sich qua akademischem Mandat mit dem Forschungsgegenstand „Tropenmedizin" befassen:

- Die Abteilung Tropenhygiene und Öffentliches Gesundheitswesen,
- die Abteilung Parasitologie des Hygiene-Instituts des Klinikums der Universität,
- die Sektion Tropenpädiatrie der Universitäts-Kinderklinik.

Hinzu kamen andere Einrichtungen der Fakultät für Medizin und der Fakultät für Biologie, die neben ihren sonstigen Aufgaben zum Teil schon seit vielen Jahren tropenmedizinisch relevante Forschung und Lehre betreiben, wie das

Institut für Biochemie II im Zentrum für Biochemie, das
Institut für Geschichte der Medizin und das
Institut für Pharmazeutische Biologie, die

Psychiatrische Klinik, die
Universitäts-Frauenklinik, die
Universitäts-Hautklinik und das
Zentrum für Molekulare Biologie.

In jüngster Zeit haben sich auch Institute anderer Fakultäten hinzugesellt, weil die Einsicht, dass Interdisziplinarität für diese Problematiken sehr viel weiter gefasst werden muss, mehr und mehr durchsetzt, wie etwa: Das

Institut für Ethnologie, das
Institut für Sozial- und Staatswissenschaften, und von je her das
Südasien Institut, Abteilung Geographie.

Auch außeruniversitäre Einrichtungen sind kooptierte Mitglieder des Forschungsschwerpunkts wie: Die

Deutsche Gesellschaft für Technische Zusammenarbeit (GTZ), das
Europäisches Laboratorium für Molekularbiologie (EMBL), die
Kommunale Aktionsgemeinschaft zur Bekämpfung der Schnakenplage (KABS)

In diesem Arbeitskreis interdisziplinärer tropenmedizinischer Forschung (TMH) werden internationales Gesundheitswesen, Tropenmedizin, Parasitologie, biologische Grundlagenforschung, klinische Forschung, Gesundheitssystemforschung, bevölkerungsbezogene Wissenschaften wie medizinische Anthropologie, Epidemiologie, Demographie, Ethnologie, Ökonomie und Sozial- und Agrargeographie sowie weitere Fächer in einem gemeinsamen Konzept „Gesundheitswissenschaften" zukunftsweisend aufeinander zugeführt.

Das BMBF unterstützt dieses Konzept seit 1994 mit Hilfe eines **Förderschwerpunkts Tropenmedizinische Forschung, Heidelberg**
um die Voraussetzungen einer Weiterentwicklung und Konsolidierung dieses Konzepts an der Universität nachhaltig zu verbessern.

Der Förderansatz beinhaltet ein weitreichendes, zukunftsweisendes Strukturentwicklungsprogramm im Bereich „Tropenhygiene" und „Parasitologie" sowie Förderung einzelner tropenmedizinisch relevanter Forschungsaktivitäten in den Bereichen Tropenpädiatrie, Biochemie und Molekularbiologie von Malaria und Trypanosomiasen, Parasitologie und Gesundheitssystemforschung.

Das Konzept der Strukturförderung durch das **BMBF** war mit der Maßgabe verbunden, dass die **Universität** und das **Land Baden-Württemberg** die langfristige Stärkung der Bereiche: **Tropenhygiene** und **Parasitologie** durch Errichtung und Ausstattung von Lehrstühlen 1996 und 1997 schon jetzt bzw. durch entsprechende Übernahme der Stellen nach Auslaufen der Strukturfördermaßnahmen realisiert.

Ein international zusammengesetzter **Wissenschaftlicher Beirat**, durch den Rektor der Universität berufen, unterstützt den Schwerpunkt in äußerst konstruktiver und kritischer Weise.

Die **Zukunft dieses Forschungsschwerpunkts** wird weiterhin, über die BMBF-Förderung hinaus auch von den Wissenschaftlern schon heute konkret ins Auge gefasst.

Eine Arbeitsgruppe des TMH unter Federführung des Dekans der Medizinischen Fakultät und des neuen Sprechers des Forschungsschwerpunkts TMH bereiten die Beantragung eines **DFG-Sonderforschungsbereichs „Kontrolle von Infektionskrankheiten in tropischen Ländern"** vor, der auf breites fakultätsübergreifendes Interesse stößt.

Interdisziplinäres Lehrangebot und wissenschaftlicher Austausch

Ein umfangreiches Lehrangebot mit tropenmedizinisch relevanten Themen im Sinne der umfassenden Definition von „Tropenmedizin" wird in Heidelberg angeboten in Form von regelmäßigen Ringvorlesungen, Seminaren und Vorlesungsreihen im Sommer- wie im Wintersemester, an dem sich alle Arbeitsgruppen beteiligen,

postgraduierte Fortbildungsveranstaltungen zur Vorbereitung für den Einsatz in Entwicklungsländern, bereits seit 1974 bzw. seit 1983.

Der 1989 eingerichtete einjährige, internationale englischsprachige Aufbaustudiengang **„Community Health and Health Management in Developing Countries"** wurde gerade vor wenigen Tagen von der Medizinischen Fakultät zur Übernahme als ständige Einrichtung dem Senat empfohlen, nachdem eine 2-jährige Pilotphase und eine 5-jährige Probephase erfolgreich zum Abschluss gekommen war.

Regelmäßig stattfindende internationale wissenschaftliche Symposien und die systematische Förderung des wissenschaftlichen Nachwuchses, vor allem auch aus Entwicklungsländern fördern den Austausch und zeigen die akademische Relevanz dieses multidisziplinären Ansatzes tropenmedizinischer Forschung und seine **Integration in das universitäre Leben Heidelbergs** in beispielhafter Weise.

Zwei kritische Bemerkungen zu unserer Entwicklungs-, Bildungs- und Innenpolitik:
Ein bedrohlicher Schatten fällt jedoch auf diesen Prozess internationaler wissenschaftlicher Zusammenarbeit im Zusammenhang mit dem Konflikt zwischen bildungs- und folglich auch außen- und wirtschaftspolitischem Auftrag der

Bundesrepublik einerseits und ihren derzeitigen, diesem Prozess gefährlich diametralen innen- und ausländerpolitischen Restriktionen gegenüber der Akzeptanz von Ausländern am Bildungs- und Wissenschaftsstandort Deutschland.

Ein weiteres Problem ist, dass die Entwicklungspolitik der Bundesrepublik Deutschland weder der Förderung der Gesundheitswissenschaften in Entwicklungsländern noch der Kooperation deutscher Universitäten mit diesen einen der Bedeutung der Sache angemessenen Stellenwert zumisst vor allem wenn man dies im europäischen Vergleich betrachtet.

Dennoch auch positive Rahmenbedingungen
Ausnahmen stellen hier der Deutsche Akademische Austauschdienst (DAAD), das Förderprogramm des Bundesministeriums für Bildung, Erziehung, Forschung und Technologie (BMBF) und, im Rahmen seiner Möglichkeiten, die Deutsche Gesellschaft für Technische Zusammenarbeit (GTZ) und die Deutsche Stiftung für Internationale Entwicklung (DSE) dar.

Es muss bei dieser Gelegenheit auch die nachdrückliche Unterstützung durch die Medizinische Fakultät, den Klinikumsvorstand, die Universitätsleitung und das Ministerium für Wissenschaft und Kunst Baden-Württemberg, und nicht zuletzt das BMBF dankbar erwähnt werden. Alle haben über lange Zeit das Anliegen des Arbeitskreises nicht nur ideell und konzeptionell, sondern vor allem auch in Zeiten knapper werdender Mittel finanziell beachtenswert unterstützt.

Meine Vision von 1966 ist dank all Ihrer Hilfe doch weitgehend in Erfüllung gegangen.

Die Etablierung eines dynamischen, multi- und interdisziplinären Konzepts internationaler Gesundheitswissenschaften, das die Probleme der Entwicklungsländer einschließt.

Ein Konzept, wie es meine Frau bei der Durchsicht meines Manuskripts, wie üblich auf den Punkt brachte:

Keine Tropenmedizin,
Keine Medizin in Entwicklungsländern,
sondern
Medizin, die alle angeht.

7.10 Twenty years of collaboration Heidelberg-Nouna

1984–(1997) 2004
(a very personal enriching experience)
by
H. J. Diesfeld

Quelle: Heiko Becher / Bocar Kouyaté (Eds.) Health Research in Developing Countries, A collaboration between Burkina Faso and Germany, Springer Verlag Heidelberg 2005 p. 1–6; (abgedruckt mit Zustimmung des Springer Verlags, Heidelberg, 6. Oktober 2022).

Since 1975, in the framework of Burkina Faso – Germany cooperation in the health sector, the German Volunteer Service (DED) has actively participated, in collaboration with the German Technical Cooperation (GTZ), in the improvement of basic health services. Over the years, a growing number of rural hospitals (Centre Médicale) were equipped by German medical doctors and nurses, during a period where only very few Burkinan doctors were available and when there was still no Medial Faculty. Those German doctors and nurses got their specific preparatory training at the Department of Tropical hygiene and Public Health, Heidelberg University, where they were given information about the latest internationally discussed and recommended health policies – and programs.

This was the time, when the health policy of Burkina Faso (then Upper Volta), following the implementation of the principles and strategies of the WHO/UNICEF-"Alma Ata Declaration" of 1978 on "Primary Health Care", experienced a radical change from a rather curative, hospital-centered to a more decentralized, population-based comprehensive health care concept of health policy.

By 1982 15 Health Districts with their Rural Hospitals and their peripheral health stations and village health posts in Western Provinces of Burkina Faso were participating in this "Program Amelioration des Services Sanitaires Ruraux, under the Ministry of Health of Burkina Faso with assistance of DED and GTZ.

The District Hospital Nouna, Kossi province was one of the very first to be included in this program. The first German physician, *Dr. Habicht* with the German theatre nurse *Mrs. Rosemary Kemper* arrived in Nouna already some years earlier in 1974 before he was followed by a sequence of German physicians from the German Volunteer Service.

In November 1982, at the request of the Ministry of Health of Burkina Faso and the German Volunteer Service an evaluation mission was carried out by the Department of Tropical Hygiene and Public Health, University of Heidelberg, headed by me in collaboration with the late *Dr. A. K. Pangu* and *Dr. A. Stroobant*.

The objective of this mission was not only to look into the performance, efficacy and effectiveness of this Burkina-German collaboration but also to identify problems of utilization of health services and their possible reasons.

One of the recommendations of this mission was to intensify the interaction between the Medical Districts supported by DED as a kind of pilot region and the Ministry of Health through an iterative process of monitoring, feedback, planning and adjustment process. The German Voluntary Service agreed to assign one medical officer to concentrate on this process.

At this point in time, 1983/1984, the European Parliament had decided to establish a Program for Science and Technology for Development with special emphasis on cooperation between European research institutions with partners in developing countries with the particular aim to strengthen research capacities. One of the main topics was health research, at that time rather ill-defined. The European Commission, Directorate for Research and Technology (DG XII) was put in charge of this program and the first calls for research proposal were published in 1984. Having been somehow involved in this conceptual discussion as a scientific representative of Germany, member state of the European Union I had the chance to plead a case for including Health Systems Research into the scope of the research profile.

This gave us the chance, together with the Ministry of Health and in partnership with the Department of Public Health, Faculty of Health Sciences University of Ouagadougou to formulate a number of research questions on the efficiency, efficacy and utilization of mother and child health services and the primary health care programs in Burkina Faso.

The objectives of the research were the measurement of the quality, effectiveness and utilization of preventive and curative health services at the district and community level. The main hypotheses were that the actual provision of services is not in line with the need of high risk groups and that the coverage of programs and acceptance by the population is deficient. The aim of the study was to provide empirical data for a better adaptation of health programs to local needs. This implied the personal feedback of the results and their discussion at central and local levels in order to help to improve the performance of services as well as to design subsequent intervention studies jointly with the local authorities.

The research proposal was intensely discussed between members of the Department des Etudes et Planification of the Ministry of Health and the Department of Public Health of the University of Heidelberg and Ouagadougou. The Ministry of Health decided that the research area should be in the Kossi Province and in the catchment area of Solenzo Medical Centre, where Nouna was the next reference hospital, where one of the researchers from Heidelberg University, *Dr. Rainer Sauerborn* had been Médecin Chef from 1979 to 1982. Finally the research proposal was accepted by the Ministry of Health and submitted to the European Commission, DG XII.

This was a time when Health Systems Research was still in its infancies and the discussion on appropriate research methods was still ongoing. Qualitative versus quantitative methods and the triangulation of different methods was still not at all an accepted approach, in particular by epidemiologists.

At last, the research proposal was accepted [under STD 1-TDS-M-053-D(B)] for the period 1984–1988 and the study took off immediately.

A conceptual framework was developed of the influence of determining factors influencing perception of health problems by the population and the respective healer choice and their interaction with the chosen health care system.

In order to examine the provider and user of services and their interaction as well as the potential nun-user the study design comprised of the following elements: a representative stratified household survey in the catchment areas of different strata of health services in order to describe the socio-economic status, health and health seeking behaviour, the strata being chosen according to accessibility to various levels of health services. User survey in various strata of health services, provider survey in the respective health units by non-participatory observation, description of services and interviews with health personnel.

There was a tripartite collaboration from the beginning: Ministry of Health *seconded Dr. Adrien Nougtara* as the national researcher, the Faculty of Health Sciences had been very interested and its then Dean, *Professor R. M. Ouiminga* head been very helpful in encouraging three medical students, *Gaston Sorgho, Joseph Bidiga* and *Lougousse Tiebelesse*, to joint as junior researchers under the supervision of the then Head of the Department of Public Health, *Professor Francois Cannone*. The University of Heidelberg seconded *Dr. Rainer Sauerborn* from the Pediatric Department of the University Hospital as the German field researcher and myself as the Principal Investigator, responsible towards the European Commission.

DED and GTZ were extremely helpful in providing technical assistance and transport, beyond the means at our disposition through the research grant. The personal commitment and untiring support by *Dr. Cornelius Oepen* and *Dr. Eberhard Koob* has to be gratefully acknowledged.

The field research was completed by 1985 and the analysis of the data as a kind of participatory evaluation of results with the health services at peripheral and central level took place in two seminars in 1986. This was a specific methodological approach of action research where all parties concerned were involved.

On the 13th December 1986, even before the final report of the research was compiled, the three medical students from Burkina Faso defended their theses successfully before the Faculty of Health Sciences, myself serving as the "président du jury". This was the first time in Burkina Faso, that medical students attempted to do their thesis work "in the field" of day to day basic health care up country and not within the protected area of the University Hospital.

In the course of this event a "Faculty Partnership" between the Faculty of Health Sciences Ouagadougou and the Medical Faculty of Heidelberg was inaugurated officially and the Dean, *Professor Ouiminga* was invited and took part as an official representative of his University at the ceremonies commemorating the 600th anniversary of the University of Heidelberg on the 14th October 1986. From then onwards, for a number of years there was a fruitful collaboration between the two faculties, in different clinical fields, beyond the health systems research area.

Encouraged by this experience, the Department of Public Health of the University established until to date, observational field research by students of medicine as part of their curriculum.

As a consequence of the evaluation seminars the Ministry of Health summoned in December 1988 a seminar in order to plan a project for action research for the coming three years, again submitted to the European Commission and approved [STD 2 TS2-0306 (DB)] in 1990 under the title "Action research on the utilization of health services in Burkina

Faso". (Projet Recherche Action pour l'Amélioration des Soins de Santé (PRAPASS). A "Comité de Coordination de la Recherche-Action was formed at the Ministry of Health which this time was the principal investigator answerable to the research funding European Commission.

This time the Ministry of Health chose the catchment area around the Centre Médical Nouna as the study site.

The study aimed to assess the output and outcome of newly organized rural health services. The major health policy changes to be tested were:

– The participation of the target population in the financing and management of health services,
– The enhancement of service quality through standardization of medical tasks,
– An increased attraction by better integration of services,
– The introduction of a delivery system of essential generic drug,
– The strengthening of mother's skills in treating key childhood illnesses.

The study population comprised of all households in the catchment area of Nouna hospital and three health centers, altogether 6.000 households with appr. 30.000 individuals. Health impacts is monitored in terms of changes in age and cause specific mortality using annual censuses and monthly vital events registration and verbal autopsy of all deaths of children during the survey period. A subsample of 600 households is studied by periodic household surveys. They yielded information on any change in health service utilization, health care expenditure and in time lost due to illness.

This Demographic Surveillance System (DSS) exists till today and enables the Ministry of Health to become in 1997 part of the INDEPTH network (International network of demographic Evaluation of Populations and Their Health) which has to date 28 members from 16 countries in Africa and Asia covering a population of 1.2 million in Africa alone.

In 1992 during a contract holder meeting of the Commission of the European Communities, Directorate XII, Science, Research and Development the two EC funded research projects, the completed and the ongoing one were presented and methodology and relevance of health systems research was discussed in a large international scientific forum.

The new research program studied a number of different topics. Several new full time and part time research assistants were engaged in executing the different research topics and running the more and more expanding research station in Nouna. Two full time physicians, formerly medical doctors under DED working in Burkina Faso *Mathias Borchert* and *Justus Benzler* could be gained to run the field station and executing and supervising the various field activities and managing the data processing. They were supported by a Physician, seconded from DED, *Dr. Rolf Heinmüller*. Specific studies were carried out by and together with burkinian colleagues such as *Dr. Hien Mathias, Dr. Nougtara Adrien, Dr. Ibrango* or *Mrs Nikiema-Heinmüller*. Interim researchers from ORSTOM, *Prof. Michel Garenne*, from the Department of Tropical Hygiene from Heidelberg, like *Gérard Krause, Ulrike Hornung* or *Ulrich Wahser*. The Ministry of Health provided a suitable building complex within the compound of the District Hospital of Nouna, a former epidemiological field station. Field investigators, interviewers and data entry clerks had to be recruited and trained.

During the first years there was the problem of only sporadic public electricity supply, supported by a generator, which made the increasing demand through upcoming modern information technology rather difficult and cumbersome. Telephone and facsimile communication with the Heidelberg Tropical Institute were quite difficult. The maintenance of laptops for the registration and monitoring of all the incoming data from the DSS under the prevailing climatic and environmental conditions was quite stressful for the researchers and the growing number of specifically trained data collectors and computer operators.

Transport was still a problem which thanks to the support of DED and GTZ could be overcome.

Research topics aiming at improving child health, equity and efficiency implications of prepayment schemes and health insurance in Burkina Faso were compared with similar experiences in Ghana, the capacity and willingness to pay for health services was studied in cooperation with GTZ/DED the effect of quality assurance on utilization in rural health services or drug utilization patterns and quality of prescription with the introduction of the Governments Essential Drug Program (MEG) were all bases on the functioning DSS.

The list of publications in the annex is impressive.

The iterative process between Ministry of Health and Research Station in Nouna and its team and the growing number of successfully completed research projects led to an increasing acceptance of this kind of scientific cooperation by the Ministry of Health.

This and the continuous efforts from the researchers side to look for further funds and sponsors and favorable developments in the process of acceptance of Health Systems Research, internationally, within the University of Heidelberg and within the German scientific and research sponsoring community (EU-INCO-DC and DFG) as well as the Ministry of Higher Education of the Federal State of Baden Württemberg paved the way towards a very important and visionary move by the Government of Burkina Faso to establish the National "Centre de Recherche en Santé de Nouna (CRSN) in 1999 in close partnership with the University of Heidelberg.

This is an example of consistent and persistent systematic efforts to build on the basis of scientific achievements, academic partnership between Health research and health policy. This effort being totally in line with the health research funding policy of the European Community and the European Commission to develop research partnerships and structures for research capacity building between European and countries in Africa, Asia and Latin America (EC-INCO-DC), has helped over the past twenty years to secure sufficient project-specific research grants to develop this cooperative structure.

The constant and critical question asked by all international research funding organizations, in particular the European Commission, is what impact does heath systems research have on national health policy, health research policy and national capacity building.

This project, supported by an increasing number of externally funded research projects and increasing basic funding has become one of the very few positive examples and a showpiece of the European Commission's health research funding policy.

Kapitel 8: And the show goes on – ein Nachwort vom Nachfolger

Rainer Sauerborn

als in meiner Nachfolge Hans-Jochen Diesfelds. Im Grunde waren die Ideen für die weitere Entwicklung des Instituts bereits von ihm angelegt. Sie haben mich 21 Jahre begleitet und sie inspirieren noch heut meinen eigenen Nachfolger, Till Bärnighausen. Bei allen Neuerungen blieb der Geist, die Grundphilosophie des Instituts. Dabei reagierten wir genauso wie Jochen in seiner Zeit auf neu auftretende Herausforderungen, wie etwa den Klimawandel. Dem Zeitgeist, aber auch unserer Überzeugung folgend erweiterten wir das Konzept des Institutes, das ja unter Jochen von Tropenmedizin via Tropenhygiene zu Internationaler Gesundheit fortentwickelt wurde durch zwei scheinbar gegenläufige Neuausrichtungen:

eine Erweiterung unseres geografischen Fokus dergestalt, dass wir uns nicht auf die Nirgendwo stimmt das geflügelte Wort, jeder stehe auf den Schultern seiner Vorgänger, mehr Gesundheitsverhältnisse und -problem der Länder des Globalen Südens (früher Entwicklungsländer genannt) beschränken wollten. Vielmehr verstehen wir globale Gesundheit, die unser Institut seit 2017 auch im Namen führt, als die Beschäftigung mit denjenigen Gesundheitsproblem, die globale Ursachen haben, also weder nationalen noch Nord-Süd-Grenzen folgen und deren Lösung globale Ansätze erfordern.

Dem globalen Weitwinkelobjektiv steht dabei das „Mikroskop" der der Tiefenbetrachtung des soziokulturellen und ökonomischen Umfelds einer bestimmten Bevölkerung gegenüber. Ein Schwerpunkt unserer Arbeit war und ist die langfristige Erforschung[1] der Gesundheit der Gesamtbevölkerung eines Distrikts mit allen Gesundheitseinrichtungen die ihn versorgen in Nouna, Burkina. Ein solcher Ansatz wird „Health and Demographic

---

1 wer Zahlen mag: in den 30 Jahren seit der Einrichtung des HDSS in 1992 haben wir etwa 3.000.000 Personenjahre der Beobachtung mehrerer Generationen, die in diesem Distrikt lebten und leben, untersucht.

Surveillance System" (HDSS) genannt. Dies erfordert eine genaue Kenntnis der soziokulturellen und Umweltbedingungen der Bevölkerung. Darüber hinaus ermöglicht ein HDSS neue Gesundheitsinterventionen innerhalb dieses Gesundheitssystems wissenschaftlich zu testen. Hans-Jochen hatte den Rahmen für diese Zusammenarbeit geschaffen durch einen Vertrag unseres Instituts mit der Medizinischen Fakultät der Universität Ouagadougou (s. Teil I, Kap. 4). Zudem steuerte er von 1992 bis 2012 die Arbeit des Centre de Recherche en Santé de Nouna als Leiter dessen wissenschaftlichen Beirats.

Das Institut dekliniert dabei, daheim und in der Welt, die fünf große Themenblöcke der globalen Gesundheit durch:

1) Infektionskrankheiten, neu auftretende (newly emerging), unter anderem die großen Pandemien, von denen wir viele neue in den beiden Jahrzehnten nach Jochen's Emeritierung durchlebten. Zuletzt und immer noch Covid 19.
2) Die gefährliche Zunahme der antimikrobiellen Resistenzen, die die pharmazeutischen Fortschritte des 20. Jahrhunderts zunichtezumachen drohen.
3) Der Nexus von Klimawandel und Gesundheit.
4) Der globale und universelle Zugang zu wirksamen Gesundheitssystemen und letztens.
5) Gesundheitsgerechtigkeit vertikal innerhalb der Länder und horizontal zwischen ihnen.

Gleichzeitig stellten wir uns früh als „reines" Public Health Institut auf, indem wir zum einen die klinische Tropenmedizin als Sektion des Hygieneinstituts unter Thomas Junghanns auf eigene institutionelle Beine stellten. Damit entfiel die medizinische Dienstleistung als Institutsaufgabe. Zum anderen gründeten wir die EVAPLAN als private Beratungsfirma aus und gliederten dabei den Beratungsarm des Instituts aus. Mit beiden „Ausgründungen" arbeiten wir weiterhin kreativ zusammen, konnten uns seither auf unser Public/Global Health Profil in Forschung und Lehre konzentrieren. Dabei bleiben wir auf andere Art und Weise auch dem 3. Arm der Humboldtsch'en Trias treu: unserem Dienst an der Gesellschaft, oder wie Jochen es gern in Brecht's Worten ausdrückte,

And the show goes on - ein Nachwort vom Nachfolger

„Ich halte dafür, dass das einzige Ziel der Wissenschaft darin besteht, die Mühseligkeit der menschlichen Existenz zu erleichtern."
B. Brecht. Das Leben des Galileo Galilei

Wir nennen es im Jargon „Translation von Forschung und Lehre", indem wir unsere stets politikrelevante Forschung für die Anwendung übersetzen, d. h. lokalen und nationale oder globalen Entscheidungsträgern vermitteln. Desgleichen bieten wir besondere Lehrangebote für diese Zielgruppe in auf sie zugeschnittenen Kursen („executive courses"). Ich möchte das nun an einem Beispiel beleuchten, wie wir – in der Tradition unserer Vorgänger stehend – die Humboldtsche Trias durchdeklinieren: unsere Arbeit zum Nexus von Klimawandel und Gesundheit sei hier herausgegriffen:

In der *Lehre* boten wir zunächst einen Kurzkurs zum Thema an. Da ein so völlig neuer Risikofaktor für die globale Gesundheit einer raschen Wissensverbreitung bedurfte, entwickelten wir gebührenfreie online Kursen[2]. Diese erreichen mit einer globalen Teilnehmerschaft von mehreren tausenden ein Vielfaches, verglichen mit dem traditionellen Lehrbetrieb 15–30 Teilnehmer. Wir entwickelten dabei Kurse von und für das frankophone Afrika, Kurse über neuartige Forschungsmethoden zum Thema und – Translation! – für Klimapolitiker.

Den *Dienst* an der Gesellschaft, versuchten wir durch Mitwirkung in nationalen und internationalen Wissenschaftlergremien zur Politikberatung zu fördern.[3]

Die *Forschung* zu Klimawandel und Gesundheit bauten wir auf dem Jusatz'schen Konzept der Strukturen und Strata auf, das zunächst für Epidemien entwickelt wurde. Die Abbildung X zeigt die entscheidende doppelte Erweiterung wie wir Krankheit definieren: zum einen beziehen wir uns auf eine definierte Bevölkerung eines Gesamtdistrikts von etwa 150.000 Einwohnern, die seit 1992 mehrfach im Jahr Haus zu Haus besucht und befragt werden.

---

2 Sogenannten MOOCs = Massive Open Online Courses.
3 Im WBGU, dem Wissenschaftlichen Beirat der Bundesregierung für Globale Umweltveränderungen sowie im IPCC, dem Intergovernmental Panel on Climate Change („Weltklimarat").

And the show goes on - ein Nachwort vom Nachfolger

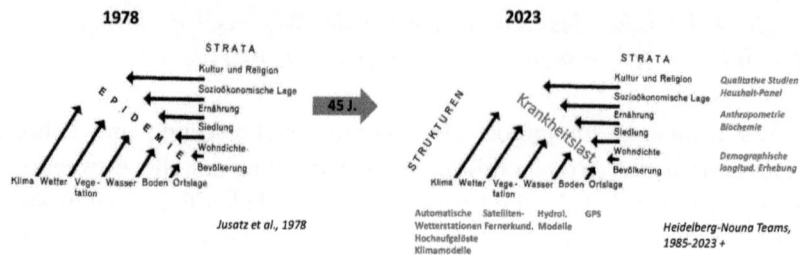

Abbildung X. Die Kontinuität des Public Health Konzeptes, durchdekliniert mit modernsten Forschungsmethoden.

Zum Zweiten bestimmen wir die Krankheitslast ALLER Erkrankungen (nicht ausschließlich der Epidemien, wie im Jusatz'schen Konzept), also der übertragbaren und nicht-übertragbaren, sowie der Behinderungen, also die bevölkerungsbezogene Krankheitslast („community burden of disease"). Diese bestimmen unsere KollegInnen in Nouna mit einer Reihe von Forschungsmethoden: Interviews in „morbidity panel surveys" sowie objektiven Bestimmung von Risikofaktoren bzw. manifester Krankheit, etwa durch Laboruntersuchungen oder Sensoren, z. B. für Herzfrequenz. Todesfällen ordnen wir in einem von der WHO normierten Verfahren der „verbalen Autopsie" zu. Diese besteht in einer sehr detaillierten Befragung der Hinterbliebenen, aus der dann auf der Basis von Algorithmen die wahrscheinlichste Todesursache zugeordnet wird.

Kapitel 9: Quellenverzeichnis

9.1 Quellen: Teil I, Kap. 1, 2, 3, 4, 5

Kapitel 1

Diesfeld, Hans Jochen: Krankheitsvorkommen beim äthiopischen Hochlandbewohner: *Zschr. Tropenmed. Parasit.* 17, 1966, S. 8–25.

Diesfeld, Hans Jochen: Amtsarzt für die Tropen, Neuer Ausbildungskurs an der London School of Hygiene and Tropical Medicine; In: *Deutsches Ärzteblatt-Ärztliche Mitteilungen* 64, 1967, S. 1977–1979.

Diesfeld, Hans Jochen: Health Centers und Health Assistants, Präventivmedizin in tropischen Entwicklungsländern – Erfahrungen aus Ostafrika, In: *Deutsches Ärzteblatt-Ärztliche Mitteilungen* 66 (10), 1969, S. 665–672.

Herrlich Albert / Diesfeld, Hans Jochen / Schmidt Horst: Die Pockenerkrankung in Ansbach 1961, *Deutsche Medizinische Wochenschrift* 86, (30) 1961, S. 1413–1420.

Mc Gilvrey James: *Die verlorene Gesundheit Das verheißene Heil*. Radius Verlag Stuttgart, 1982, S. 10–11.

Kapitel 2.1

Alt, Peter-André: *Excellent!? Zur Lage der Deutschen Universität* C.H. Beck Verlag, München 2021, S. 75 ff.

Humboldt, Wilhelm v.: Über die innere und äußere Organisation der höheren wissenschaftlichen Anstalten in Berlin (1809 oder 1810), In: Weischedel: *Idee und Wirklichkeit einer Universität*. S. 193–202, zitiert bei PA. Alt op. cit., S. 75 ff.

Kapitel 2.2, Forschungsaufenthalten in Ost Afrika 1966–1969

Diesfeld, Hans Jochen: *Biostatistische Auswertung von Krankenhausberichten als Grundlage einer geomedizinischen Analyse der Krankheitsverbreitung in tropischen Entwicklungsländern – dargestellt am Beispiel des Vorkommens von Infektionskrankheiten im Ostafrikanischen Hochland;* Habilitationsschrift, Medizinischen Fakultät der Ruprecht-Karl-Universität Heidelberg, 1969, Teil I, 117 Seiten, Teil II, 123 Seiten.

Diesfeld, Hans Jochen: The Evaluation of Hospital Returns in Developing Countries, In *Methods of Information in Medicine*, Vol. 1, 1970, pp. 27–34.

Diesfeld, Hans Jochen: Die Rolle der Tropenmedizin und Tropenhygiene beim Aufbau des Gesundheitswesens in den tropischen Entwicklungsländern, *Medizinische Klinik* 65 (42), 1970, S. 1847–1851.

Diesfeld, Hans Jochen: The Definition of the Hospital Catchment Area and its Population as a Denominator for the Evaluation of Hospital Returns in Developing Countries, *International Journal of Epidemiology* 2 (1), 1973a, S. 47–53.

Diesfeld, Hans Jochen: Structure Analysis for Regional Hospital Planning – A Contribution Towards Measurement of Needs and Efficiency as a Prerequisite for Health Planning, *International Journal of Epidemiology* 2 (1) 1973b, S. 55–61.

Diesfeld, Hans Jochen / Hecklau, Hans: *Medizinische Länderkunde, Geomedical Monograph Series, Vol. 5: Kenya.* Springer Heidelberg,1978, 112 Pages, 60 Photos, 17 figures, 9 Map-Plates.

Diesfeld, Hans Jochen: *Geomedizin – Ostafrika – Kenya, Uganda, Tansania (2°N-2°S. 32°E – 38°E)* in: Afrika Kartenwerk Beiheft E 14, Gebr. Borntraeger Berlin Stuttgart, 1989, 173 Seiten.

Diesfeld, Hans Jochen, 1995: Geomedizin zwischen medizinischer Geographie und Geographie de Gesundheit, eine transdisziplinäre Diskussion, Aus: Trierer Geographische Studien, Heft 11, Perspektiven der Entwicklungsländerforschung, Festschrift für Hans Hecklau, Hrsg. Harald Leisch, Geographische Gesellschaft Trier, in Zusammenarbeit mit dem Fachbereich VI – Geographie/Geowissenschaften der Universität Trier, 1995.

Rodenwaldt Ernst / Jusatz Helmut J.: *World Atlas of Epidemic Diseases*, in three parts, in English and German language edited under the sponsorship of the Heidelberger Akademie der Wissenschaft, Part I by Ernst Rodenwaldt, Heidelberg, Part II and III, Rodenwaldt Ernst / Jusatz Helmut J,: Geomedical Research Unit, Academy of Sciences, Heidelberg 1952–1965.

Kapitel 2.3: Indien 1969/1970/1971: Dhanbad Projekt

Bergmann, Wolfram / Diesfeld Hans Jochen / Dutta Sukendra Nath / Braun Munzinger, Reni / Diesfeld, Ingeborg / Immich Herbert: *Die*

Analyse des medizinischen Versorgungssystems und der Krankheitsbekämpfungsprogramme im Dhanbad Distrikt Bihar (Indien) und ihre Effizienz in Bezug auf die Zielbevölkerung. Zwischenbericht vorgelegt der MV des SFB 16 und der DFG, 28.04.1972, Arbeitsgruppe Medizin, Dhanbad Projekt des SFB 16 „Südasien" der DFG, Südasien Institut Universität Heidelberg, 1973.

Diesfeld, HJ.: *Das Kohlerevier von Dhanbad (Bihar, Indien) als Beispiel für die Gesundheitsprobleme im Urbanisierungs- und Industrialisierungsprozess in Entwicklungsländern,* In: Städte in Südasien: Geschichte, Gesellschaft, Gestalten, Hrsg. Hermann Kuhlke; H. Ch. Rieger; L. Lutze, Beiträge zur Südasien Forschung Bd. 60, Franz Steiner Wiesbaden 1982, S. 285–309.

Dutta, Sukendra Nath / Diesfeld, Hans Jochen / Kirsten, Christa: Der immunfluoreszenzserologische Nachweis diaplazentar von Mutter auf Kind übertragener Serum-Antikörper gegen Dipetalonema viteae als Antigen in einem Wuchereriia bancrofti Endemiegebiet in Indien. *Zschr. Tropenmed. Parasit.* 27, 1976, S. 479–482.

South Asia Institute: *South Asia Interdisciplinary Regional Research Program* (DFB, SAI, SFB 16) In: South Asia Institute The First Decade, 1962–1972, Bulletin SAI, 1973.

Kapitel 3

Externe Faktoren

Antwerpener Resolution November 1985, S. 23–24 In:Förderungswerk für rückkehrende Fachkräfte der Entwicklungsdienste, Kontakt-und Informationsstelle (KIS) bei der Kübelstriftung gGmbH Bensheim; Materialiensammlung Nr. 6, November 1986: Gesundheit für aööe, PHC acht Jahre nach Alma Ata.

Bruchhausen W., H. Görgen, O. Razum, (Hrsg.) 2011: Entwicklungsziel Gesundheit, Zeitzeugen der Entwicklungszusammenarbeit blicken zurück In: Challenges in Public Health (Editor Oliver Razum) Peter Lang Verlag 2011.

Bühler, M. 1982; Geschäfte mit der Armut, Pharma-Konzerne in der Dritten Welt medico international Frankfurt/M, 200S. ISBN 3-923362-02-8.

BUKO Pharma-Kampagne 2004; Daten und Fakten, Deutsche Medikamente in der 3. Welt, 56 Seiten, ISBN 3-928879-24-3.

Diesfeld, HJ 1986: Primary Health Care heute- Missverständnisse, Erfolge, Mißerfolge, mit Diskussionsbeiträgen, In: Förderungswerk für rückkehrende Fachkräfte der Entwicklungsdienste, Kontakt-und Informationsstelle (KIS) bei der Kübelstriftung gGmbH Bensheim; Materialiensammlung Nr. 6, November 1986: Gesundheit für aööe, PHC acht Jahre nach Alma Ata S. 5–22.

Diesfeld HJ. 2004,a: 50 Jahre Tübinger Erklärung, Außenwirkung einst und jetzt, Teilnehmende Beobachtung eines Zeitzeugen 1964–2014. Gastvortrag.

Diesfeld; HJ. 2004,b: Auszüge aus: Heilung und Heil 2/2004, S. 2–4, Klaus Fleischer zum 65. Geburtstag Leidenschaftlicher Kliniker und akademischer Lehrer.

DÜ,3,75: Der Überblick, Nr. 11, Sept.1975, Zschr. für ökumenische Zusammenarbeit und weltweite Begegnung der AG evangelischer Kirchen in Deutschland e.V. Stuttgart.

Elliott Charles 1975: Basisgesundheutsdienste – wirklich die neue Priorität?, S. 9–13.

Hartog, R, H. Schulte-Sasse, 1993, Arzneimittel in der Dritten Welt, Die Rolle der deutschen Phanrmaindustrie, Mabuse Verlag Wissenschaft, Frankfurt, ISBN 3-925499-55-5.

McGilvray James C 1975:. Fragen stellen und Antworten finden, vor neuen Aufgaben im Gesundheitsdienst, In: DÜ,3,75: Der Überblick, Nr. 11, Sept.1975, Zschr. für ökumenische Zusammenarbeit und weltweite Begegnung der AG evangelischer Kirchen in Deutschland e.V. Stuttgart.

Püschel, Johannes 1975: Familienplanung – Möglichkeiten und Grenzen, S. 22–25.

Razum O, H. Zeeb, O. Müller, A. Jahn, (Hrsg): 2014: Global Health, Gesundheit und Gerechtigkeit, Huber Verlag Zürich, S. 19–29).

Rifkin S. EH Paterson 1974: Health Care in China, report of a study group in Hongkong, In: worldcat.org (wikipedia).

Rifkin, S, G. Walt, 1986: Primary Health Care vs. Selective Primary Health Care: Prozesse vs. Programme, In: Förderungswerk für rückkehrende Fachkräfte der Entwicklungsdienste, Kontakt-und Informationsstelle (KIS) bei der Kübelstriftung gGmbH Bensheim; Materialiensammlung Nr. 6, November 1986: Gesundheit für alle, PHC acht Jahre nach Alma Ata S. 25–46.

Schubert, S. 2011: Leipzig, Akademische Nord-Süd-Zusammenarbeit während der DDR und seit der Wiedervereinigung Deutschlands am Beispiel der Universität Leipzig. In: Bruchhausen, W., H. Görgen, O. Razum. 2011, Entwicklungsziel Gesundheit, Zeitzeugen der Entwicklungszusammenarbeit blicken zurück; In: Challenges in Public Health Schr. Bd 61, Peter Lang Verlag, Frankfurt, S. 69–85, 2011) ISBN 978-3-631-61247-3.

Walsh JA, KS Warren 1979:, Selective primary health care: an interim strategy for disease control in developing countries New Eng. J.med. 301(18), 1979.

Werner, D., 1977 Where there is no Coctor – village health care handbook The Hesperian Foundation, Palo Alto, 404 Seiten, 1977.

World Council of Churches 1999: Christian Medical Commission, Quelle: https//brill.com, 1. 1. 1999, WCC/CMC.

World Health Organization 1978: Primary Health Care, Report of the Internatiuonal Conference on Primary Health Care, Alma Ata, USSR, 6–12 Sept. 1978, sponsored by WHO and UNICEF, ISBN 92-4-154135.

Wulf-Dieter Ernert 1975: Die Entwicklungpolitik der Bundesregierung im Gesundheitsbereich, In: DÜ,3,75: Der Überblick, Nr. 11, Sept.1975, Zschr. für ökumenische Zusammenarbeit und weltweite Begegnung der AG evangelischer Kirchen in Deutschland e.V. Stuttgart, S. 5–7.

Kapitel 4

Diesfeld Hans Jochen / Kroeger Erich. (Eds.): *Community Health and Health Motivation in South East Asia"*, Proceedings of an International Seminar organized by the German Foundation for International Development and the Institute of Tropical Hygiene and Public Health, South Asia Institute, University of Heidelberg, 22 October to 10th November 1973, Beiträge zur Südasienforschung, Franz Steiner, Wiesbaden 1974, Bd. 4, 199 Seiten.

Diesfeld, Hans Jochen / Freitag, Elisabeth / Hahn Harald / Ludwig, Bruni: *Die Bedeutung sozialer Sicherungssysteme für gesundheits- und bevölkerungspolitische Maßnahmen in Entwicklungsländern*, Heidelberg 1975, 1167 Seiten, Anhang 128 Seiten.

Diesfeld Hans Jochen: *The significance of social security systems for health and population policies in developing countries.* In.: ECONOMICS, Tübingen, Vol. 19, 1979, S. 58–67.

Diesfeld Hans Jochen / Heidegger, Michael: *The Social and Demographic Aspect of Family Planning; On the Analysis and Evaluation of Family Planning Projects in Developing Countries* In: *Law and State*, Tübingen, Vol. 22, 1980, S. 42–63.

Diesfeld Hans Jochen / Brinkmann Uwe / Cremer H. D / Korte, Rolf / Leitzmann Claus / Radtke, Arnold / Schwefel, Detlef: *Gesundheit als entwicklungspolitische Herausforderung;* In: Forschungsbericht des Bundesministeriums für Wirtschaftliche Zusammenarbeit: Herausforderungen für die Entwicklungspolitik in den achtziger Jahren, Bd. 36, 1982, S. 107–207.

Diesfeld, Hans Jochen: *30 Jahre Tropenhygiene und Öffentliches Gesundheitswesen, 1962–1992,* In: Sonntag, Hans-Günter / Bauer, Axel: 100 Jahre Hygiene Institut der Universität Heidelberg, 1982–1992, Heidelberg,1992, S. 143–183.

Diesfeld Hans Jochen / Nougtara, Adrien / Sauerborn, Rainer: *Concept and methodology of health systems research in Burkina Faso* In: Commission of the European Communities, DG XII, 1992.

Diesfeld Hans Jochen: *Soziale und ökonomische Aspekte von AIDS und AIDS-Folgen und die Konsequenzen für die Entwicklungszusammenarbeit*: In: 2. Internationale AIDS-Ethik-Konferenz, 10.–12. September 1992, Bonn, 1992.

Diesfeld, Hans Jochen: *Twenty years of collaboration Heidelberg-Nouna* In: Becher Heiko / Bocar Kouyaté (Eds.): Health Research in Developing Countries, A collaboration between Burkina Faso and Germany, Springer, Heidelberg, 2005 p. 1–6.

Görgen, Regina: *Understanding Sexual Behaviour of Adolescents. A Methodology for Action Research, In:* Proceedings from 7th Symposium of the Working Group on Interdisciplinary Research in Tropical Medicine, Heidelberg. Trop. Med. Parasitol, 43 (4) 1992, S. 293–294.

Görgen, Regina / Maier, Birga / Diesfeld, Hans Jochen: Problems related to Schoolgirl Pregnancies: In: *Studies in Family Planning*, 24 (5), 1993, S. 283–294.

Kröger Axel / Luna, R: *Atentión Primaria de Salud: principios y métodos* (2nd ed.): Pan American Health Organization, Mexico (1992).

Schröder, Ekkehard (Hrsg.): *„Faktoren des Gesundwerdens in Gruppen und Ethnien"*, Verhandlungen des 2. Rundgesprächs „Ethnomedizin" in Heidelberg vom 29. Und 30. November 1974, Beiträge zur Südasien Forschung, Südasien Institut der Universität Heidelberg, Bd. 30, Franz Steiner Verlag Wiesbaden 1977, 125 Seiten.

Sich Dorothea: *Medizinische Versorgung aus der Sicht der Kulturvergleichenden Medizinischen Anthropologie (KMA).* In Hinz E: (Hrsg.): Geomedizinische und biogeographische Aspekte der Krankheitsverbreitung und Gesundheitsversorgung in Industrie- und Entwicklungsländern In: Medizin in Entwicklungsländern; Peter Lang: Frankfurt a.M., Bd. 32, 1991.

Sich, Dorothea: *Sechs Grundkonzepte für den Unterricht in kulturvergleichender Medizinischer Anthropologie (KMA) am ITHÖG in Heidelberg*, Curare 15, 1992, S. 111–120.

Sich Dorothea / Diesfeld, Hans Jochen / Deigner, Angelika / Habermann, Monika (Hrsg.): *Medizin und Kultur. Eine Propädeutik für Studierende der Medizin und Ethnologie mit vier Seminaren in Kulturvergleichender Anthropologie (KMA).* In: Medizin in Entwicklungsländern, Peter Lang Frankfurt/a.M. Band 34, 1993.

Steib, Karl / Mayer Peter: *Epidemiology and Vector Control of Dracunculus medinensis in Northwestern Burkina Faso, West Africa.* In: Ann. Trop. Med. Parasit. Vol. 82(2), 1988, S. 189–199.

Kapitel 5: Lehrkonzept der Abteilung Tropenhygiene 1970–1987

Diesfeld Hans Jochen / Schröder, Ekkehard: *Medizin in Entwicklungsländern, ein praxisorientierter Vorbereitungskurs für Ärzte, die erstmalig in Entwicklungsländern tätig werden*, Lose Blatt Skriptsammlung, Hamburg-Heidelberg-Tübingen, Hrsg. Deutsche Gesellschaft für Technische Zusammenarbeit (GTZ GmbH), 1978.

Diesfeld, Hans Jochen: *Gesundheitsproblematik der Dritten Welt*, Wissenschaftliche Buchgemeinschaft Darmstadt, 1989, 161 Seiten.

Diesfeld Hans Jochen / Wolter Sigrid (Hrsg.): *Medizin in Entwicklungsländern, Handbuch zur praxisorientierten Vorbereitung für medizinische*

Entwicklungshelfer, 5. neubearbeitete Auflage, Peter Lang Frankfurt a.M.:1989.

Diesfeld, Hans Jochen / Bichmann, Wolfgang / Görgen, Regina / Sich, Dorothea (Hrsg.) *Lehrangebot: Medizin in Entwicklungsländern, Ergebnisse eines Modellversuchs der Bund-Länder-Kommission für Bildungsplanung und Forschungsförderung*, Nomos Verlagsgesellschaft Baden-Baden, 1989, 128 Seiten.

Diesfeld Hans Jochen, 1992: 30 Jahre Tropenhygiene und öffentliches Gesundheitswesen, 1962–1992, In: 100 Jahre Hygiene-Institut der Universität Heidelberg 1892–1992, Hrsg. H.-G. Sonntag, A. Bauer, Hygiene-Institut der Universität Heidelberg – Institut für Geschichte der Medizin der Universität 1992, S. 173–174.

Diesfeld Hans Jochen, G. Falkenhorst, O. Razum, D. Hampel (Hrsg.) *Gesundheitsversorgung in Entwicklungsländern, Medizinisches Handeln aus bevölkerungsbezogener Perspektive*, 2. Aufl. Springer, Berlin, Heidelberg. 2001.

Kröger Axel / Luna R., (1992) Atención Primaria de Salud: principios y métodos (2nd ed.) Pan American Health Organization, Mexico.

Universitäts-Klinikum Heidelberg, 2012: On the Occasion of our 50th Jubilee, Heidelberg Institute of Public Health: Who we are, demonstrated by our work in 2010/2011.

9.2 Schlüssel-Literatur der 1960er und – 70er Jahre in der Reihenfolge ihres Erscheinens:

King, Maurice (Hrsg.), 1966: Medical Care in Developing Countries, A Symposium from Makerere; Oxford University Press Nairobi.

Myrdal, Gunnar, 1968: Asian Drama, An inquiry into the Poverty of Nations, Vol. I–III Penguin Books Harmondsworth, England.

Bryant, John, 1969: Health and the Developing World: Cornell University Press, Ithaca and London.

Meadows, Dennis, 1972: Die Grenzen des Wachstums, Bericht des Club of Rome zur Lage der Menschheit: Deutsche Verlagsanstalt Stuttgart.

Morley, David, 1973: Paediatric Priorities in the Developing World: Butterworth, London.

Freire, Paulo, 1973: Pädagogik der Unterdrückten, Bildung als Praxis der Freiheit: Rowohlt, Reinbek bei Hamburg.

Rifkin, SB; R. Kaplinsky, 1973: Health Strategy and Development, Lessons from the People's Republic of China: J. of Development Studies, 9, 213–232.

Diesfeld HJ. E. Kröger (Hrsg.), 1974: Community Health and Health Motivation in South East Asia, Proceedings of an international Seminar: Foundation for International Development (DSE, Berlin) and Institute of Tropical Hygiene and Public Health, South Asia Institute, University of Heidelberg: Franz Steiner Verlag Wiesbaden.

Illich, Ivan, 1975: Die Enteignung der Gesundheit: „Medical nemesis": Rowohlt, Reinbek bei Hamburg.

Newell, Kenneth (Hrsg.) 1975: Health by the People: WHO, Geneva.

Werner, David, 1977: Where there is no Doctor, a village health care handbook: The Hesperian Foundation, Palo Alto, California 94302.

Primary Health Care, 1978: a joint report by The Director-General of the World Health Organization and The Executive Director of the United Nations Children's Fund, Geneva–New York 1978.

Diesfeld HJ, E Schröder (Hrsg.), 1978: Medizin in Entwicklungsländern (Skriptensammlung) Hamburg, Heidelberg, Tübingen, (gefolgt von weiteren 7 jeweils überarbeiteten Auflagen mit verschiedenen Herausgebern und Autoren bis 2001).

Diesfeld HJ, G. Falkenhorst, O. Razum, D. Hampel (Hrsg.), 2001: Gesundheitsversorgung in Entwicklungsländern. Medizinisches Handeln aus bevölkerungsbezogener Perspektive, 2. Aufl. Springer Berlin, Heidelberg, New York.

Oliver Razum, Hajo Zeeb, Olaf Müller, Albrecht Jahn (Hrsg.), 2014: Global Health – Gesundheit und Gerechtigkeit, Verlag Hans Huber.

Challenges in Public Health

Im Zeitalter der Globalisierung lässt sich *Public Health* nicht mehr allein innerhalb von nationalen Grenzen betreiben: Pandemien, abnehmende Trinkwasservorräte und steigender Tabakkonsum sind nur einige Beispiele für eine Vielzahl von neuen Herausforderungen, die einen weiter reichenden, internationalen Blick erfordern. Zusätzlich trägt eine einseitig an Wirtschaftsinteressen orientierte Globalisierung zu der weltweit zunehmenden gesundheitlichen Ungleichheit bei. Die Globalisierung eröffnet andererseits aber neue Wege, auch über Staatsgrenzen und große Entfernungen hinweg Wissen und Erfahrungen auszutauschen und gemeinschaftlich zu handeln. Kernpunkte für *Public Health* sind dabei die international vergleichende Analyse von Gesundheitsproblemen und möglichen Lösungsansätzen sowie die wissenschaftlich basierte und gerechte Ausgestaltung von Gesundheitssystemen. Hierzu möchte die Buchreihe *Challenges in Public Health* einen Beitrag leisten.

In times of globalisation, Public Health can no longer be practiced within national borders alone. Pandemics, diminishing drinking water supplies and increasing tobacco consumption are examples of the many new challenges that require a cross-border, international approach. In addition, a globalisation that is narrowly focused on economic interests contributes to growing health inequalities world-wide. At the same time, globalisation offers new opportunities to exchange knowledge and experiences and to collaborate across national borders. Key issues for Public Health are an international comparison of health problems and of possible strategies to solve them, as well as an evidence-based and equitable development of health systems. The book series *Challenges in Public Health* aims to contribute to this endeavour.

Medizin in Entwicklungsländern

Herausgegeben von Prof. Hans Jochen Diesfeld

Band 1 Wolfgang Bichmann: Die Problematik der Gesundheitsplanung in Entwicklungsländern. Ein Beitrag zur Geschichte, der Situation und den Perspektiven der Planung des nationalen Gesundheitswesens in den > Least Developed Countries < Afrikas. 1979.

Band 2 Jens Herrmann: Ambition and Reality - Planning for Health and Basic Health Services in the Yemen Arab Republic. 1979.

Band 3 J.M. Pönninghaus: The Cost Benefit of Measles Immunisation. A Study from Southern Zambia. 1979.

Band 4 Hilde Wander (Hrsg.): Bedingungen und Möglichkeiten der Integrierung bevölkerungspolitischer Programme in die nationale und die internationale Entwicklungspolitik. 1980.

Band 5 M. Heidegger/H.J. Diesfeld/A. Selheim: Demographische und soziale Wirkungen von Familienplanung. 1980.

Band 6 H.J. Diesfeld (Hrsg.): Importierte Krankheiten und ärztliche Untersuchungen vor und nach Tropenaufenthalt. Kongreßbericht über die X. Tagung der Deutschen Tropenmedizinischen Gesellschaft vom 22.-24. März 1979 in Heidelberg. 1980.

Band 7 Alexander Boroffka: Benedict Nta Tanka's Commentary and Dramatized Ideas on "Disease and Witchcraft in our Society". A Schreber Case from Cameroon Annotated Autobiographical Notes by an African on his Mental Illness. 1980.

Band 8 Hartmut Brandt: Work Capacity Restraints in Tropical Agricultural Development. 1980.

Band 9 nicht erschienen

Band 10 Tilman Nitzschke / Donata von Lüttwitz: Annehmbarkeit präventiver und promotiver Maßnahmen eines Health Centre für die Bevölkerung. Dargestellt am Beispiel der ländlichen Gesundheitsversorgung der Vereinigten Republik Kamerun. 1981.

Band 11 H.J. Diesfeld (Ed.): Health Research in Developing Countries. Proceedings of the Joint Meeting of the Belgische Vereniging voor Tropische Geneeskunde, Societé Belge de Medecine Tropicale, the Nederlandse Vereniging voor Tropische Geneeskunde and the Deutsche Tropenmedizinische Gesellschaft. 1982.

Band 12 Axel Kroeger/Francoise Barbira-Freedman: Cultural Change and Health: The Case of Southamerican Rainforest Indians. With special reference to the Shuar/Achuar of Ecuador. 1982.

Band 13 Dorothea Sich: Mutterschaft und Geburt im Kulturwandel. Ein Beitrag zur transkulturellen Gesundheitsforschung aus Korea. 1982.

Band 14 Uwe K. Brinkmann: Onchozerkose in Westafrika. 1982.

Band 15 Peter Oberender/Hans Jochen Diesfeld/Wolfgang Gitter (Hrsg.): Health and Development in Africa. International, Interdisciplinary Symposium, 2-4 June 1982, University of Bayreuth. 1983.

Band 16 Josef Boch (Hrsg.): Tropenmedizin, Parasitologie, Trypanosomiasis, Malaria, Bilharziose, Onchozerkose, Importierte Virusinfektionen, Lepra, Intermediate Technology, Zecken und durch sie übertragene Krankheiten, Immundiagnostik. 1984.

Band 17 Abdin Hamid Shaddad: Anforderungen an Gesundheitseinrichtungen der Basisversorgung im Sudan. Ein Beitrag zur Gesundheitsversorgung und zu baulichen Maßnahmen für die Gesundheitseinrichtungen unter besonderer Berücksichtigung der vorhandenen Ressourcen, der sozialen Verhältnisse und der klimatischen Bedingungen. 1984.

Band 18 Gerhard Heller: Krankheitskonzepte und Krankheitssymptome. Eine empirische Untersuchung bei den Tamang von Cautara/Nepal zur Frage der kulturspezifischen Prägung von Krankheitserleben. 1985.

Band 19 Hans-Jochen Diesfeld / Sigrid Wolter (Hrsg.): Medizin in Entwicklungsländern. Handbuch zur praxisorientierten Vorbereitung für medizinische Entwicklungshelfer. 5. neubearbeitete Auflage. 1989.

Band 20 Verena Kücholl: Soziokulturelle Wege des Heilens. Eine ethnomedizinische Analyse und Interpretation des Samkhya und der Heiltradition der Navajo. 1985.

Band 21 Frank-Peter Schelp (Ed.): Health Problems in Asia and in the Federal Republic of Germany. How to solve them? Proceedings of a seminar on "Techniques and Problems of Intervention Trials in Developing and Developed Countries". 1985.

Band 22 Rolf Heinmüller, Winfried Kern: Primäre Gesundheitsversorgung im südwestlichen Sudan. Eine Feldforschung bei den südsudanesischen Azande zur Evaluierung der Einflüsse des ‚Primary Health Care'-Programms auf gesundheitliche Lage und allgemeine Lebensbedingungen. Detailed English Summary. 1987.

Band 23 Andreas Hahold/Axel Kroeger: Krankheitsbewältigung im Andenhochland Perus. Ergebnisse einer Bevölkerungsbefragung. 1986.

Band 24 Georg Kamm / Peter Witton / Hatibu Lweno: Anaesthesia Notebook for Medical Auxilaries. With special Reference to Anaesthesia Practice in Developing Countries. 1989.

Band 25 Alice S. Kuhn: Heiler und ihre Patienten auf dem Dach der Welt. Ladakh aus ethnomedizinischer Sicht. 1988.

Band 26 Wolfgang Bichmann: Community Involvement in Nepal's Health System. A case study of district health services management and the Community Health Leader scheme in Kaski district. 1989.

Band 27 M. Luisa Vázquez / Renate Lipowsky / Axel Kroeger: Malaria und kutane Leishmaniase in Kolumbien. Vorkommen, Volkskonzepte und traditionelle Behandlungsformen. 1989.

Band 28 Heinrich Berg / Axel Kroeger / Carmen Perez-Samaniego / Fernando Malo: Kranke Menschen – krankes Gesundheitswesen? Eine epidemiologische Untersuchung in Nord-Mexiko. 1989.

Band 29 Emmie Ho-Tsui / Margit Urhahn: Medizin und Gesundheitsforschung in Entwicklungsländern. Bibliographie des Instituts für Tropenhygiene 1984-1988. 1991.

Band 30 Thomas Lux: Gespräche mit afrikanischen Krankenpflegern und Heilern. Bilder von Krankheit im Mikrokosmos von Malanville(Benin), 1991.

Band 31 Christopher Knauth: Arzneimittelgebrauch armer Bevölkerungsschichten in städtischen Elendsvierteln Perus. Möglichkeiten und Grenzen der Gesundheitserziehung zum rationalen Arzneimittelgebrauch. 1991.

Band 32 Erhard Hinz: Geomedizinische und biogeographische Aspekte der Krankheitsverbreitung und Gesundheitsversorgung in Industrie- und Entwicklungsländern. 1991.

Band 33 Klaus Hoffmann: Psychiatrie in Afrika. Eine Einführung für Entwicklungshelfer. 1992.

Band 34 Dorothea Sich / Hans Jochen Diesfeld / Angelika Deigner / Monika Habermann (Hrsg.): Medizin und Kultur. Eine Propädeutik für Studierende der Medizin und der Ethnologie mit 4 Seminaren in Kulturvergleichender Medizinischer Anthropologie (KMA). 1993. 2., unveränd. Aufl. 1995.

Band 35 Annette Wiemann-Michaels: Die verhexte Speise. Eine ethnopsychosomatische Studie über das Depressive Syndrom in Nepal. 1994.

Band 36 Christine Loytved: Hebammen in Ozeanien zwischen traditioneller und westlicher Medizin. Weiterbildung traditioneller Hebammen in Westsamoa und Tonga. 1994.

Band 37 Andrea Materlik: Medizinisch-anthropologische Aspekte von Lepra im Amazonas und ihre Bedeutung für die Gesundheitserziehung. 1994.

Band 38 Oliver Razum: Improving Service Quality through Action Research, as applied in the Expanded Programme on Immunization (EPI). 1994.

Band 39 Ulrich Schramm: Einflußfaktoren auf die Akzeptanz von baulichen Anlagen der ländlichen Gesundheitseinheiten in Ägypten. Fallstudie am Beispiel der staatlichen Einheit in Zebeda unter Verwendung der Post-Occupancy Evaluation. 1995.

Band 40 Rainer Sauerborn / Adrien Nougtara / Hans Jochen Diesfeld (Eds.): Recherche sur les systèmes de santé: Le cas de la zone médicale de Solenzo, Burkina Faso. Auteurs: Rainer Sauerborn, Adrien Nougtara, Hans Jochen Diesfeld, Gaston Sorgho, Joseph Bidiga, Lougousse Tiébélessé, Eric Latimer, Roberto Sallier de La Tour, Uwe Brinkmann, Don Shepard. 1995.

Band 41 Rainer Sauerborn / Adrien Nougtara / Hans Jochen Diesfeld (Eds.): Les Côuts Economiques de la Maladie pour les Ménages au Milieu Rural du Burkina Faso. Avec des contributions de Rainer Sauerborn, Adrien Nougtara, Maurice Hien, Issouf Ibrango, Matthias Borchert, Justus Benzler, Eberhard Koob, Hans Jochen Diesfeld. 1996.

Band 42 Erhard Hinz: Helminthiasen des Menschen in Thailand. 1996.

Band 43 Matthias Perleth: Historical Aspects of American Trypanosomiasis (Chagas' Disease). 1997.

Band 44 Christiane Fischer: Über die Effektivität der Dorfgesundheitsarbeiterinnen innerhalb der Nichtregierungsorganisation ACCORD in Tamil Nadu/Südindien. Aktionsforschung im Rahmen der Gesundheitssystemforschung. 1998.

Band 45 Maureen Dar lang: Assessment of antenatal and obstetric care services in a rural district of Nepal. 1999.

Band 46 Julia Katzan: sòi mendan – Die Sache mit dem Wasser... Eine medizinethnologische Untersuchung zum Zusammenhang von Wasser und Krankheit aus indigener Sicht. 2001.

Band 47 Catharina Will: Malaria-Selbstmedikation mit Chloroquin in einem hyperendemischen Gebiet (Mali). 2001.

Band 48 Ansgar Gerhardus: Entscheidungsprozesse im Gesundheitssektor. Der Beitrag der Theorie der politischen Ökonomie. 2001.

Band 49 Sylvie Schuster: Der Schwangerschaftsabbruch im Grasland Kameruns. Medizin, Kultur und Praxis. 2004.

Band 50 Sascha Klotzbücher: Das ländliche Gesundheitswesen der VR China. Strukturen – Akteure – Dynamik. 2006.

Challenges in Public Health

Editor: Prof. Dr. Oliver Razum

Band 51 Ulrich Ronellenfitsch: Cardiovascular Mortality among Ethnic German Immigrants from the Former Soviet Union. 2007.

Band 52 Manuela De Allegri: To Enrol or not to Enrol in Community Health Insurance. Case Study from Burkina Faso. 2007.

Band 53 Catherine Kyobutungi: Ethnic German Immigrants from the Former Soviet Union: Mortality from External Causes and Cancers. 2008.

Band 54 Maren Bredehorst: Information Systems for the Rehabilitation of Landmine Survivors. 2007.

Band 55 Sven Voigtländer / Gabriele Berg-Beckhoff / Oliver Razum: Gesundheitliche Ungleichheit. Der Beitrag kontextueller Merkmale. 2008.

Band 56 Oliver Razum / Jürgen Breckenkamp / Pitt Reitmaier (Hrsg.): Kindergesundheit in Entwicklungsländern. 2008.

Band 57 Steffen Fleßa: Costing of Health Care Services in Developing Countries. A Prerequisite for Affordability, Sustainability and Efficiency. 2009.

Band 58 Patrick Brzoska / Oliver Razum: Validity Issues in Quantitative Migrant Health Research. The Example of Illness Perceptions. 2010.

Band 59 Oliver Razum / Anna Reeske / Jacob Spallek (Hrsg.): Gesundheit von Schwangeren und Säuglingen mit Migrationshintergrund. 2011.

Band 60 Olaf Müller: Malaria in Africa. Challenges for Control and Elimination in the 21st Century. 2011.

Band 61 Walter Bruchhausen / Helmut Görgen / Oliver Razum (Hrsg.): Entwicklungsziel Gesundheit. Zeitzeugen der Entwicklungszusammenarbeit blicken zurück. 2011.

Band 62 Oliver Razum / Jacob Spallek / Anna Reeske / Melina Arnold (eds.): Migration-sensitive Cancer Registration in Europe. Challenges and Potentials. 2011.

Band 63 Martin Kohls: Demographie von Migranten in Deutschland. 2012.

Band 64 Patrick Brzoska: Psychometrically Relevant Differences between Source and Migrant Populations. 2014.

Band 65 Pauline Grys: Schistosomiasis Control in China. Diagnostics and Control Strategies Leading to Success. 2016.

Band 66 Qun Wang: Health Seeking Behavior and Out-of-pocket Expenditure on Chronic Non-communicable Diseases in Sub-Saharan Africa. The Case of Rural Malawi. 2018.

Band 67 Hans Jochen Diesfeld: Von „Tropenmedizin" zu „Global Public Health". Die politische Dimension ärztlichen Handelns: biographische und bibliographische Anmerkungen 1962 bis 2022. 2023.

www.peterlang.com